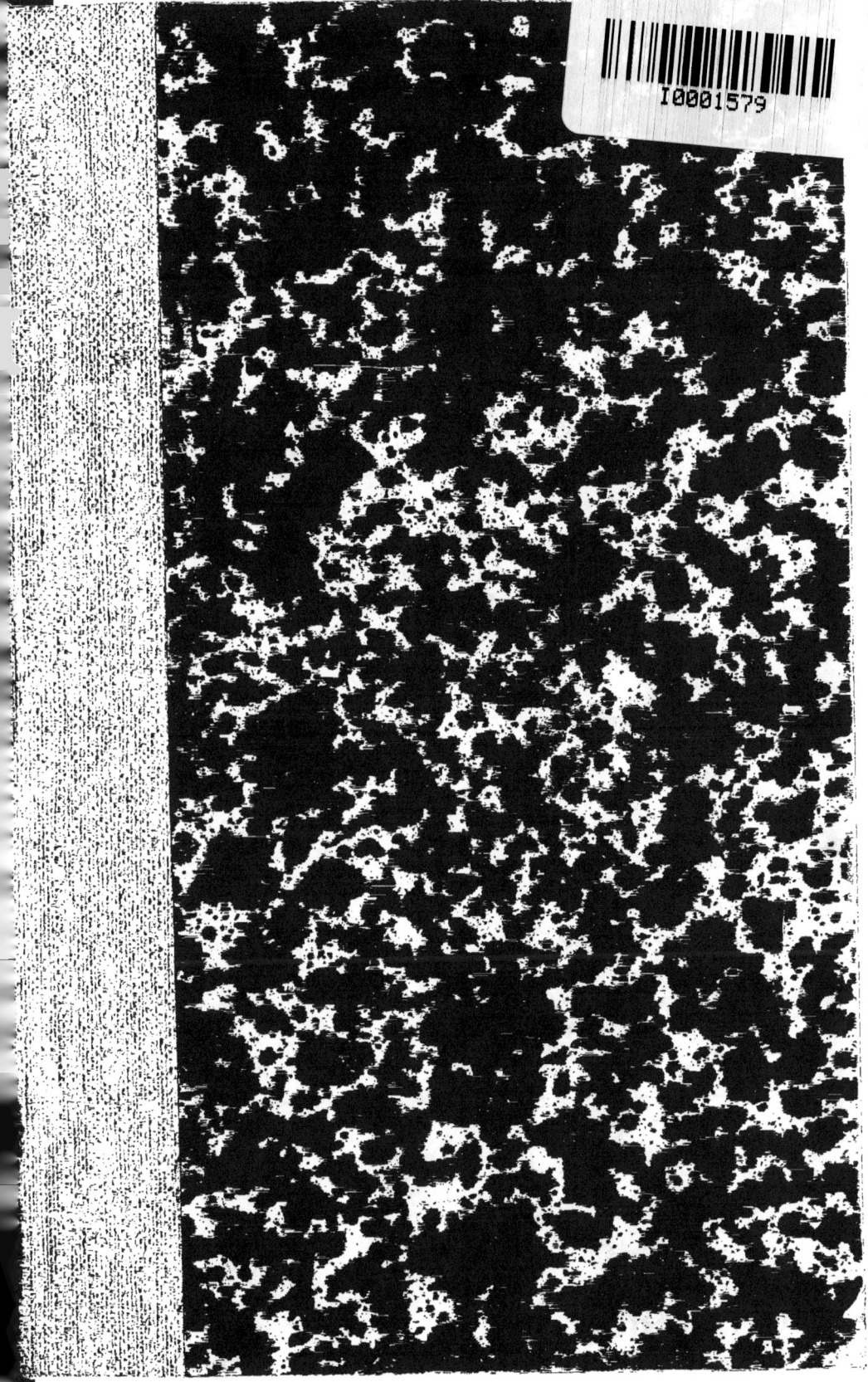

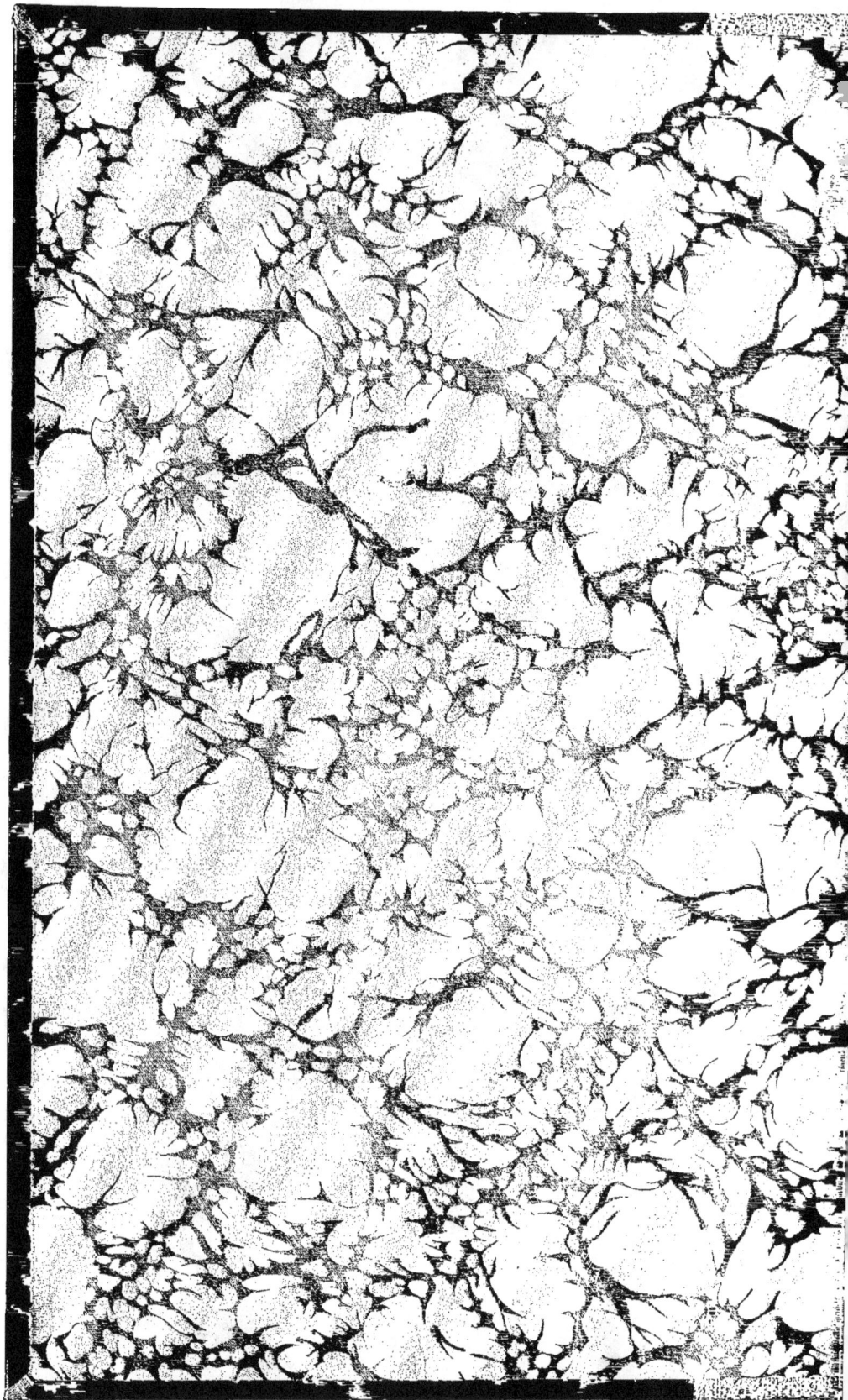

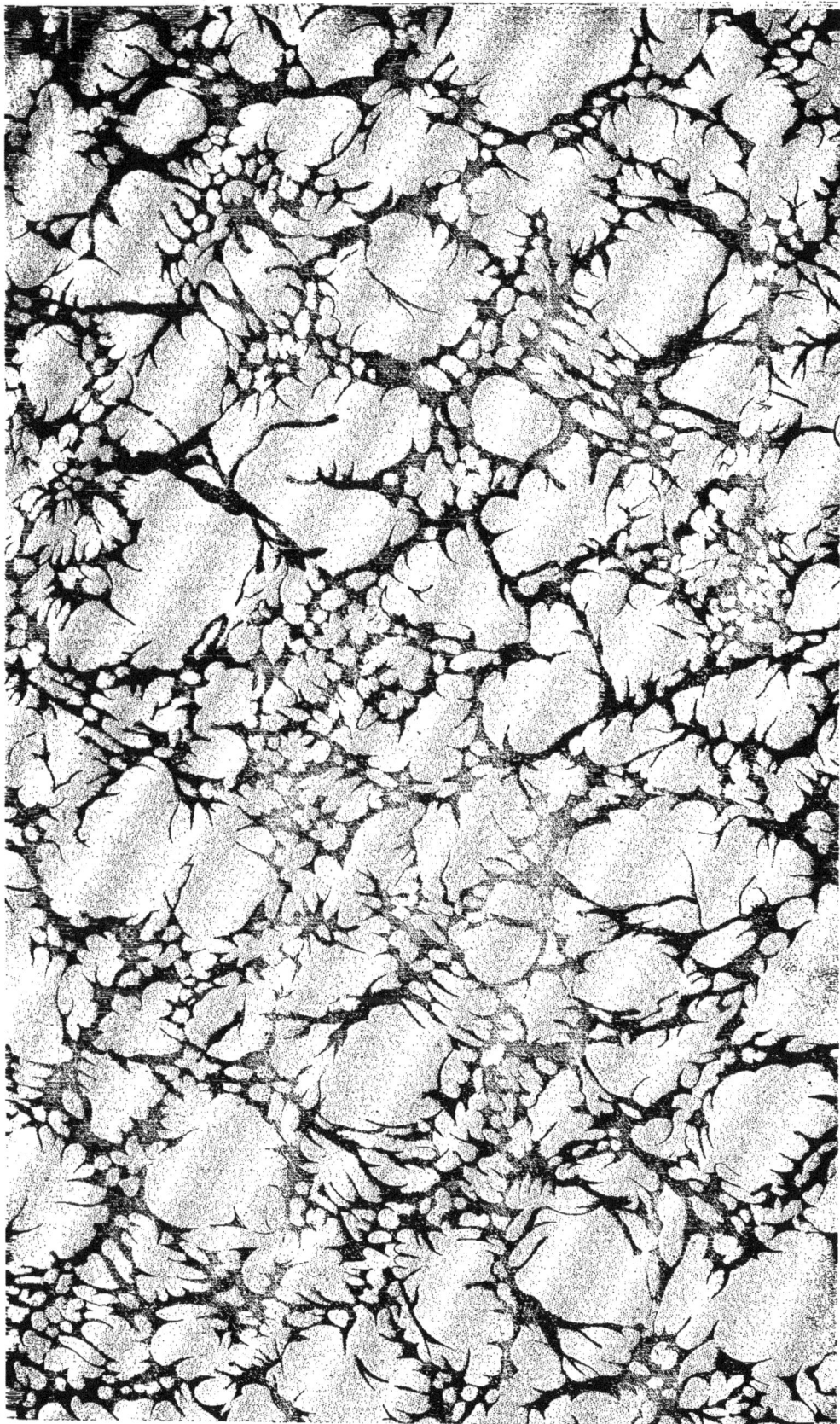

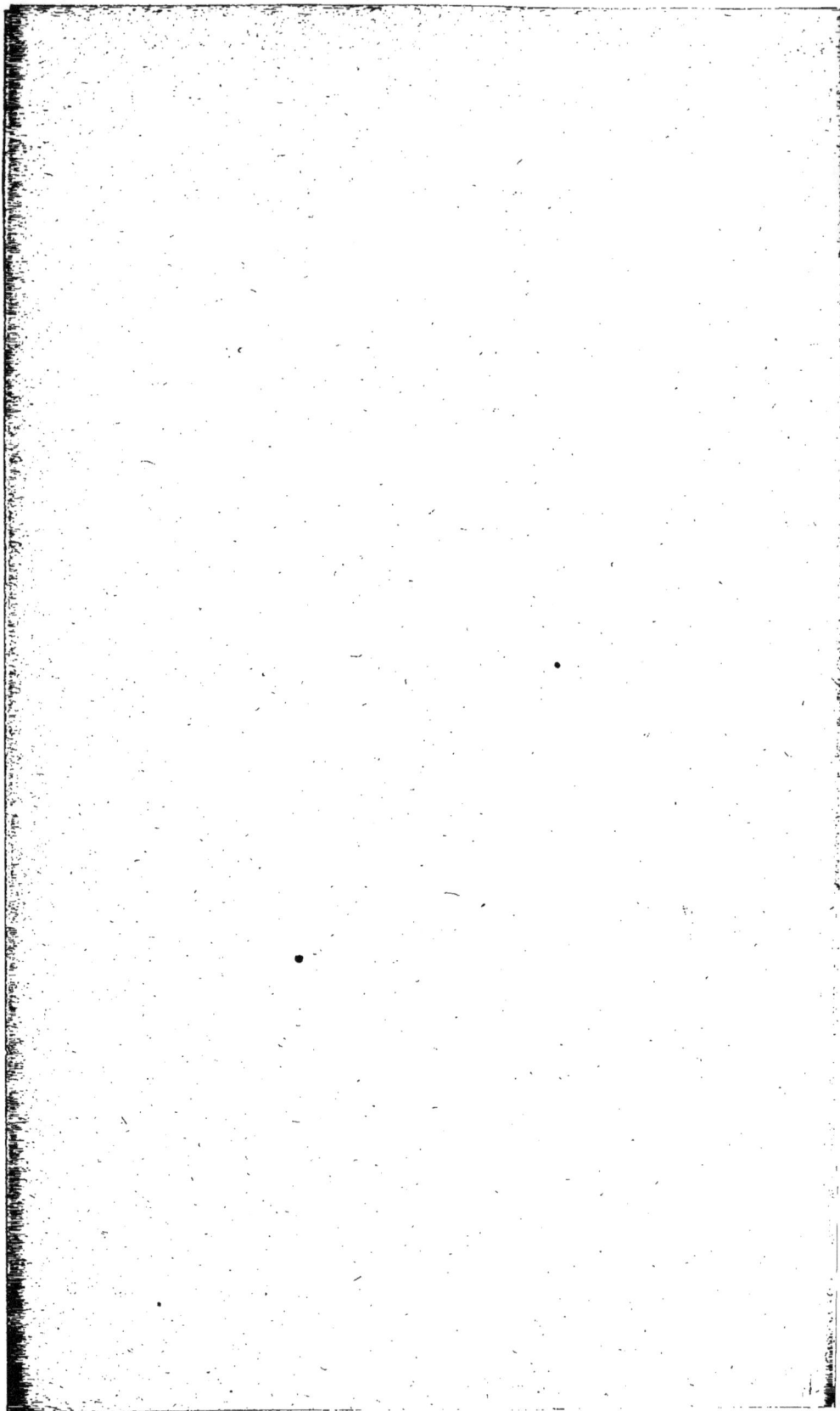

INSPECTION SANITAIRE

DES VIANDES

INSPECTION SANITAIRE

DES VIANDES

RÉGLEMENTATION DES MOTIFS DE SAISIE

DANS LES ABATTOIRS

EN FRANCE ET A L'ÉTRANGER

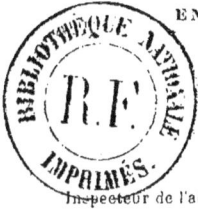

PAR

Ch. MOROT

VÉTÉRINAIRE MUNICIPAL

Inspecteur de l'abattoir, des foires et marchés à bestiaux de la ville de Troyes

Ex-inspecteur des viandes de la ville de Paris
et du département de la Seine

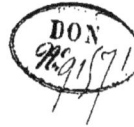

~~~~~~~~~~~

DEUXIÈME TIRAGE

ÉDITION DÉFINITIVE ET COMPLÈTE

BESANÇON

IMPRIMERIE M. ORDINAIRE, RUE GAMBETTA, 6 ET 8

—

1899

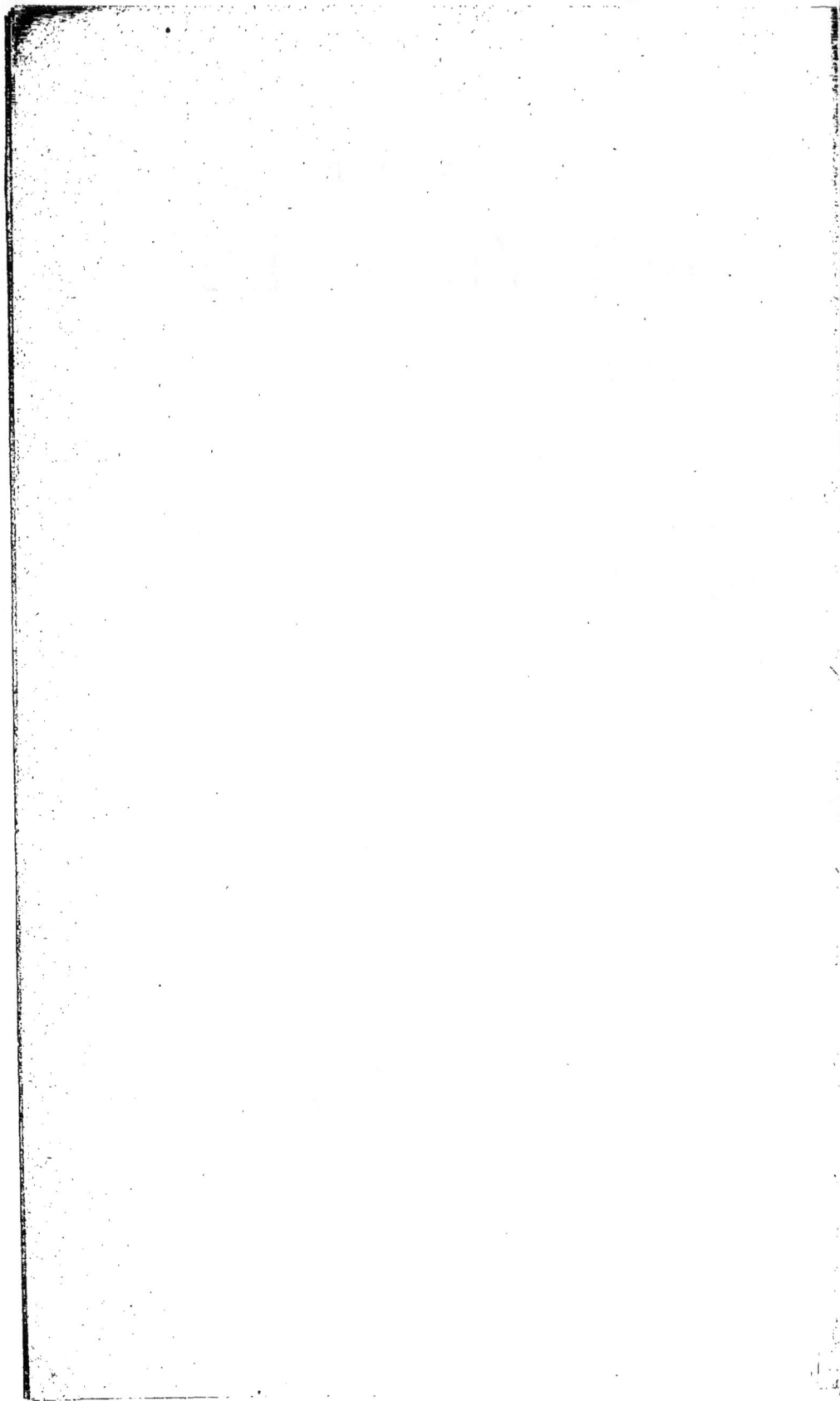

RAPPORT

RÉGLEMENTATION DES MOTIFS DE SAISIE DANS LES ABATTOIRS

Par M. Ch. MOROT

Vétérinaire municipal à Troyes,
ex-inspecteur des viandes de la ville de Paris et du département de la Seine.

INTRODUCTION

En 1889, à Paris, le *Vᵉ Congrès international de médecine vétérinaire* adoptait la proposition suivante de M. L. Baillet, de Bordeaux :

« *Il n'est pas nécessaire qu'un arrêté municipal désigne les cas qui doivent entraîner la saisie des viandes de boucherie.* » (1).

Depuis cette époque beaucoup de vétérinaires ont protesté contre cette décision. Cédant aux nombreuses réclamations émises à ce sujet, le Comité d'organisation du *IIIᵉ Congrès national de médecine vétérinaire* a inscrit à son ordre du jour la 1ʳᵉ question devenue ensuite la 2ᵉ et ainsi conçue :

« *Réglementation des motifs de saisie dans les abattoirs.* »

La question, incidemment posée en 1889, est devenue unique et principale en 1896. Il y a donc lieu d'espérer que le Congrès actuel l'examinera avec la plus grande attention, sous toutes ses faces, et la discutera point par point, sans précipitation, de telle sorte qu'elle puisse recevoir une solution parfaitement justifiée et conforme à l'intérêt général. Celle-ci ne remplira ces conditions que si elle s'accorde à la fois avec les exigences hygiéniques de la consommation, la sécurité économique de la production et du commerce, la régularité du contrôle sanitaire de la boucherie.

Depuis longtemps partisan convaincu de la réglementation des motifs de saisie dans les abattoirs, je considère ce desideratum comme un des plus sérieux de l'inspection des viandes ; j'ai parlé pour elle chaque fois que j'en ai trouvé l'occasion. J'ai suivi avec soin toutes les phases du courant d'opinion qui s'est dessiné en sa faveur dans ces dernières années, et je crois devoir admettre d'ores et déjà qu'une telle mesure est présentement l'objet d'une approbation presque générale.

Malgré cette quasi-unanimité, je pense qu'avant de chercher à établir les bases de cette réglementation devant le Congrès, il est indispensable d'en rappeler ici tous les avantages et d'aller au-devant des objections que ne manqueront pas de formuler certains de ses adversaires. Je ne dois pas oublier que la question qui est soumise aujourd'hui à nos délibérations, a été rejetée par le Congrès de 1889, grâce à l'autorité et au talent de mon confrère et ami M. Baillet, le doyen de l'inspection des viandes en France. J'ai donc le devoir d'agir ici comme si la codification des saisies n'était pas une cause gagnée d'avance, alors même que ses non-partisans seraient en infime minorité, alors même que M. Baillet viendrait dire :

Et s'il n'en reste qu'un, je serai celui-là.

Pour plusieurs raisons, je préférerais voir M. Baillet dans le camp des *uniformistes* et ne pas me trouver en désaccord avec lui sur un sujet aussi important ; mais avant tout, je dois défendre ce que je crois être la vérité : *Amicus Plato, sed magis amica veritas.*

Je n'ai pas la prétention de vouloir convaincre M. Baillet et je n'ai guère l'espoir de le voir renoncer à l'idée qu'il a su imposer en 1889. Seulement je m'estimerai heureux si je parviens à gagner, à la bonne cause, ceux de mes confrères qui auraient conservé quelques hésitations à l'égard de l'uniformité des saisies dans tous les services d'inspection, uniformité si bien justifiée dès 1884 par mon collègue et ami M. Leclerc, de Lyon. Pour atteindre mon but et par conséquent assurer à cette thèse un triomphe définitif et durable, je crois indispensable de présenter un historique de la question aussi complet que possible, puis d'offrir un exposé détaillé des opinions et des pratiques qni, jusqu'à nos jours, ont eu cours sur ce point, en France ainsi qu'à l'étranger.

CHAPITRE I

Les saisies de viandes en France au point de vue administratif, législatif et réglementaire.

Je n'irai pas jusqu'à exhumer les prescriptions sanitaires de Moïse, des apôtres, des premiers évêques chrétiens et de Mahomet ; je me contenterai de remonter au siècle contemporain des dernières croisades.

Au moyen âge, l'inspection sanitaire des viandes était en grand honneur en France ; elle se faisait jusque dans de simples bourgs ou bourgades. Il y avait des boucheries banales même dans un grand nombre de petites localités. Les abattoirs publics, auxquels on attribue à tort une origine moderne, existaient au XIIIe siècle à Amiens, au XVe à Béziers, à Troyes et à Sommières-en-Languedoc, au XVIe, à Aix-en-Provence et à Avignon, etc.

« On approuve l'enthousiasme d'Augustin Thierry pour l'organisation française de l'hygiène publique au moyen âge, lorsqu'on voit la place importante accordée à la salubrité dans les chartes de commune, les ordonnances de police et les statuts de boucherie de l'époque. Avec quelle attention ces documents s'occupent des viandes *tuberculeuses, ladres, claveleuses, charbonneuses, crevées, fiévreuses, étiques, trop jeunes ou mort-nées et des chairs du bétail élevé chez les ladres ou les équarrisseurs, engraissé avec des poissons ou des tourteaux oléagineux, nourri de sang de gens ou d'animaux phlébotomisés !* Avec quel soin ils recommandent l'abstention des pots-de-vin aux inspecteurs, *prohibent le porc frais et la charcuterie pendant le temps chaud,* rendent obligatoire la fabrication du saucisson à l'étal devant les acheteurs, soumettent les viandes foraines à l'inspection par bêtes complètes, entières ou en quartiers, avec les viscères, la tête, les pieds et la peau ! Combien sont édifiantes les défenses relatives *au mouillage, au soufflage et au maquillage des viandes, à l'abatage des femelles en chaleur ou récemment délivrées et des sujets reproducteurs pendant la saison de l'accouplement, aux tricheries sur le sexe et l'espèce des animaux !* Que d'armes formidables dans la diversité des condamnations destinées aux délinquants : amende, interdiction du métier, marque, pilori, amende honorable, fouet, prison, amputation d'une main, pendaison ! » (2).

Ainsi, il existait déjà des listes officielles des principaux cas de refus des viandes impropres à la consommation, dans un grand nombre de localités françaises au moyen âge. Beaucoup de ces listes furent conservées en totalité ou en partie jusqu'au XVIII° siècle. Elles disparurent à la Révolution, avec la suppression des chartes de commune et des statuts de boucherie ou autres, lors de l'abolition des privilèges et des corporations (Loi du 17 mars 1791.) Des municipalités publièrent, il est vrai, par la suite, des arrêtés destinés à réglementer leurs abattoirs et les boucheries locales, mais bien peu eurent l'idée d'y faire revivre les anciennes prescriptions, indiquant les diverses viandes à rejeter de la consommation.

Bientôt la *Loi du 22 juillet 1791, relative à l'organisation d'une police municipale,* est promulguée avec la nomenclature suivante — mais combien vague et incomplète ! — des substances alimentaires qui doivent être saisies :

« Art. XX. — En cas d'exposition en vente de comestibles *gâtés, corrompus* ou *nuisibles,* ils seront confisqués et détruits et le délinquant condamné à une amende du tiers de sa contribution mobilière, laquelle amende ne pourra être au-dessous de trois livres. »

Puis vient le *Code des Délits et des Peines du 3 brumaire an IV,* où l'indication des aliments saisissables reste la même que précédemment :

« Art. 605. — Sont punis des peines de simple police... 5° ceux quiexposent en vente des comestibles *gâtés, corrompus* ou *nuisibles* ;.... »

« Art. 606. — Le tribunal de police gradue, selon les circons-
tanres et le plus ou moins de gravité du délit, les peines qu'il est
chargé de prononcer, sans néanmoins qu'elles puissent, en aucun
cas, ni être au dessous d'une amende de la valeur d'une journée de
travail ou d'un jour d'emprisonnement, ni s'élever au-dessus de la
valeur de trois journées de travail ou de trois jours d'emprisonnement. »

Enfin, en 1810, apparaît le *Code pénal* avec les formules
suivantes, qui prohibent les substances alimentaires saisissables dans des termes semblables à ceux de 1791 et de
l'an IV :

« Art. 475. — Seront punis d'une amende depuis 6 fr. jusqu'à
10 fr. inclusivement... 14° ceux qui exposent en vente des comestibles *gâtés, corrompus* ou *nuisibles*. »

« Art. 477. — Seront saisis et confisqués... 4° les comestibles
gâtés, corrompus ou *nuisibles* ; ces comestibles seront détruits. »

De 1791 à 1810 et pendant la période consécutive jusqu'à
nos jours, les communes continuent à réglementer leurs
abattoirs par des arrêtés municipaux. La plupart de ceux-ci
sont, comme auparavant, nuls ou fort incomplets en ce qui
concerne l'indication des viandes impropres à la consommation. Pourtant plusieurs de ces règlements interdisent la
vente des viandes *gâtées, corrompues* ou *nuisibles*, mentionnées par la *Loi du 22 juillet 1791,* le *Code du 3 brumaire an IV* et le *Code pénal de 1810*. Quelques-uns
ordonnent le rejet des *fœtus*, des *animaux trop jeunes*, des
bêtes trop maigres et des *femelles en état avancé de
gestation*. Bien rares sont ceux qui désignent nominative-
ment certaines maladies motivant le refus des viandes, la
ladrerie, par exemple. En ajoutant à ces prescriptions
quelques vagues et obscures généralités, exprimées par les
rubriques : « *animaux malades* », « *chairs malsaines* »,
« *viandes insalubres* », on aura une idée à peu près exacte
des documents sur lesquels s'appuyaient alors, non seulement
les préposés à l'inspection des abattoirs et des boucheries,
pour assurer la salubrité des viandes destinées à la consommation publique, mais encore les magistrats judiciaires afin
de condamner les commerçants déférés aux tribunaux, pour

mise en vente de viandes jugées impropres à l'alimentation de l'homme. Frappé du défaut d'harmonie dans les principes offert par les règlements locaux précités, le Ministre de l'Intérieur adressa aux préfets une *Instruction sur le commerce de la boucherie et de la charcuterie, en date du 22 décembre 1825,* destinée à les guider dans la confection des arrêtés relatifs à ce commerce. Dépourvue de toute indication relative aux viandes impropres à la consommation, cette Instruction détaillée resta sans effet au point de vue de l'extension des prescriptions municipales relatives aux saisies. (3).

Le Ministre de l'Intérieur ne se contentait pas de ne point déterminer les motifs de refus des viandes impropres à la consommation ; il refusait d'accorder aux municipalités l'autorisation d'établir cette détermination dans leurs arrêtés. Ainsi, le 18 mai 1828, il était pris un arrêté municipal, portant « *Règlement relatif à l'abattoir public et au commerce de la boucherie et charcuterie dans la ville de Troyes* ». Ce document renfermait les prescriptions suivantes (*) :

Art. 5. — Avant d'être abattus, les bestiaux destinés à la consommation des habitants, seront visités par les bouchers experts dont il sera parlé ci-après.

Art. 6. — Il est fait défense expresse aux bouchers de faire abattre et livrer à la boucherie des bestiaux ayant filets, fistules, pertuis roulans ou apostumes, chairs glaireuses, les bêtes pelures et les porcs par trop sursemés ou ladres.

Art. 7. — Il est fait pareille défense aux bouchers d'abattre des jeunes veaux au-dessous d'un mois, ni des veaux et agneaux mangeans s'ils n'ont un an passé, ni aucune brebis depuis Noël jusqu'à Pâques.

Art. 8. — Si des porcs étaient jugés malsains, il leur sera fait une incision à l'oreille droite, et ils ne devront point être abattus en cet état.

Art. 9. — Les bœufs ou vaches amenés en charrette ne seront abattus qu'après avoir mangé en présence de quelques bouchers.

Art. 10. — Les bouchers domiciliés déposeront leurs viandes dans les *essuis* situés à côté de l'abattoir, afin qu'elles y reposent jusqu'au lendemain. — Ceux des bouchers qui laisseraient reposer

(*) ARCHIVES DU DÉPARTEMENT DE L'AUBE. *M 1d3, L. n° 34.*

leurs viandes dans l'abattoir, ne pourront, sous aucun prétexte, les transporter à domicile ou sur leurs étaux qu'après un séjour de dix heures au moins dans cet abattoir.

Art. 20. — Il ne pourra être exposé en vente dans la boucherie ni ailleurs, aucune viande fraiche ou salée, qu'elle n'ait été dûment visitée et reconnue de bonne qualité.

Art. 21. — Toutes les viandes amenées par les bouchers forains seront, avant leur introduction dans la ville, visitées par les deux bouchers experts....

Art. 23. — Les deux bouchers experts visiteront aussi tous les bestiaux qui doivent être tués à l'abattoir public....

Art. 33. — Les viandes et bestiaux reconnus malsains seront détruits, et enfouis dans la fosse creusée à cet effet à l'une des extrémités de l'abattoir public.

Le Ministre de l'Intérieur ne voulut point approuver ce règlement et le renvoya au préfet de l'Aube, en le priant d'inviter la municipalité à le *rectifier dans un grand nombre de ses dispositions, qui lui paraissaient contraires à la législation et à la jurisprudence de l'administration supérieure.* Il indiquait de la façon suivante les *articles qu'il convenait de supprimer ou de modifier,* ainsi que les changements dont ces derniers étaient susceptibles : « Les articles 5, 6, 7, 8, 9 et 10 sont relatifs à l'état des bestiaux ainsi qu'aux circonstances ou symptômes particuliers, qui doivent en interdire l'abattage et la mise en consommation ; les règles qu'ils établissent sont trop minutieuses ; elle seraient d'une difficile exécution et pourraient entraver l'exercice du commerce ; il conviendra de résumer ces six articles en un seul, contenant une disposition générale ainsi exprimée :

« *Les bestiaux destinés à la consommation des habitants, seront, avant d'être abattus, visités par des personnes que l'autorité aura commises à cet effet. — Il est défendu aux bouchers d'abattre ou de faire abattre et livrer à la boucherie, aucune espèce de bestiaux, avant qu'ils n'aient été visités et que l'état de salubrité n'en ait été légalement constaté. (A). »*

» La mesure prescrite par l'article 33, à l'égard des viandes et bestiaux reconnus malsains, a besoin d'être réformée ; les matières qui sont dans un état d'insalubrité, peuvent être employées à d'autres usages qu'à la consommation alimentaire ; on a même, dans ces derniers temps, découvert des procédés à l'aide desquels on les rend à un état naturel qui permet de s'en nourrir. Il y aurait donc de l'injustice à en frustrer le propriétaire; seulement il convient de prendre des mesures de précaution, afin que ces dernières ne soient point livrées à la consommation dans un état insalubre. L'article qui les concerne pourrait être conçu comme il suit :

» *Les viandes et bestiaux reconnus malsains seront retirés de la vente publique et laissés aux propriétaires, avec défense à ceux-ci de les livrer dans cet état à la consommation...* (B). »

Le 29 octobre 1828, la municipalité mettait en vigueur un *Règlement relatif à l'Abattoir public et au Commerce de la boucherie et charcuterie de la ville de Troyes*, établi par elle le 14 août 1828 et approuvé par le Ministre de l'Intérieur le 30 août suivant. Les articles 5 et 22 de ce *Règlement* reproduisaient respectivement et textuellement les formules ministérielles précitées (A) et (B).

En 1848, Dalloz réclamait un règlement général d'administration publique sur la boucherie, pour remédier à l'insuffisance de l'*Instruction ministérielle du 22 décembre 1825.*

La *Loi du 27 mars 1851* n'a pas donné la moindre satisfaction à ce desideratum. En abrogeant les articles 475, nº 14, et 479, nº 5 du *Code pénal,* elle n'a pas rendu plus explicites les prescriptions relatives à la saisie des substances alimentaires impropres à la consommation :

Art. 1er. — Seront punis des peines portées par l'article 423 du Code pénal.... 2° Ceux qui vendront ou mettront en vente des *substances* ou *denrées alimentaires* ou médicamenteuses qu'ils sauront être *falsifiées* ou *corrompues* ; (*)....

Art. 3. — Seront punis d'une amende de 16 à 25 francs et d'un emprisonnement de 6 à 10 jours, ou de l'une de ces deux peines seulement, suivant les circonstances, ceux qui, sans motifs légitimes, auront dans leurs magasins, boutiques, ateliers ou maisons de commerce, ou dans les halles, foires ou marchés... des subs-

---

(*) « Art 423. — Quiconque aura trompé l'acheteur... sur la nature de toutes marchandises... sera puni de l'emprisonnement pendant trois mois au moins, un an au plus et d'une amende qui ne pourra excéder le quart des restitutions et dommages-intérêts, ni être au-dessous de 50 francs. — Les objets du délit ou leur valeur s'ils appartiennent encore au vendeur, seront confisqués... »

tances ou denrées alimentaires ou médicamenteuses qu'ils sauront
être *falsifiées* ou *corrompues*. Si la substance *falsifiée* est *nuisible*
à la santé, l'amende pourra être portée à 50 francs et l'emprisonnement à 15 jours.

Art. 5. — Les objets dont la vente, usage ou possession constitue
le délit, seront confisqués, conformément à l'article 423 et aux
articles 477 et 481 du Code pénal.... S'ils sont impropres à cet
usage (alimentaire ou médical) ou *nuisibles*, les objets seront
détruits... aux frais du condamné.

Art. 6. — Le tribunal pourra ordonner l'affiche du jugement
dans les lieux qu'il désignera, et son insertion intégrale ou par
extrait dans tous les journaux qu'il désignera, le tout aux frais du
condamné.

Il ne faut pas s'étonner si, dans ces conditions, les autorités
administratives ont été maintes fois embarrassées au sujet
des mesures, que les préposés à l'inspection de leurs abattoirs
prenaient à l'égard des viandes de boucherie différemment
jugées, selon les personnes, au point de vue de leur comestibilité.

Que de vaines discussions, que d'échanges inutiles de
paperasseries, que d'ennuis ces administrations se seraient
évités, si elles avaient inscrit une bonne fois les motifs de
saisie des viandes dans leurs arrêtés ou ordonnances ! Le
pire, c'est que le plus souvent les règlements ne recevaient
pas la moindre modification, après la clôture des incidents.
Les mesures indiquées par les conseillers des autorités
n'étaient pas même inscrites dans les règlements. Et de cette
façon tout était à recommencer, à la première réclamation des
bouchers ou des consommateurs.

A diverses reprises, dans la première moitié du XIXᵉ siècle,
le *Conseil de salubrité de la Seine* a été consulté par le préfet
de police, à l'égard des viandes qui pouvaient être impropres
à la consommation. Huzard fils, vétérinaire à Paris, a rédigé
de nombreux rapports pour permettre à cette assemblée de
répondre aux questions posées. En différentes fois, il a émis
les conclusions suivantes (4) :

Année 1833. — Il n'y a que deux sortes de viande dont
on doit empêcher l'usage : celle qui est gâtée et corrompue,
celle d'animaux morts du charbon. Celle des bêtes bovines

affectées de typhus contagieux et de phtisie pulmonaire peut être consommée sans danger.

Année 1833. — Il y a lieu de défendre la vente de la viande de porc ladre par une ordonnance spéciale, *bien que l'usage passager de cette viande soit sans inconvénient.*

Année 1834. — Il y a lieu de continuer à maintenir en vigueur les règlements prohibant la vente de la viande de veau trop jeune, *bien que l'usage passager de cet aliment n'offre aucun inconvénient.*

Année 1848. — « 1° A l'exception des maladies contagieuses, et spécialement des maladies charbonneuses, il est impossible d'affirmer que d'autres maladies communiquent aux viandes des qualités nuisibles ; 2° il est même probable qu'une fois bien cuites, ces viandes perdront leurs qualités nuisibles. »

Année 1858. — Une question est ainsi posée au Conseil d'hygiène : Le préfet de police désirerait savoir si la chair de chevreaux est malsaine et, dans le cas de l'affirmative, dans le cas où cette chair ne devrait pas être tolérée sur les marchés, *à quel âge de l'animal* la prohibition de sa chair devrait cesser ? Huzard fait à ce sujet un rapport qu'il termine par le résumé suivant :

« De tout ce qui précède, il me semble qu'on peut tirer les conséquences suivantes : C'est qu'il n'est pas prouvé que la viande des chevreaux, même des chevreaux de lait, soit nuisible, quand elle est de bonne nature, ou autrement dans des conditions de bonne conservation. C'est qu'elle ne pourrait peut-être devenir nuisible que si l'on en faisait une consommation continue, exceptionnelle ; que ce danger n'est pas à craindre à Paris plus que partout ailleurs. En conséquence, je pense qu'il n'y a pas lieu de proscrire des marchés de Paris la chair des chevreaux, même celle des chevreaux de lait ; qu'il y a lieu, comme pour les autres sortes de chairs de boucherie, peut-être cependant plus encore pour la première, d'exercer la surveillance active accoutumée. »

Dans presque tous ses rapports sur l'hygiène alimentaire, Huzard fils formule souvent des conclusions vagues, hésitantes, quand il lui arrive de conclure. Il n'est pas rare de le voir faire des réponses à côté, qui parfois ne sont pas loin de friser le ridicule. Que pouvait bien penser le préfet de police, dans son for intérieur, de la phrase suivante qui émaillait un rapport d'Huzard adressé à ce fonctionnaire en 1833 ? « Si une famille ne consommait que des mauvaises viandes pendant un long espace de temps, ce qui est d'ailleurs impossible, il est probable que des individus se ressentiraient à la fin de cette nourriture ; *mais peut-être aussi des accidents surgiraient-ils de l'emploi continu et unique de la* MEILLEURE QUALITÉ. »

En 1849, la corporation des bouchers de Paris protesta vivement, — *au nom de la salubrité* —, contre l'installation de la vente des viandes aux enchères au *Marché des Prouvaires* (Criée des Halles centrales). Préoccupée à juste titre de ces protestations, la *Société nationale d'agriculture de France* accueillit avec faveur, dans sa séance du 24 décembre 1850, une communication du professeur Delafond, d'Alfort, destinée à combattre les exagérations des adversaire de la *vente à la criée* (5).

Dans ce travail, Delafond classait dans les trois groupes suivants les *chairs bovines et ovines saisissables comme nuisibles à la santé :* 1° Les viandes altérées par une putréfaction plus ou moins avancée, appelées *corrompues, gâtées, décomposées, pourries ;* 2° les viandes à faible valeur nutritive, comme celles des animaux trop jeunes ainsi que celles des sujets très vieux et très maigres ; 3° les viandes des bêtes atteintes de maladies susceptibles de se transmettre aux personnes, qui les préparent ou les mangent. (Toute maladie, épizootique ou ordinaire, autre que le charbon, est dépourvue de nocuité.)

Dans cette étude, Delafond considère comme consommables et non malsaines les viandes des animaux atteints de : *peste bovine, météorisation, tournis, fourbure, piétin, paralysie, rhumatisme articulaire, maladie des os, accidents mortels consécutifs au vêlage, plaies graves, éventrations, fractures, fièvre aphteuse, pneumonie et pleurésie* *ordinaires même avancées, clavelée bénigne ou même maligne, péripneumonie épizootique, sang de rate non charbonneux, cachexie (*), phtisie pulmonaire ou pommelière.*

Il rappelle que J.-B. Huzard déclarait, en 1799, à l'autorité municipale de Paris, que la viande des vaches atteintes de la pommelière n'était point insalubre, et que Huzard fils faisait la même réponse, en 1833, au préfet de police.

*
* *

Il y a près de 50 ans, la *Société Centrale de Médecine vétérinaire* mettait au concours, pour l'année 1852, l'étude des viandes de boucherie avec un prix de 1,000 fr. Un seul mémoire fut présenté ; il valut à son auteur, M. Soumille, vétérinaire à Avignon, une médaille d'or et une somme de 200 fr. Les concurrents avaient été invités à répondre à cinq questions, notamment : 1° à indiquer la manière de reconnaître les chairs de bêtes saines altérées par les influences atmosphériques ou autres, et les chairs de bêtes mortes ou abattues par suite de fatigue, d'accident, de mauvais soins, de privations d'aliments, etc. ; 2° à dire si ces viandes peuvent être considérées comme salubres ou insalubres et, dans ce dernier cas, quels inconvénients peuvent résulter pour l'homme de leur consommation momentanée ou prolongée ; 3° à signaler les caractères pouvant faire reconnaître les viandes des animaux morts ou abattus étant atteints de maladies telles que le charbon, la péripneumonie, la cocotte, la phtisie, la clavelée, la ladrerie, la cachexie aqueuse, etc. ; 4° à dire si ces viandes peuvent être livrées à la consommation ou si elles doivent être confisquées et détruites, etc.

Soumille répondit en substance de la façon suivante aux questions posées : La clavelée légère ou au déclin et la ladrerie légère ne doivent point empêcher la consommation de la viande. La saisie de celle-ci doit avoir lieu en cas de ladrerie très étendue, de cachexie aqueuse extrême, de clavelée con-

---

(*) Dans son *Traité de police sanitaire de 1838*, p. 759, Delafond déclare que la viande des animaux atteints de *cachexie aqueuse* est insipide, difficile à digérer, susceptible d'occasionner la diarrhée, qu'elle doit être considérée comme nuisible à la santé et que l'autorité ne doit pas en permettre le débit.

fluente avec maigreur, de mort naturelle et de mort à la suite d'hématurie. En cas de lésions viscérales, les organes affectés sont à rejeter, mais la viande n'est saisissable que si les animaux sont maigres, vieux, épuisés, tandis qu'elle est consommable si les sujets sont gras et ont une chair normale. Lorsque la maladie d'un animal n'est pas assez grave pour détruire la qualité de la viande, il y a lieu de classer celle-ci en basse boucherie, comme cela se pratique à Avignon, et non de la rejeter. A condition qu'il s'effectue promptement, le débit peut être autorisé pour certaines viandes susceptibles de se corrompre rapidement, comme celle des animaux abattus pour cause de fatigue et celle des bêtes bovines exhalant une odeur d'oignon pourri, attribuée à l'ingestion de l'oignon sauvage. Dans son mémoire, Soumille parle d'autres viandes anormales sans dire s'il faut les saisir ou les laisser consommer. Il préconise la saisie des viandes congelées (6).

A la séance du 18 juillet 1854, de la *Société Centrale de Médecine vétérinaire,* dans son rapport sur ce travail, Reynal, professeur à l'Ecole d'Alfort, déclare que Soumille a dit de bonnes choses, utiles à connaître, mais qu'il s'est montré incomplet (7). C'est aussi mon avis : on ne peut trouver dans cet opuscule des bases sérieuses pour une classification des saisies de viandes ; mais rendant justice à la compétence pratique de Soumille et tenant compte de l'époque où l'auteur exerçait, j'applaudis à sa tentative et je déclare que, malgré certaines erreurs, cet essai ne doit pas être oublié des nouvelles couches d'inspecteurs des viandes.

Si le concours de 1852 de la *Société Centrale de Médecine vétérinaire* ne donna pas un résultat brillant, il n'en fut pas de même de celui ouvert sur le même sujet, pour 1870, par la *Société Vétérinaire de la Seine-Inférieure et de l'Eure.* Parmi les questions que cette association mettait au concours en 1869, se trouvaient les suivantes : 1° Indication des états morbides ou des maladies qui, constatés avant ou après l'abatage, peuvent faire rejeter de la consommation les animaux de boucherie ; 2° Indication de ces états morbides ou de ces maladies qui peuvent être tolérés, parce qu'ils ne rendent pas la viande malsaine ; 3° Indication de l'état de décomposition qui rend nuisibles à la santé les viandes préalablement saines ; 4° Indication des caractères et des signes annonçant la perte des qualités sanitaires de ces viandes.

Le seul mémoire envoyé fut soumis à l'examen d'une commission composée de MM. Buquet, Durieux, Philippe, Roinard, rapporteur, et Verrier jeune. L'auteur, M. Van Hertsen, vétérinaire-inspecteur en chef de l'abattoir de Bruxelles, reçut, comme récompense, une médaille d'argent grand module et une somme de cent francs (8).

Dans ce travail très bien coordonné, M. Van Hertsen considère comme impropres à la consommation, non seulement les viandes insalubres, c'est-à-dire *celles susceptibles de produire des accidents plus ou moins graves* par leur usage momentané ou habituel dans l'alimentation, mais aussi celles qui sont inefficaces pour restaurer l'économie. Il ramène à six catégories toutes les espèces de viandes, qu'on est en droit de rejeter du commerce de la boucherie.

Les viandes malsaines sont groupées par l'auteur dans les six classes suivantes : 1° viandes trop gélatineuses ; 2° viandes des animaux morts sans effusion sanguine suffisante ; 3° viandes imprégnées de certaines substances médicamenteuses ; 4° viandes anémiques ; 5° viandes altérées par les maladies ; 6° viandes en voie de putréfaction ou de décomposition quelconque.

La 1re CLASSE comprend les animaux mort-nés ; les animaux trop jeunes, âgés de moins de 4 à 6 semaines et insuffisamment engraissés (veaux et agneaux).

La 2e CLASSE est ainsi composée : à l'exception des animaux morts accidentellement, par suite d'hémorragies intérieures ou extérieures (rupture de gros troncs vasculaires consécutive à des chutes, commotions violentes, opérations chirurgicales malheureuses, manœuvres de parturition) produisant un effet analogue à la saignée de boucherie, les cadavres de tous les sujets morts sans jugulation intentionnelle doivent être rejetés de la consommation.

La 3e CLASSE comprend les viandes imprégnées de sub-

stances toxiques (acides arsénieux, strychnine, plantes narcotiques) et celles imprégnées de médicaments fortement
odorants (éther sulfurique, ammoniaque liquide, essence de
térébenthine, camphre, etc.)

La 4ᵉ CLASSE comprend les animaux très maigres, *sans
nature* ou *sans moelle* ; les moutons atteints de cachexie
aqueuse avec infiltration du tissu cellulaire.

La 5ᵉ CLASSE est divisée en quatre groupes de maladies
rendant les viandes insalubres (*) :

1ᵉʳ Groupe. — Maladies inflammatoires. Les maladies
inflammatoires qui nécessitent le plus fréquemment l'enfouissement des cadavres sont la pneumonie, la pleurésie, l'hydrothorax, la pleuropneumonie exsudative du gros bétail, les
maladies du cœur, l'inflammation du foie, l'inflammation
des intestins, la péritonite, la métrite, les empoisonnements
aigus, etc., etc.

2ᵉ Groupe. — Maladies charbonneuses, affections typhoïdes,
septicémie, peste bovine, rage, morve, farcin, coryza contagieux des poules, ergotisme des volailles. Quand l'érysipèle
ou mal rouge du porc n'est pas de nature charbonneuse et
qv'il est à ses premières phases, il y a lieu d'avoir recours à
la salaison. La viande des animaux surmenés, pourchassés ou
en fureur, doit être soumise à une observation attentive
pendant 18 à 24 heures, avant qu'il soit statué sur son sort.

3ᵉ Groupe. — Phtisie tuberculeuse. Il y a lieu de saisir :
1° tout bétail amaigri atteint de phtisie pulmonaire *ou* mésentérique ; 2° tout bétail, quel que soit son état d'embonpoint, atteint de phtisie pulmonaire *et* mésentérique ; 3° tout
bétail atteint de phtisie musculaire ; 4° tous les abats blancs
et rouges, excepté la tête et les pieds, quand la viande peut
être utilisée pour la consommation. Celle-ci est autorisée
quand le bétail se trouve dans un bon état de graisse et de

(*) Les lésions locales (hémorragie, inflammation, suppuration, œdème, dégénérescence, etc.) n'entraînent que la saisie des tissus altérés. Les maladies inflammatoires, récentes ou chroniques et peu graves, la cachexie aqueuse, la stomatite
aphteuse, certains cas de péripneumonie contagieuse et de phtisie tuberculeuse ne
sont pas considérés comme ayant une action pernicieuse sur la viande, quand les
sujets se trouvent dans un bon état d'embonpoint.

chair, et quand la maladie n'est pas à une période avancée. Dans tous les cas, les plèvres, le péritoine et les ganglions tuberculeux doivent être enlevés soigneusement.

4ᵉ Groupe. — Trichinose, ladrerie. Le gras des porcs ladres doit être dénaturé comme le maigre.

6ᵉ CLASSE. Viandes corrompues. La saisie est partielle ou totale suivant l'étendue de la corruption.

M. Roinard, rapporteur, ajoute à cette liste les altérations des viandes dues à la présence de larves de mouches, ainsi que celles caractérisées par une odeur urineuse très prononcée, en cas d'obstacle à l'excrétion urinaire ou d'épanchement d'urine.

Bien avant l'ouverture du concours précité dont M. Van Hertsen fut le lauréat, une Société, alors française et nouvellement formée, s'occupait déjà d'établir une nomenclature des viandes impropres à la consommation : Dans ses deux séances de mai et septembre 1866, la *Société vétérinaire d'Alsace* consacrait à cette importante question d'intéressantes discussions, auxquelles prenaient part MM. Borhauer, Kopp, Meyer, Miltenberger, Zundel, vétérinaires alsaciens, ainsi que M. le professeur Fuchs, de Carlsruhe, et M. Siegmund, de Bâle (9).

A la séance de mai, les opinions sont partagées sur les animaux trop jeunes ainsi que sur les bêtes trop maigres, et il n'est rien décidé sur ce point. La Société adopte, avec M. Zundel, la division des viandes en 3 catégories : 1° les viandes saines ; 2° les viandes douteuses ; 3° les viandes dangereuses. Il est difficile de faire des généralités à l'égard de la 2ᵉ catégorie, qui comprend toutes les viandes provenant d'animaux malades, car il y a de ces viandes qui sont aussi bonnes que celles fournies par des bêtes reconnues saines. Quoiqu'il s'agisse en général d'une affaire d'appréciation de l'inspecteur, il est nécessaire de fixer certaines règles à ce sujet. A la séance de septembre, la *Société vétérinaire d'Alsace* établit le tableau suivant, pour résumer sa discussion sur l'inspection des viandes de boucherie :

Viandes dangereuses et qui devront être refusées.

Affections générales : Trichine, ladrerie du porc ; ladrerie du bœuf ; affections charbonneuses ; sang de rate ; rage.

Affections locales : Putréfaction du fœtus ; métro-périto-nite très grave ; calculs urinaires (s'il y a eu infiltrations d'urine) ; animaux empoisonnés (avec pénétration des principes vénéneux dans le sang) ; viandes altérées par suite de l'administration de l'éther, du camphre et de l'assa fœtida ; animaux point ou incomplètement saignés, ou morts ; viandes en putréfaction.

Viandes douteuses (suivant le degré des lésions).

Affections générales : Tournis du mouton et du bœuf ; phtisie tuberculeuse ; infection purulente ; infection cancé-reuse ; cachexie aqueuse ; clavelée ; peste bovine ; fièvre aphteuse ; péripneumonie ; hydropisie générale ; hydropisies locales (ascite, pleurésie).

Affections locales (suivant les complications de gangrène ou d'infiltration) : Non délivrance, déchirure ou renversement de la matrice ; parturition laborieuse ; paraplégie après le part ; oblitération du feuillet.

Au cours de la discussion, la Société avait adopté les mesures suivantes : 1° *Saisie totale,* en cas de cachexie à un très haut degré, de clavelée confluente excessivement grave et de tuberculose généralisée ; 2° *Saisie partielle* en cas de tuberculose localisée dans les poumons, la plèvre, le foie ou le mésentère, coïncidant surtout avec un état d'embonpoint satisfaisant ; dénaturation du tissu graisseux en cas de ladrerie.

**

En 1866, à Lille, une Commission spéciale, composée de deux professeurs à la Faculté des Sciences, de quatre doc-teurs en médecine, dont trois professeurs à l'Ecole de méde-cine, du vétérinaire-inspecteur de l'abattoir, du Président et du Secrétaire général du comice agricole, d'un membre de la Société d'agriculture, fut nommée par le maire à l'effet d'étudier les mesures à adopter en cas de ladrerie. Elle conclut qu'il y avait lieu de saisir et de dénaturer toutes les viandes ladres (le gras ainsi que le maigre), en raison de leur mauvaise qualité et du développement du ver solitaire. Elle rejeta la vente après cuisson complète sous surveillance à l'abattoir, à cause de la répugnance probable des consommateurs et en raison des frais considérables de cette stérilisation à efficacité non méconnue. (10).

En 1859-1860, le *Conseil d'hygiène du Rhône* étudia la question de la ladrerie, sur la demande de la municipalité lyonnaise (Lettre du préfet du Rhône au président du *Conseil d'hygiène du Bas-Rhin*.) Il émit l'avis que « lorsque le porc est ladre au 1er degré, il peut être mangé sans inconvénient ; que dans le cas où il serait ladre au 2e degré, il ne présenterait encore aucun danger, à moins qu'on n'en fît un aliment habituel et, en quelque sorte, exclusif » (11).

En 1867, sur la proposition de M. Imlin, vétérinaire à Strasbourg, le *Conseil d'hygiène du Bas-Rhin* émit l'avis suivant : « Qu'afin de ne pas entraver le commerce loyal par une sévérité qui n'existe nulle part ailleurs, il y a lieu d'admettre pour la consommation la viande de porcs affectés de ladrerie à un faible degré, à la condition d'en faire éliminer toutes les parties dans lesquelles le ladre aura été constaté ; que la viande de porcs ladres à un degré, où son aspect et sa consistance seraient de nature à provoquer le dégoût, et à la faire envisager comme pouvant être nuisible à la santé de l'homme, devra être livrée à la fabrication du savon. » (12).

Ainsi, à cette époque, la question des viandes ladres était à l'ordre du jour pour plusieurs autorités administratives. Mais bientôt la ladrerie passait au second plan pour faire place à la tuberculose, comme je le montrerai plus loin.

**

En 1878, la question des viandes insalubres cesse d'être réservée exclusivement aux Sociétés vétérinaires et aux Conseils d'hygiène ; elle est portée sur un plus grand théâtre, à Paris, aux *Congrès internationaux d'hygiène* et de *méde-*

ciné vétérinaire. Dans un trés intéressant mémoire présenté successivement à ces deux Assemblées, MM. H. Bouley et Nocard traitèrent avec autorité la question de l'inspection sanitaire des viandes, et jetèrent les bases d'un classement méthodique des principaux cas motivant la saisie des viandes impropres à la consommation. On peut dire que ce travail de deux grands maîtres de la médecine vétérinaire compte parmi ceux qui, dans cette fin de siècle, ont eu le plus de retentissement en matière d'inspection des viandes. Si, malgré tout, sa grande influence est restée jusqu'ici à peu près platonique ou latente, au point de vue administratif pratique, il faut lui reconnaître cet immense avantage d'avoir préparé les esprits, à l'adoption prochaine de la généralisation d'une inspection rationnelle des viandes dans notre pays. Je résume ci-dessous la classification précitée de MM. H. Bouley et Nocard (13).

Les viandes de boucherie doivent être divisées en trois catégories : 1° les viandes saines et de bonne qualité à mettre en vente dans toutes les boucheries ; 2° les viandes insalubres à saisir et à dénaturer ; 3° les viandes de qualité inférieure, peu nutritives, peu savoureuses, mais non insalubres, à vendre dans des étaux spéciaux comme viande de basse boucherie (certaines viandes trop maigres, trop jeunes ou de sujets atteints de maladies non dangereuses).

Il y a lieu de saisir comme impropres à la consommation les viandes suivantes :

1° Viandes très maigres, d'animaux très vieux, épuisés par le travail exagéré ou la lactation prolongée ;

2° Animaux mort-nés ; animaux trop jeunes (ayant moins de trois semaines) ;

3° Viandes altérées par les influences atmosphériques, c'est-à-dire viandes corrompues ou prêtes à se corrompre (fermentation putride) ;

4° Viandes saigneuses : animaux non saignés, saignés après la mort ou saignés incomplètement ; animaux saignés avant une mort imminente dans les cas de blessures graves, météorisation, indigestion, apoplexie, paraplégie, asphyxie par étouffement, strangulation ou submersion ;

5° Viandes fiévreuses : maladies inflammatoires, récentes ou aiguës, accompagnées d'une fièvre de réaction plus ou moins intense. Les viandes fiévreuses et les viandes saigneuses sont prédisposées à une putréfaction rapide ;

6° Diverses viandes malades : cachexie aqueuse, hydropisie générale (viande infiltrée et gluante) ; ictère (viande jaune, verdâtre, repoussante) ; pleurésie, péritonite, entérite diarrhéique et métro-péritonite avec ou sans complications gangréneuses et septicémiques ; rétention d'urine, rupture de la vessie, urémie (viande à odeur d'urine ou d'ammoniaque) ;

7° Viandes d'animaux atteints de *maladies virulentes* : peste bovine avancée, péripneumonie contagieuse avancée, fièvre aphteuse (avec épuisement et diarrhée persistante) ; phtisie tuberculeuse généralisée avec viscères farcis de tubercules (poumon, plèvre, péricarde, péritoine, foie, rate, reins, ganglions, etc.), avec infiltrations tuberculeuses des ganglions intermusculaires et des muscles eux-mêmes ; rage ; clavelée confluente très grave ;

8° Viandes d'animaux atteints de maladies parasitaires : Affections charbonneuses ; septicémie ; trichinose ; ladrerie porcine (saisie du *maigre* et consommation du *gras* après fusion) ; ladrerie bovine.

9° Viandes d'animaux intoxiqués dont tout l'organisme est imprégné de poison ; viandes d'animaux médicamentés offrant partout un goût et une odeur médicamenteux (éther, ammoniaque, assafœtida, camphre et essence de térébenthine).

Les viandes peuvent être consommées dans les cas suivants : début de la peste bovine, premières périodes de la péripneumonie contagieuse, formes bénignes de la clavelée et de la cocotte ; phtisie localisée aux organes de la cavité thoracique et coïncidant avec un bon état de chair et de graisse (saisie des parties atteintes). Le tournis, la strongylose, l'echinococcose, l'helminthiase intestinale n'empêchent la vente de la viande, que quand il y a amaigrissement et consomption des sujets. Les larves de mouches motivent, selon leur quantité, le rejet total ou partiel de la viande.

* *

Trois ans après le *Congrès d'hygiène* et le *Congrès vétérinaire* de 1878, le Gouvernement édictait la prohibition de la vente de la viande d'animaux atteints de certaines maladies contagieuses. Ainsi la *Loi du 21 juillet 1881 sur la police sanitaire des animaux* contient les prescriptions suivantes :

Art. 14. — La chair des animaux morts de maladies contagieuses quelles qu'elles soient, ou abattus comme atteints de la peste bovine, de la morve, du farcin, du charbon et de la rage, ne peut être livrée à la consommation...

Art. 15. — La chair des animaux abattus comme ayant été en contact avec des animaux atteints de la peste bovine peut-être livrée à la consommation...

Art. 32. — Seront punis d'un emprisonnement de 6 mois à trois ans et d'une amende de 100 à 2,000 fr. : 1° Ceux qui auront vendu ou mis en vente de la viande provenant d'animaux qu'ils savaient morts de maladies contagieuses, quelles qu'elles soient, ou abattus comme atteints de la peste bovine, du charbon, de la morve, du farcin et de la rage...

Art. 34. — Toute infraction à la présente loi, non spécifiée dans les articles ci-dessus, sera punie de 16 fr. à 400 fr. d'amende...

Le *Décret du 22 juin 1882,* portant *règlement d'administration publique sur la police sanitaire des animaux,* vint compléter la loi précitée par les mesures suivantes :

(*Péripneumonie contagieuse*). — Art. 26. — La chair des animaux abattus pour cause de péripneumonie ne peut être livrée à la consommation publique qu'en vertu d'une autorisation du maire, sur l'avis conforme du vétérinaire délégué. — Les poumons sont détruits ou enfouis...

(*Clavelée*). — Art. 34. — ..... 5° Interdiction de vendre des animaux malades... 6° Interdiction de vendre, si ce n'est pour la boucherie, les animaux qui ont été exposés à la contagion...

(*Gale ovine et caprine*). — Art. 40. — Il est interdit de se dessaisir des animaux atteints de la gale, pour quelque destination que ce soit.

(*Rage*). — Art. 55. — Lorsque les animaux herbivores ont été mordus par un animal enragé... il est interdit au propriétaire de s'en dessaisir avant l'expiration (de la surveillance dont la durée est de six semaines au moins)..., si ce n'est pour les faire abattre... (Un certificat constatant que les animaux ont été abattus) est délivré par le vétérinaire délégué à la surveillance de l'atelier d'équarrissage...

(*Foires et marchés*). — Art. 86. — Lorsque la maladie constatée est la clavelée ou la gale, ou le charbon, les animaux malades sont mis en fourrière et séquestrés jusqu'à complète guérison... Pendant la durée de la séquestration, le propriétaire peut faire abattre ses animaux malades qui sont enfouis ou livrés à l'équarrissage. Le transfert à l'atelier d'équarrissage ou à l'abattoir a lieu sous la surveillance d'un gardien spécial...

Au bout de quelques années, un *Arrêté ministériel du 28 juillet 1888* agrandit, par les dispositions suivantes, la liste des viandes impropres à la consommation pour cause de maladies contagieuses :

Charbon (*sang de rate, fièvre charbonneuse*) et *charbon symptomatique*. — Art. 4. — ..... 1° Destruction des cadavres en totalité ou enfouissement..... Art. 5. — Il est interdit de hâter par effusion de sang la mort des animaux malades.

(*Tuberculose*). — Art. 11. — Les viandes provenant d'animaux tuberculeux sont exclus de la consommation : 1° Si les lésions sont généralisées, c'est-à-dire non confinées exclusivement dans les organes viscéraux et leurs ganglions lymphatiques ; 2° Si les lésions, bien que localisées, ont envahi la plus grande partie d'un viscère, ou se traduisent par une éruption sur les parois de la poitrine *ou* de la cavité abdominale. Ces viandes, exclues de la consommation, ainsi que les viscères tuberculeux, ne peuvent servir à l'alimentation des animaux et doivent être détruites.

(*Rouget, etc.*) — Art. 16. — La chair des animaux abattus comme atteints de rouget ou de pneumo-entérite infectieuse ne peut être livrée à la consommation des personnes qu'en vertu d'une autorisation du maire, sur l'avis conforme du vétérinaire sanitaire. — Les viscères (poumons, estomac, foie, rate, etc.) sont détruits.

Art. 22. — Lorsque le charbon (sang de rate, fièvre charbonneuse), le charbon symptomatique, le rouget ou la pneumo-entérite infectieuse est constaté sur un champ de foire ou au marché, les animaux malades sont mis en fourrière et séquestrés. — Pendant la durée de la séquestration, le propriétaire peut faire abattre ses animaux malades ; les cadavres sont enfouis ou livrés à l'atelier d'équarrissage...

Les prescriptions ministérielles précitées, relatives à la viande et aux viscères des bovins tuberculeux, étaient promulguées sur la demande du Comité consultatif des épizooties, au moment même où le 1er *Congrès de la tuberculose* adoptait la proposition suivante, présentée par M, Chauveau sur la demande de M. Butel : « *Il y a lieu de poursuivre par tous les moyens possibles, y compris l'indemnisation des intéressés, l'application générale du principe de la saisie et de la destruction totales pour toutes les viandes provenant d'animaux tuberculeux, quelle que soit la gravité des lésions spécifiques trouvées sur ces animaux.* » (14).

*

Ces prescriptions et ces opinions de 1888 au sujet de la tuberculose étaient, on en conviendra, bien loin des idées autrefois émises à ce sujet par Huzard fils et Delafond. Pour en arriver là, il avait suffi des expériences de MM. Villemin, Chauveau, Collin, Toussaint, etc., de la pratique préconisée par M. L. Baillet dans les abattoirs, des avis exprimés par MM. Arloing, H. Bouley, Butel, Nocard, etc.

Dès le commencement de 1873, M. Baillet appliquait à Bordeaux contre les viandes d'animaux tuberculeux des mesures sévères, que son prédécesseur M. Dupont blâmait hautement et qualifiait d'exagérées, appuyant ainsi les protestations des bouchers intéressés. Dans une lettre adressée au maire de Bordeaux, le 2 janvier 1873, il s'exprimait de la façon suivante : « *Je déclare que les réclamations, relatives à des saisies d'animaux phtisiques, seront considérées par moi comme non avenues, de quelque part qu'elles proviennent.* » (15).

La divulgation de ce *modus faciendi* fit pas mal de bruit dans les journaux vétérinaires de l'époque, notamment dans le *Recueil de Médecine Vétérinaire*, où H. Bouley lui consacra plusieurs passages de ses chroniques, toujours si intéressantes et malheureusement non remplacées. Les vétérinaires-inspecteurs d'abattoirs — alors bien clairsemés en France — s'en émurent. Les uns, comme MM. Viseur d'Arras et Parisse de Lens, ne changèrent rien à leur manière de faire : enfouissement des bêtes maigres affectées de tuberculose ; excision très minutieuse sur les bêtes grasses tuberculeuses des ganglions cervicaux, axillaires, inguinaux, et de toutes les parties présentant des lésions de tuberculose. Les autres, comme M. Vittu de Lille, penchèrent plus ou moins ouvertement pour les mesures prohibitives préconisées par M. Baillet. Cependant M. Vittu n'osa pas prendre sur lui de les mettre en pratique ; avant de s'arrêter à une détermination définitive, il pria le maire de Lille de demander l'avis de toutes les sociétés savantes et compétentes du département du Nord, telles que le *Conseil central de salubrité,* la *Société centrale de Médecine,* l'*Association des Vétérinaires du Nord et du Pas-de-Calais,* au sujet de la destination à donner aux viandes d'animaux tuberculeux, pour que le service d'inspection pût s'inspirer de cette consultation dans l'exercice de ses fonctions. « Les délibérations de ces Sociétés, disait M. Vittu, éclairciront certainement davantage la question, et leur avis motivé sera à l'avenir une règle de conduite offrant une nouvelle garantie, sur laquelle on pourra s'appuyer sans craindre aucune récrimination. » (16).

La *Société centrale de Médecine du département du Nord* répondit, à l'unanimité, que la santé de la population ne courait aucun péril de tuberculisation, par la consommation de viandes provenant d'animaux tuberculeux ; que « les chairs seules des animaux, arrivés à un degré d'extrême émaciation et de marasme, devaient être l'objet de mesures prohibitives, comme fournissant une nourriture insuffisante et peut-être malsaine. » (17).

Ainsi que le disait justement M. H. Bouley, la Société eût agi prudemment en faisant une réserve relativement à la consommation des viscères tuberculeux, en attendant que le temps eût éclairci définitivement la question de la tuberculose. D'ailleurs à cette époque, H. Bouley professait à ce sujet des idées modérées, mais rationnelles. Parlant des inspecteurs qui prohibaient les viandes des animaux tuberculeux d'une façon absolue, au lieu de les éplucher, il déclarait que c'était là un excès de zèle contre lequel il fallait réagir sans en blâmer le principe. « Du moment où des motifs sérieux se sont produits de considérer, comme dangereuse, l'ingestion de la matière tuberculeuse dans les voies digestives, ajoutait-il, c'était un devoir pour les inspecteurs d'abattoir d'éliminer de la consommation les viandes et les viscères des animaux, chez lesquels la maladie était arrivée à sa période extrême, et de prendre des précautions pour ne permettre la consommation que des parties saines des animaux moins malades (18). »

Dans une lettre adressée, en 1873, à H. Bouley, M. Baillet donnait sur sa manière d'agir les explications suivantes : « Avant tout, commence-t-il, ce qu'il nous faut à nous, inspecteurs de boucherie, c'est une règle de conduite. » . . . . . Il frémit « à l'idée de concourir pour une part quelconque », à la transmission de la tuberculose chez des consommateurs de viande. . . . . « Il lui paraît difficile en principe d'admettre cette différence indiquée par H. Bouley, basée sur le plus ou moins de phtisie constaté chez un animal. . . . . . Sans être d'une rigueur absolue, il croit que tout vétérinaire-inspecteur de boucherie doit rejeter de la consommation tout animal, sur lequel on sera en droit d'affirmer l'existence de quelques points tuberculeux dans l'un des quatre quartiers, soit au sein des ganglions lymphatiques, soit sur les plèvres, soit à la surface du péritoine. . . . . » Cet animal, fût-il même gras, l'inspecteur ne doit pas en laisser vendre la viande après l'avoir fait éplucher de tous ses ganglions tuberculeux, et après avoir fait peler la poitrine pour enlever les tubercules de la plèvre, car, en agissant ainsi, il ne tarderait pas à perdre la confiance dont il a été honoré (19).

A diverses reprises, Dupont, de Bordeaux, a critiqué très vivement les opinions de M. Baillet, en matière de tuberculose, et leur mise en pratique. Pour lui, il y a deux catégories d'animaux tuberculeux, l'une à saisir et l'autre à laisser consommer. Les sujets de la 1re catégorie sont ceux à lésions tuberculeuses généralisées, accompagnées le plus souvent de maigreur et parfois d'étisie qui rendent les viandes suspectes et mauvaises. Les sujets de la 2e catégorie sont ceux à lésions tuberculeuses peu étendues, localisées ; ils sont généralement gras et constituent d'excellentes bêtes de boucherie pouvant servir à l'alimentation, « sans danger pour la santé présente ou future de la famille humaine ».

M. Dupont raconte qu'il s'est nourri pendant deux ans, une ou deux fois par semaine, lui et quatre hommes, avec les viandes — qu'il saisissait à l'abattoir comme impropres à la consommation pour cause de tuberculose (120 grammes environ par tête et par repas), — sans qu'il en soit résulté « ni indigestion, ni dérangement, ni maladie ». D'après lui, cela prouve que ces viandes « ne sont douées d'aucune virulence spécifique, d'aucune qualité malfaisante, et qu'elles ne possèdent pas les principes immédiats qui constituent le tubercule ». Puisque ces viandes altérées (1re catégorie) sont dépourvues de nocuité, à plus forte raison celles non altérées (2e catégorie) n'offrent aucun danger et ne doivent pas être saisies. A son avis, « tout inspecteur des viandes, qui ne procède pas ainsi, outrepasse son droit et mérite le blâme ». Il a renoncé volontairement à ses fonctions d'inspecteur des viandes, après 25 ans d'exercice pendant lesquels « il ne s'est jamais trouvé... un seul boucher, intéressé dans son verdict, qui ne le reconnût bien fondé ». Durant ce temps, « il a eu de rudes combats à soutenir. Il faut avoir été juge de la fortune et des intérêts d'autrui, ajoute-t-il, pour savoir combien la conscience est un rude censeur et combien elle a besoin d'être soutenue souvent, protégée et convaincue toujours par la science et par la pratique (20). »

Je me demande quels combats Dupont peut bien avoir eu à soutenir, puisque tous les bouchers applaudissaient aux saisies qu'il leur faisait. Heureuse municipalité bordelaise, qui ne recevait pas de plaintes des assujettis au contrôle du prédécesseur de M. Baillet ! Heureux inspecteur bordelais, qui saisissait avec l'approbation constante des victimes de ses opérations sanitaires, et avec une application parfaite des règles de l'hygiène ! Voilà une situation peu ordinaire. J'en appelle au témoignage de mes collègues, MM. Detroye, Guinard, Labully, Leclerc, Mandereau, Villain, e tutti quanti qui ont passé, comme moi, par l'ère peu agréable des conflits de boucherie.

En 1882, divers incidents se produisent à l'abattoir de

Dijon, à l'occasion d'animaux saisis pour tuberculose par M. Laligant, vétérinaire-inspecteur. Les bouchers protestent contre ces saisies ; des vétérinaires de la localité leur donnent raison ; M. H. Bouley et M. Galtier leur donnent tort. Finalement, le maire de Dijon, qui ne sait plus à quel saint se vouer, se tourne du côté du préfet de police et, par l'intermédiaire de ce haut fonctionnaire, il reçoit de M. Villain, de Paris, un avis assez opposé à celui de M. Laligant, et, par conséquent, différent de celui de MM. H. Bouley et Galtier. La question est alors portée devant le Ministre du Commerce, qui invite le *Comité consultatif d'hygiène de France* à fixer les règles de conduite, que doivent observer les inspecteurs des viandes, en présence d'animaux reconnus atteints de tuberculose après l'abatage. Sur le rapport de M. H. Bouley, le *Comité consultatif d'hygiène* adopta les propositions suivantes :

A première vue, il peut paraître singulier que le bon état des chairs et un certain degré d'embonpoint soient compatibles avec une tuberculose même avancée. Cela se voit et s'explique par l'immobilité de la stabulation et l'intégrité fonctionnelle de l'appareil digestif. En cet état de cause, il est certain que la belle qualité apparente des viandes ne saurait donner une garantie réelle à l'endroit de leur état sanitaire, et que les lésions seules peuvent donner la mesure de l'intensité de la maladie et des dangers proportionnels qui leur sont inhérents, au point de vue de la possibilité de la transmission.

En conséquence, il doit être interdit de livrer à la consommation les viandes, même de belle apparence, provenant d'animaux affectés de la tuberculose : 1° lorsque la tuberculose est généralisée et qu'elle s'accuse par des lésions disséminées dans tous les organes : poumons, plèvre, foie, rate, péritoine, système ganglionnaire lymphatique, muscles eux-mêmes ; 2° lorsque les tubercules ont envahi en grande quantité les poumons et les plèvres ; lorsque les tubercules ont envahi en grande quantité le péritoine et le système ganglionnaire abdominal.

Après avoir formulé ces propositions, M. H. Bouley s'était exprimé de la façon suivante : « Dans ces différents cas, on est en droit de redouter que la viande, malgré ses apparences possibles, ne soit pas saine, ou, autrement dit, qu'elle recèle des germes de la tuberculose. Il est certain que l'application de ces prescriptions ne laissera pas que de présenter de grandes difficultés, et qu'il faut compter avec la possibilité que, dans un certain nombre de cas, les viandes de bonne qualité apparente, provenant d'animaux tuberculeux, soient livrées à la consommation. Mais ce sera toujours faire œuvre utile que de signaler les dangers possibles de l'usage de ces viandes, et de formuler des prescriptions dont les inspecteurs de boucherie pourront s'autoriser pour remplir avec rigueur leur mission délicate, lorsqu'ils auront à se prononcer sur la grave et difficile question de savoir s'ils doivent accepter ou refuser, pour la consommation, des viandes provenant d'animaux sur lesquels des lésions tuberculeuses auront été constatées (21) ».

*
* *

C'est seulement à partir de 1884, que la question de l'obligation d'une réglementation des motifs de saisie, dans les abattoirs, paraît avoir commencé à être nettement posée dans nos Assemblées professionnelles. L'initiative en revient à M. A. Leclerc qui fit une importante communication, à ce sujet, à la session du *Grand-Conseil des Vétérinaires* de France, à Besançon, en septembre 1884, et proposa l'émission du vœu suivant qui fut adopté à l'unanimité par la réunion :

« Le *Grand-Conseil,* — considérant qu'il importe, aussi bien dans l'intérêt de l'hygiène publique que dans celui du commerce des bestiaux, qu'une surveillance rigoureuse et basée sur des principes bien définis soit exercée sur les viandes alimentaires, — émet le vœu qu'une liste des maladies et des altérations des viandes, donnant lieu à la saisie, soit dressée et communiquée aux municipalités qui ont des services d'inspection des viandes. »

Voici les principaux arguments dont se servit, M. Leclerc, pour convaincre ses confrères de la nécessité d'une réglementation des motifs de saisie, pour tous les services d'inspection des viandes :

« D'une ville à une autre, la réglementation varie ; tel service opère les saisies de viandes d'après un tableau indiquant les cas de saisie ; tel autre, d'après un tableau différent ; un troisième, sans mandat défini, etc., etc. Il est des maladies, comme la tuberculose, qui motivent la saisie des viandes dans certaines villes, comme Lyon et Besançon, par exemple, et qui ne sont plus des causes de saisie à Bordeaux et à Paris ; le lard rance n'est pas considéré comme insalubre par le règlement de Lyon, et il est rejeté de la consommation dans certaines villes de la Franche-Comté ; enfin, fait exhorbitant, je pourrais citer certaines villes du Midi où le vétérinaire inspecteur de l'abattoir, croit remplir suffisamment sa mission en faisant sortir de l'enceinte de l'octroi les viandes de porc ladre, qu'il adresse ainsi à la consommation dans les campagnes . . . . »

« . . . Il semble cependant que dans une pareille matière, rien ne devrait être plus uniforme. S'il n'en est pas ainsi, la faute en est à l'incertitude apparente des données de la science, et aussi, il faut le dire, à notre corps professionnel... (Il appartient à chaque vétérinaire inspecteur de poser dans sa ville, comme cela a été fait, les bases du contrôle sanitaire des viandes alimentaires, mais il importe tout spécialement aux sommités de notre science de coordonner le travail ébauché et d'en former une synthèse qui deviendra la règle commune. Il s'agit de faire cesser l'indécision des autorités communales, résultat inévitable des contradictions qui s'observent dans les règlements de nombreux services déjà existants)... Au surplus, les embarras des administrations qui organisent des services d'inspection des viandes ne manquent pas d'acquérir vite un caractère de gravité, qui ne procède pas seulement de l'indécision dont il s'agit. Tel maire qui se décide à faire appliquer des mesures sévères, permettez-moi de dire *rationnelles*, ne tarde pas à se trouver aux prises avec des résistances extrêmement énergiques... » (Des journaux, des hommes politiques soutiennent les doléances des marchands de bestiaux et des bouchers qui demandent pourquoi on est si sévère dans leur ville, lorsqu'on est si indulgent dans telle autre) . . . .

« ... Le chaos des réglementations devient ainsi une cause de faiblesse pour les services existants. Il ne s'ensuit pas, pour cela, une situation meilleure pour les services moins sévèrement organisés ; ceux-là peuvent s'attendre, à chaque instant, à se voir accuser de mollesse, d'incapacité et de manquement à leurs devoirs. Enfin, au-dessus de toutes ces considérations, le but de ces services, la sauvegarde de l'hygiène publique, est en partie délaissé. Le commerce des viandes tiraillé en tous sens, régi de cinquante façons, périclite au milieu de ces arrêtés contradictoires. C'est l'unité de direction qu'il faut substituer à ce désordre d'organisation. On y arrivera par une mesure semblable à la loi sanitaire, en demandant au pouvoir central de faire établir, par le *Comité consultatif des épizooties* ou par le *Comité consultatif d'hygiène publique,* une liste des altérations des viandes qui motivent la saisie, l'éloignement de ces viandes de la consommation. C'est une mesure toute de justice qui me paraît conforme aux idées pratiques, et qui se trouve commandée par l'hygiène publique, l'intérêt général, le commerce des viandes et l'intérêt professionnel (22). »

M. A. Leclerc a étayé avec raison sa proposition sur l'opinion si autorisée d'Henri Bouley, le maître tant regretté, qui a mis toute l'énergie de ses dernières années, aussi vivace que celle de sa jeunesse, au service de la cause de l'inspection rationnelle des viandes de boucherie. Il rappelle les passages du livre « *La Nature vivante de la contagion* », où M. H. Bouley déplore les divergences d'opinions des inspecteurs de boucherie, à l'endroit des dangers que peut faire courir la consommation des viandes provenant d'animaux tuberculeux, et les lignes de conduite différentes suivies en conséquence dans leur pratique, les uns laissant consommer des viandes que les autres saisissent. « De là, dit H. Bouley, dans les localités où l'inspection se montre le plus sévère, des réclamations de la part des bouchers qui ont peine à comprendre que la règle ne soit pas uniforme, et que ce qui est réputé un danger chez eux cesse d'avoir ce caractère ailleurs... Les autorités qui se trouvent en présences des

opinions divergentes des hommes dont elles invoquent la
compétence spéciale, deviennent nécessairement hésitantes
entre le *oui* et le *non* qui se contredisent devant elles. »

Comme la plupart des vétérinaires-inspecteurs nouvellement installés, M. Leclerc a éprouvé, au début de son entrée
en fonctions à Lyon, de nombreux ennuis résultant surtout
de l'absence d'une liste des cas de saisie. Mais il vit bientôt
la situation s'améliorer lorsque M. le Dr Gailleton, maire de
Lyon, eut pris l'arrêté suivant en date du 28 juillet 1884 :

Mairie de Lyon. Inspection des viandes de boucherie. Règlement.

Art. 17. — Sont considérées comme impropres à la consommation et comme telles doivent être saisies, les viandes présentant les
altérations ci-après, savoir :

Saisies totales *dans le cas de : tuberculose généralisée*, avec
lésions sur les viscères et les ganglions de la poitrine et de l'abdomen, et quel que soit l'état d'engraissement de l'animal ; *maigreur
et tuberculose associées*, quel que soit le degré de l'une ou de
l'autre ; *ladrerie* (dans le cas où il n'existerait que dix à vingt
grains, la viande pourra être consommée après salaison) ; *peste
bovine, morve, farcin, charbon essentiel ou symptomatique,
rage, mort naturelle, trichinose, carcinose et mélanose, septicémie, résorption purulente, maigreur extrême, mort-nés.*

Saisies partielles *dans le cas de :* lésions aiguës, chroniques et
parasitaires des viscères et des séreuses ; *traumatisme* (ecchymoses,
plaies, abcès, viandes dites cassées, sans fièvre générale) ; viandes
fiévreuses, saigneuses, surmenées ; *rouget* (avec faculté laissée à
l'inspecteur de saisir le tout, la partie ou rien, suivant le cas) ;
viandes corrompues, y compris le saucisson rance ; crapaud et
eaux aux jambes pour le cheval.

Art. 42. — « .... Toute viande (mise en vente dans les étaux,
etc.), même estampillée, qui ne sera pas dans un parfait état de
conservation, sera saisie. »

Cet arrêté municipal fut pris sur le vu d'un rapport élaboré,
le 9 juin 1883, par une Commission spéciale, composée de
MM. le Dr Rollet, professeur à la Faculté de médecine,
Saint-Cyr, Cornevin et Galtier, professeurs à l'Ecole vétérinaire, Quivogne père, vétérinaire civil et Aureggio, vétérinaire militaire, instituée par arrêté de M. le maire de Lyon,
en date du 12 mars 1883, à l'effet de dresser un tableau des

diverses maladies pouvant entraîner la saisie totale ou partielle des animaux ou des viandes, présentés à l'inspection du service de la boucherie de cette ville.

Le maire de Lyon avait cru utile de faire établir ce tableau, à la suite de diverses réclamations du Syndicat de la boucherie de sa ville, contre certaines saisies opérées par le service d'inspection, notamment celles motivées par la tuberculose.

La Commission consacra plusieurs séances à cet important sujet. Elle discuta surtout sur la tuberculose. Elle décida que pour la tuberculose généralisée, — qu'à l'unanimité elle considéra comme une cause de rejet total, — les caractères seraient indiqués dans un avis annexé à la liste des saisies. Elle exprima en outre le désir unanime, qu'en cas de tuberculose localisée, les organes atteints fussent saisis, ainsi que les viandes en contact avec eux. Par trois voix (Aureggio, Quivogne, Dr Rollet) contre trois (Cornevin, Galtier, Saint-Cyr), elle fut d'avis que les viandes non saisies d'animaux tuberculeux ne pussent être mises en vente qu'aux enchères, avec indication au public d'une forte cuisson à subir. Pour les viandes affectées de ladrerie *restreinte,* le salage (c'est-à-dire le *statu quo*) fut demandé par MM. Galtier, Cornevin et Saint-Cyr, tandis que MM. Rollet, Quivogne et Aureggio réclamèrent la mise en vente après cuisson (23).

**

Plusieurs mois après la session de Besançon, le 17 février 1885, M. L. Baillet adresse à M. Quivogne une lettre, où il conteste ainsi l'utilité du vœu émis en 1884 sur la proposition de M. Leclerc. Il pense que « les mesures administratives conseillées par un inspecteur de boucherie, quoique basées sur des données scientifiques, ont trop souvent à lutter contre certaines convenances ou habitudes locales, qu'une autorité a toujours intérêt à respecter ». Il craint de voir le *Comité consultatif des épizooties* et le *Comité consultatif d'hygiène publique* légiférer en matière d'inspection des viandes, parce que ces corps savants sont « trop souvent imbus d'idées par trop scientifiques, pour que l'application de leurs décisions ne rencontre pas de sérieuses difficultés, tant au point de vue des intérêts commerciaux qu'au point de vue de l'approvisionnement de nos marchés ». Il désapprouve les « idées plus qu'exagérées qui règnent aujourd'hui dans le monde scientifique à l'égard des viandes provenant d'animaux tuberculeux... », car il ne voit pas comment, dans la pratique d'un vétérinaire inspecteur, l'obligation de saisir un bœuf *magnifique* de 800 à 1,000 francs, présentant des tubercules dans les poumons et les ganglions de la poitrine, pourrait être conciliée avec la perspective d'infliger au propriétaire de l'animal la perte d'une somme d'argent aussi considérable. Il veut qu'au lieu d'être exagérées et de constituer des excès de zèle, les appréciations des inspecteurs soient la résultante d'un accord des données de la science avec les nécessités de l'hygiène et les intérêts du commerce. Voilà pourquoi il refuse d'admettre une *classification administrative* des maladies ou altérations obligeant à effectuer la saisie des viandes soumises à l'inspection (24).

Voici les points les plus importants de la réponse de M. Leclerc à M. Baillet (25) : « On ne me prouvera pas, pour l'instant, que la pratique et la science, et même certaines coutumes locales puissent, en se conciliant avec l'hygiène publique, se mettre d'accord pour prohiber et permettre à la fois la consommation des mêmes viandes. Pourquoi donc, en un mot, une bête tuberculeuse serait-elle insalubre à Lyon et bonne à consommer à Bordeaux ? Eh bien, non ! Il n'est pas admissible qu'il faille laisser les inspecteurs libres d'apprécier les circonstances où il est de leur devoir de saisir ou de laisser consommer les viandes soumises à leur examen. Ceci, ce serait de l'arbitraire... Les intérêts du vendeur, dont se préoccupe tant M. Baillet, sont sauvegardés sans doute, mais que devient la santé publique qui tient, sans qu'il l'ait remarqué, si peu de place dans son argumentation ? » Comment, ajoute avec raison M. Leclerc, quand il est question de la santé publique, il n'y a pas d'autres règles que la volonté d'un fonctionnaire et, lorsqu'il s'agit simplement de la fortune publique, il faut une réglementation légale (*Loi sanitaire du 21 juillet 1881* dénommant les affections contagieuses ressortissant de la police sanitaire.)

* *

En octobre 1885, au Congrès sanitaire vétérinaire de Paris, dans leur rapport sur « *le Service sanitaire vétérinaire en France,* » MM. Garnier et Rossignol expriment le vœu que « les inspecteurs des viandes de toutes les villes, où le service fonctionne d'une façon régulière, puissent se réunir un jour pour arriver à une *unité d'action* si désirable à tous les points de vue ».

M. Baillet combat le principe de cette *unité d'action* comportant « le droit d'établir une nomenclature uniforme des différents cas susceptibles d'entraîner la saisie des animaux ou des viandes soumises à l'appréciation des vétérinaires inspecteurs. » On prétend ainsi, dit-il, substituer l'ordre au chaos et le droit à l'arbitraire, sous le prétexte qu'il y a de grands inconvénients à laisser les inspecteurs libres de saisir ou de laisser consommer les viandes soumises à leur examen. Mais il est impossible de désigner dans un règlement toutes les altérations entraînant la saisie. Comment faire, par exemple, pour le *coryza gangréneux* des bêtes bovines considéré par les uns comme une affection toujours bénigne n'empêchant pas la consommation de la viande, regardé par les autres comme ayant une forme légère n'ayant aucune influence sur la comestibilité de la chair et une forme grave entraînant constamment la saisie. Un règlement ne peut trancher la difficulté, établir des distinctions suffisantes en pareille matière. « C'est au vétérinaire inspecteur qu'il appartient de juger et d'apprécier les circonstances individuelles, les caractères de la maladie susceptibles de varier avec des influences locales, climatériques ou autres, de juger de sa forme plus ou moins grave, toutes conditions en un mot qui font que s'il est des cas où la saisie doit être prononcée, il en est d'autres où elle serait injuste.... Et combien de situations semblables pour lesquelles une organisation uniforme des services d'inspection serait loin de répondre aux difficultés pratiques que rencontre à chaque instant un inspecteur des viandes !

« Ici, c'est une affection du cœur ou de son enveloppe entraînant la formation d'infiltrations, d'épanchements ; plus loin, c'est une maladie des reins, de la vessie, donnant lieu à des manifestations urémiques ; ailleurs, ce sont des effets produits par le climat, la température, des conditions plus ou moins défavorables à la conservation de la viande, etc. A qui donc appartient-il d'apprécier si, en pareil cas, il y a lieu de saisir ou non l'animal malade ; si, en cas de saisie, celle-ci doit porter sur l'animal entier ou sur certaines parties seulement ; à qui, dis-je, si ce n'est à celui qui tient les pièces entre ses mains et qui seul peut les juger, sans qu'il ait à appuyer son jugement sur un texte de loi ou de règlement émanant de tout autre point que sa conscience et ses connaissances médicales ?

« Si les autorités ont quelquefois rencontré des difficultés pour se prononcer par suite des opinions divergentes, émises par les hommes qu'elles consultaient, c'est qu'en matière d'inspection des viandes, comme en toute autre reposant sur des données médicales, les différences d'appréciation ont tout autant leur raison d'être que les courants d'opinions diverses, que nous voyons se produire à chaque instant dans nos plus grands aréopages scientifiques. On peut dire aussi que ces divergences d'opinions ne se sont bien souvent produites, que parce que bon nombre de vétérinaires sont demeurés longtemps étrangers à la pratique de l'inspection des viandes ; comme toutes les institutions nouvelles, celle-ci a eu ses malentendus, ses hésitations, voire même ses controverses ; mais tout cela disparaîtra le jour où chacun de nous, appelé à se prononcer en matière de viandes, comprendra à la fois l'importance de son rôle, la responsabilité qui lui incombe et la nécessité absolue de ne pas tenir éloignée des marchés d'approvisionnement, par une sévérité dictée, exagérée et immuable, cette grande branche de la fortune nationale représentée par la production et le commerce des animaux de boucherie ».

M. Baillet dit que certaines altérations devant être constatées aussi promptement que possible, et ne pouvant être
vues avec leurs caractères pathologiques qu'au moment de
l'abatage ou immédiatement après, obligent le plus souvent
l'inspecteur à se prononcer *seul, vite* et *bien*. « On recule, et
on a raison de reculer devant la contre-expertise reconnue
par la loi, comme appartenant de droit à la partie lésée par la
saisie ; (à Bordeaux, les décisions de l'inspecteur sont sans
appel). Mais alors pourquoi qualifier d'arbitraire une décision
que, dans la plupart des cas, le caractère tout particulier de
la situation vous impose. » L'arbitraire, s'il existe avec les
saisies pratiquées par un inspecteur d'après sa conscience et
ses convictions scientifiques, n'en existera pas moins avec
les saisies basées sur une liste indicatrice ; « seulement au lieu
d'être un *arbitraire personnel*, ce sera un *arbitraire imposé* ;
et l'un ne vaut pas mieux que l'autre ». Se basant sur ce
point capital pour lui, que la saisie faite par un inspecteur
revêt toujours le caractère d'une constatation légale,
M. Baillet déclare qu'à une énumération de motifs de saisie
émanant d'une autorité quelconque, il préfère cent fois voir
l'inspecteur rendre ses décisions d'après sa conscience et au
nom de la science, en établissant sa conviction sur les caractères de la certitude la plus absolue.

A la suite de cette communication, M. Baillet priait le
Congrès de décider : « *Qu'il n'y a pas lieu d'énumérer les
causes susceptibles d'entraîner la saisie des viandes de boucherie, la désignation de ces causes reposant, d'une part,
sur les données scientifiques qui font la base du service de
l'inspection, et, d'autre part, sur les connaissances pratiques acquises par les inspecteurs dans la fréquentation
des abattoirs* » (26).

Je ne vois pas dans les comptes rendus du Congrès que
cette proposition ait été mise en discussion et ait été l'objet
d'un vote.

* *

Montpellier n'avait pas tardé à suivre l'exemple de Lyon :

Réglement général du 30 mars 1885, du service de l'inspection des comestibles, du marché aux bestiaux, du commerce de la boucherie et de l'abattoir de la ville de Montpellier.

Art. 13. — Les animaux trouvés morts dans les wagons seront transportés directement de la gare au clos d'équarrissage de la ville, où la viande sera dénaturée en présence d'un inspecteur.

Art. 19. — Les maladies pouvant entraîner la saisie partielle ou totale des animaux ou des viandes présentées à l'inspection du service de la boucherie, sont :

La saisie totale dans les cas de : mort naturelle ; charbon essentiel et symptomatique ; tuberculose généralisée avec tuberculose sur les viscères et les ganglions de la poitrine et de l'abdomen, et quel que soit l'état d'engraissement de l'animal ; maigreur ; maigreur et tuberculose associées, quel que soit le degré de l'une et de l'autre ; peste bovine, septicémie ; farcin ; morve ; trichinose ; carcinose et mélanose ; résorption purulente ; viandes ladres envahies par des cysticerques ; clavelée ; béliers, boucs ; viandes provenant d'animaux trop jeunes ; mort-nés ; et en général tous les animaux atteints d'affections pouvant donner à la chair des propriétés nuisibles.

La saisie partielle dans les cas de : lésions parasitaires, aiguës et chroniques des viscères, des séreuses ou des muscles ; traumatisme (ecchymoses, plaies, abcès) ; viandes fiévreuses, saigneuses, surmenées ; rouget du porc, avec faculté laissée à l'inspecteur de saisir le tout, la partie ou rien, selon les cas ; viandes corrompues ; crapaud et eaux aux jambes pour le cheval. Les viandes ladres, dans lesquelles le nombre de kystes ladriques est très restreint, seront saisies ; toutefois l'inspecteur principal devra ordonner qu'elles soient rendues à leur propriétaire pour être immédiatement transportées en dehors des barrières. Leur sortie sera justifiée par un certificat de l'employé du bureau de l'octroi du lieu de la sortie. Les verrats seront mis au sel.

Art. 20. — Du 1er juin au 15 septembre de chaque année, l'abatage et l'introduction en ville de la viande fraîche de porc sont rigoureusement interdits.

Art. 21. — Le poids en viande nette des veaux, des agneaux et des chevreaux, sacrifiés à l'abattoir, ne pourra être moindre de : 30 kilogrammes pour les veaux, 6 kilogrammes pour les agneaux, 2 kilog. 500 pour les chevreaux. (L'article 53 des viandes foraines est semblable.)

Art. 25. — Il est interdit, d'une manière absolue, de souffler, lors de l'abatage, les bœufs, taureaux et vaches. — Art. 26. — Sont exceptés de cette mesure les animaux destinés aux fournitures militaires.

Art. 96. — Défense est faite de transporter en ville ou de livrer à la consommation des viandes provenant des animaux conduits au clos d'équarrissage.

Art. 182. — Il est formellement interdit de jeter hors des salles d'abatage les mort-nés. Il est également défendu de les sortir de l'abattoir.

Art. 191. — Il est formellement interdit aux langueyeurs commissionnés d'accepter, pour la consommation de la ville, des porcs présentant des kystes ladriques à la langue.

Le *Règlement de l'abattoir et de l'inspection des viandes de la ville de Bar-le-Duc du 6 mai 1887* et le *Règlement des abattoirs et du marché couvert de la ville de Commercy du 15 décembre 1887* ont chacun un article 10 reproduisant textuellement l'article 19 précité de Montpellier, sauf *l'exclusion des béliers, la salaison des verrats* et le passage relatif à *la ladrerie restreinte.* En outre, ils contiennent chacun deux articles semblables :

Art. 30 (*Bar-le-Duc*) et art. 27 (*Commercy*). — Il est défendu d'abattre : les veaux âgés de moins de six semaines et ceux d'un poids inférieur à 30 kilos, les agneaux de moins de 6 kilos, les chevreaux au-dessous de 2 kilos 500 gr.

Art. 32 (Bar-le-Duc) et art. 29 (Commercy). — ..... Quand un boucher aura abattu une femelle pleine, il sera tenu de faire enfouir sur-le-champ le ou les fœtus après les avoir fait découper en menus morceaux ; toutefois ils pourront être dépouillés.

Dans son *Manuel de l'inspection des viandes* de 1885, p. 10, M. le professeur Galtier, de l'Ecole vétérinaire de Lyon, s'exprime ainsi : « Afin de ne laisser aucune place à l'arbitraire et en vue d'éviter des récriminations de la part des intéressés, bouchers et consommateurs, le vétérinaire inspecteur devra proposer et l'autorité devra arrêter une réglementation complète et minutieuse, dans laquelle seront fixés d'une manière précise et claire les principes et les règles à suivre dans l'inspection... *Les maladies et les altérations propres à motiver la saisie totale ou partielle seront indiquées.* Dès lors les décisions du vétérinaire inspecteur s'imposeront quand il aura agi en conformité des règlements, et les intéressés n'auront à se plaindre contre lui qu'autant qu'ils pourront établir qu'il s'en est écarté... Des protestations surgiront, comme par le passé, plus d'une fois même mal à propos ; il faut s'y attendre, *surtout pour certaines maladies, dont la gravité est encore appréciée diversement par les hommes compétents. Aussi est-il désirable de voir établir le plus tôt possible l'uniformité de réglementation sur cette matière, à propos de laquelle il existe actuellement des différences profondes suivant les villes qui ont organisé l'inspection de la boucherie.* »

En 1886, M. Mandereau, vétérinaire-inspecteur de l'abattoir de Besançon, demande qu'au Ministère de l'Agriculture des hommes compétents établissent pour la France entière une énumération de toutes les causes d'insalubrité des viandes, après étude des nécessités locales et des coutumes de chaque pays, après discussion approfondie. Il désire que cette liste prescrive la saisie totale des bêtes maigres sans moelle, des sujets malades fébricitants, des animaux morveux, charbonneux, typhiques, etc., des veaux de moins de 30 jours, et de tous les porcs ladres, la salaison de tous les animaux tuberculeux, etc. (27).

En 1887, M. L. Guinard, vétérinaire-inspecteur de l'abattoir de Dijon, déplore le désaccord des inspecteurs, vétérinaires et médecins, à l'égard des altérations et maladies qui doivent faire exclure les viandes de la consommation. Il souhaite qu'une réglementation générale indique bientôt à tous les inspecteurs de France une ligne de conduite uniforme à ce sujet, pour fermer la porte à l'arbitraire et prévenir les abus de la contre-expertise. En attendant, il élabore un rapport sur la réglementation de l'inspection des viandes conformément aux données de la science vétérinaire et de l'hygiène, d'après son expérience personnelle, les règles suivies dans les autres villes ainsi que les conseils de MM. Galtier et Leclerc, de Lyon. Ce document, approuvé par le Conseil d'hygiène de la Côte-d'Or, après avoir été soumis au maire de Dijon, contient un tableau des motifs de saisie reproduit intégralement dans l'article 22 ci-dessous (28).

Règlement de l'inspection générale des viandes de boucherie de la ville de Dijon. Arrêté municipal du 5 janvier 1888.

Art. 22. — Sont considérées comme impropres à la consommation et comme telles doivent être saisies, les viandes présentant les altérations ci-après, savoir :

Saisies totales dans les cas de :

a) Peste bovine, morve et farcin ; rage ; charbon ; sang de rate ou fièvre charbonneuse ; charbon essentiel ou symptomatique ; infection purulente ; infection putride ; gangrène ; septicémie. Tuberculose et maigreur associées, quel que soit le degré de l'une et de l'autre ; tuberculose généralisée aux viscères thoraciques et abdominaux, alors même qu'il n'y a aucune tuberculisation des ganglions des autres régions ; tuberculose avec lésions sur les organes de la cavité thoracique et les ganglions d'autres régions ; tuberculose avec lésions sur les organes de la cavité abdominale et les ganglions d'autres régions ; tuberculose généralisée dans les ganglions avec ou sans lésions sur les viscères. Dans tous ces cas de tuberculose, la saisie totale sera pratiquée, quel que soit l'état d'engraissement de l'animal.

b) Maladies générales ou inflammatoires, contagieuses ou non, quand elles s'accompagnent d'un état fébrile et donnent une viande fiévreuse, saigneuse, fatiguée, surmenée. (Exemples : Pleurésie, pneumonie, péritonite, entérite, métrite ; péripneumonie contagieuse, clavelée, fièvre aphteuse, rouget ; fièvre typhoïde, gourme maligne avec catarrhe, phlegmon, abcès ; anasarque ; coryza gangréneux, traumatismes graves, fractures, plaies remontant à une certaine époque ; frais vêlage avec fièvre, arthrite, etc.)

c) Maladies ou affections chroniques qui rendent la viande insalubre. (Exemples : Ictère généralisé ; urémie, rétention d'urine avec infiltration urineuse ; tumeurs généralisées quel que soit leur nature : javart ou clou de rue ancien compliqué de suppuration ; maux de garrot, d'épaule, de nuque invétérés ; cachexie avancée, etc., etc.).

d) Transformations, ramollissements, dégénérescences, et en général toutes les altérations profondes et étendues, naturelles ou accidentelles du tissu musculaire, quelles qu'en soient la nature et la cause. (Exemples : dégénérescence graisseuse des muscles, psorospermose, etc., etc.)

e) Animaux empoisonnés ; animaux médicamentés dont la viande serait altérée par la médication. Tétanos ; carcinose et mélanose généralisées ou en voie de généralisation. Ladrerie (dans le cas où il n'existerait que dix à vingt grains, la viande pourra être con-

sommée après salaison) ; cette prescription est applicable à la
ladrerie du bœuf. Trichinose. Maigreur extrême. Mort-nés et animaux trop jeunes (viandes gélatineuses). Mort à la suite de maladie ; mort accidentelle non suivie de saignée.

Saisies partielles dans les cas de :

a) Lésions aiguës, chroniques ou parasitaires, des viscères, des
séreuses et de quelque tissu que ce soit. (Exemples : Maladies inflammatoires des organes thoraciques ou abdominaux, non accompagnées de fièvre générale et d'altération de la viande ; sclérose et
induration du foie ; lésions chroniques et anciennes des différents
organes ; distomatose et strongylose avancées ; actinomycose ou
ostéosarcome, etc., etc.). — *b)* Traumatismes (ecchymoses, plaies,
abcès, viandes dites cassées sans fièvre générale). Viandes avariées
et corrompues.

Art. 48. — (Toute viande mise en vente dans les étaux, etc.,
même estampillée, qui se trouvera avariée et corrompue sera
saisie.)

Dans le *Règlement général de l'abattoir et de l'inspection
des viandes et denrées alimentaires de la ville de Dijon
du 16 avril 1892,* l'article 72 est la reproduction textuelle
de l'article 22 précité.

Dans le *Règlement général de l'abattoir et de l'inspection
des viandes de boucherie et denrées alimentaires de la ville
de Bourges du 14 juillet 1893,* les article 76 et 106 sont
respectivement la reproduction textuelle des articles 22 et 48
du *Règlement de Dijon de 1888.*

Plusieurs villes, autres que Montpellier, avaient pris modèle sur Lyon bien avant que Dijon eût une liste municipale
de saisies, et ce mouvement n'a fait que s'accentuer jusqu'à
ce jour, ainsi qu'on peut s'en convaincre ci-après :

*Règlement de l'abattoir de la ville de Givors (Rhône)
du 3 septembre 1885.*

Art. 9. — Il est interdit d'introduire entier ou dépecé dans
l'abattoir un animal mort.

Art. 11. — Il est interdit d'abattre et de livrer à la consommation des veaux pesant moins de 40 kilos, des agneaux pesant moins
de 10 kilos et des chevreaux pesant moins de 5 kilos.

Art. 49. — Les animaux dont la viande sera impropre à la consommation, et notamment les animaux maigres, fiévreux, fati-

gués, etc., devront être exclus de l'abattoir et conduits immédiatement en dehors des barrières. La sortie sera constatée par une attestation du préposé de l'octroi. — Ceux dont la viande sera insalubre, par exemple les animaux atteints de maladies graves, contagieuses ou transmissibles à l'homme, devront être saisis, abattus aux frais des propriétaires et enfouis selon la loi...

Art. 55. — Sont considérées comme rendant impropres à la consommation et comme telles *donnent lieu à une saisie totale :* Tuberculose généralisée (lésions dans la poitrine et l'abdomen, ganglions compris, quel que soit l'embonpoint de l'animal) ; maigreur et tuberculose associées (quel que soit le degré de l'une et de l'autre) ; peste bovine ; charbon essentiel et symptomatique ; rage ; mort naturelle ; trichinose ; ladrerie ; carcinose et mélanose ; septicémie ; résorption purulente ; maigreur extrême ; mort nés.

Donnent lieu à une saisie partielle : Lésions parasitaires, aiguës et chroniques des viscères et des séreuses. Traumatismes (ecchymoses, plaies, abcès) ; viandes dites cassées (sans fièvre générale) ; viandes fiévreuses, saigneuses, surmenées. Rouget, avec faculté laissée à l'inspecteur de saisir le tout, la partie, ou rien suivant le cas. Viandes corrompues y compris le saucisson rance.

Art. 58. — (Toute viande mise en vente, même estampillée, qui ne sera pas dans un état parfait de conservation sera saisie.)

Règlement de l'abattoir public de la ville d'Ambert (Puy-de-Dôme) du 18 février 1886.

Art. 9. — Sont considérées comme impropres à la consommation et comme telles doivent être saisies, les viandes présentant les altérations ci-après, savoir :

Saisies totales dans le cas de : Tuberculose généralisée ; maigreur et tuberculose associées ; ladrerie ; peste bovine ; morve ; farcin ; charbon essentiel ou symptomatique ; rage ; mort naturelle ; trichinose, carcinome et mélanose ; septicémie ; résorption purulente ; maigreur extrême ; mort-nés.

Saisies partielles dans le cas de : Lésions aiguës, chroniques et parasitaires des viscères et des séreuses. Traumatisme ; rouget ; viandes corrompues ; crapaud et eaux aux jambes pour le cheval.

Règlement de l'abattoir de Constantine du 15 mai 1886.

Art. 7. — ..... Tous les animaux destinés à la boucherie devront être d'un engraissement suffisant, avoir toutes les apparences de la santé et ne pas être âgés de moins d'un mois...

Art. 9. — Les animaux dont la viande sera reconnue impropre à la consommation et notamment les animaux maigres, fiévreux, phtisiques, fatigués, les porcs ladres, et les bêtes pleines, etc , devront être exclus de l'abattoir et emmenés immédiatement. Ils seront

estampillés par un employé municipal au moyen d'une marque particulière. — Le vétérinaire-inspecteur pourra, dans des cas spéciaux
dont il aura l'appréciation, autoriser l'abatage des femelles. —
L'abatage des brebis jeunes est formellement interdit du 1er octobre
au 31 mars. Les brebis jeunes sont considérées comme telles
jusqu'à l'âge de six ans.

Art. 10. — Les animaux dont la viande serait insalubre, c'est-à-
dire les animaux atteints de maladies graves, contagieuses ou
transmissibles à l'homme, devront être saisis, abattus aux frais du
propriétaire et livrés à l'équarrisseur. — En voici l'énumération :
— Mort naturelle ; charbon de toute nature ; tuberculose de toute
nature ; peste bovine ; septicémie ; farcin ; morve ; trichinose ; carcinose et mélanose ; résorption purulente ; clavelée ; ladrerie ;
mort-nés et autres affections rentrant dans la catégorie ci-dessus
spécifiée.

Art. 11. — Pourront en outre être saisies, après l'abatage, en
totalité ou en partie, les viandes portant des lésions, ecchymoses,
plaies, abcès, kystes ladriques, etc. ; ces viandes saisies seront
détruites aux frais du propriétaire...

Art. 13. — L'insufflation des veaux, moutons, agneaux et chevreaux sera facultative, mais ne pourra se faire qu'au moyen d'un
soufflet fourni par le boucher. Elle sera interdite pour toutes les
autres catégories d'animaux.

Art. 15. — Il est défendu de recueillir le sang autre que celui
de porc et de veau...

*Règlement de l'Inspection des viandes de la ville de Montauban,
du 22 septembre 1886.*

Art. 9. — Les animaux dont la viande sera reconnue impropre
à la consommation et notamment les animaux maigres, phtisiques,
fatigués, les porcs ladres, etc., devront être exclus de l'abattoir...

Art. 15. — Sont considérées comme impropres à la consommation et comme telles doivent être saisies, les viandes présentant les
altérations ci-après, savoir :

Saisies totales dans le cas de : Tuberculose généralisée, avec
lésions sur les viscères et les ganglions de la poitrine et de l'abdomen, et quel que soit l'état d'engraissement de l'animal ; maigreur
et tuberculose associées, quel que soit le degré de l'une et de
l'autre ; viandes ladres, envahies par des cysticerques ; peste bovine ; morve ; farcin ; charbon essentiel ou symptomatique ; rage ;
mort naturelle ; trichinose ; carcinose et mélanose ; septicémie ;
résorption purulente ; maigreur extrême ; mort-nés ; et en général
tous les animaux atteints d'affections pouvant donner à la chair
des propriétés nuisibles.

Saisies partielles dans les cas de : Lésions aiguës, chroniques et parasitaires des viscères et des séreuses. Traumatisme (ecchymoses, plaies, abcès, viandes dites cassées, fièvre générale), viandes fiévreuses, saigneuses, surmenées. Rouget (avec faculté laissée à l'inspecteur de saisir le tout, la partie ou rien, suivant le cas). Viandes corrompues. Crapaud et eaux aux jambes, pour le cheval.

Art. 23. — (Viandes foraines...). — Le poids des veaux et agneaux (viande nette) ne devra jamais être moindre de : trente kilogrammes pour les veaux ; cinq kilogrammes pour les agneaux.

Art. 42. — (Comme l'article 58 de Givors, p. 42.)

Règlement de l'abattoir de la ville de Reims du 31 décembre 1887.

Art. 10. — Les cas susceptibles d'entraîner la saisie totale ou partielle des viandes présentées à l'inspection sont les suivants :

I. *Pour la saisie totale :* 1° mort naturelle ; 2° charbon ; 3° tuberculose généralisée ; 4° maigreur ; 5° maigreur et tuberculose associées ; 6° peste bovine ; 7° septicémie et fièvre, ou fièvre seule ; 8° morve et farcin ; 9° trichinose et ladrerie du porc ; 10° rouget du porc ; 11° carcinome et mélanose généralisée ; 12° résorption purulente ; 13° clavelée confluente ; 14° animaux trop jeunes. 15° animaux mort-nés ; 16° en général, tous les animaux atteints de maladies pouvant donner à la chair des propriétés nuisibles.

II. *Pour la saisie partielle :* 1° Lésions parasitaires aiguës et chroniques des viscères, des séreuses ou des muscles. 2° Traumatisme (ecchymoses, plaies, abcès). 3° Viandes fiévreuses, saigneuses, surmenées. 4° Rouget du porc. 5° Viandes corrompues. 6° Crapaud, eaux aux jambes d'une certaine étendue.

Art. 28. — (Comme l'art. 58 Givors, v. p 42.)

Art. 70. — Sont considérés comme impropres à la consommation : 1° Les chevaux, ânes et mulets morts naturellement ; 2° ceux sous le coup de la fièvre simple ou de la fièvre occasionnée par des blessures, coups ou fractures ; 3° les animaux maigres dans le sens propre du mot ; 4° ceux morveux, farcineux ou atteints de charbon ; 5° ceux atteints de mélanose généralisée, d'infection purulente, de septicémie ; 6° et en général, ceux sous le coup d'une maladie quelconque pouvant donner aux chairs des propriétés nuisibles.

Art. 89. — Les animaux fiévreux, ceux trop maigres, ceux dans un état tel que la viande ne puisse être livrée sans danger à la consommation, seront exclus du marché, marqués d'un R au fer rouge et reconduits hors barrières.

Règlement de l'inspection des viandes de boucherie de la ville de Troyes du 5 avril 1888.

Art. 8. — Sont considérées comme impropres à la consommation et devront être saisies, les viandes présentant les altérations suivantes :

Saisies totales : Tuberculose généralisée, maigreur et tuberculose associées ; ladrerie (au-dessus de 20 grains, pour la viande seulement) ; peste bovine ; morve ; farcin ; charbon essentiel ou symptomatique : rage ; mort naturelle ; trichinose ; carcinose et mélanose généralisées ; septicémie ; résorption purulente ; étisie ; défaut d'âge pour les veaux et chevreaux.

Saisies partielles : Lésions aiguës, chroniques ou parasitaires des séreuses et viscères. Traumatisme (ecchymoses, plaies, abcès, viandes fiévreuses, surmenées). Rouget, avec faculté laissée à l'inspecteur de saisir le tout, la partie ou rien, suivant le degré du mal. Crapaud et eaux aux jambes pour le cheval. Viandes corrompues y compris le saucisson rance.

Art. 9. — Les porcs sur lesquels il ne sera constaté qu'un grain de ladrerie au moment de l'inspection, seront consignés et visités de la façon suivante en présence du propriétaire. — Les épaules seront détachées et les chairs de ces parties examinées avec soin ; s'il n'est pas trouvé d'autres grains, le porc sera livré à la consommation sans autre découpage. — S'il n'en est retrouvé qu'un ou deux grains, le découpage du porc sera fait en morceaux convenables à la vente, et si l'examen de ces morceaux ne fait pas découvrir le nombre de grains fixé à l'article 8, cette viande sera salée et livrée au propriétaire vingt-quatre heures après la salaison à l'abattoir. — Les lards et la graisse des porcs ladres dont la viande est saisie, seront salés ou fondus à l'abattoir.

Règlement sanitaire des viandes et denrées alimentaires de la ville d'Epinal du 5 août 1888.

Art. 10. — ... L'inspecteur peut, avant l'abatage, faire la visite des animaux sur pied et refuser les bestiaux qui n'auraient pas l'âge requis ou qui seraient reconnus trop maigres pour être livrés à la consommation.

Art. 14. — Les maladies pouvant entraîner la saisie partielle ou totale des animaux ou des viandes présentées à l'inspection du service de la boucherie sont :

Saisies totales : Tuberculose généralisée ; maigreur et tuberculose associées ; ladrerie ; peste bovine ; morve ; farcin ; charbon essentiel ou symptomatique ; rage ; mort naturelle ; trichinose ; carcinose et mélanose généralisée ; septicémie ; résorption purulente ; étisie ; défaut d'âge pour les veaux et chevreaux.

Saisies partielles : Lésions aiguës, chroniques ou parasitaires des séreuses et viscères. Traumatisme (ecchymoses, plaies, abcès, viandes fiévreuses, surmenées). Rouget, avec faculté laissée à l'inspecteur de saisir le tout, la partie ou rien, suivant le degré du mal. Crapaud et eaux aux jambes pour le cheval. Viandes corrompues.

Règlement de l'abattoir de la ville de Carcassonne,
du 10 septembre 1888.

Art. 7. — Les animaux dont la viande sera sera reconnue impropre à la consommation et notamment les animaux maigres, fiévreux, phtisiques, les porcs ladres, etc., devront être exclus de l'abattoir et conduits immédiatement en dehors des barrières...

Art. 8. — Les animaux dont la viande sera insalubre, par exemple les animaux atteints de maladies graves, contagieuses ou transmissibles à l'homme, devront être saisis, abattus aux frais du propriétaire, dénaturés et livrés à l'équarrisseur.

Art. 14. — Les maladies pouvant entraîner la saisie partielle ou totale des animaux ou des viandes présentées à l'inspection du service de la boucherie sont :

La saisie totale dans le cas de : Mort naturelle ; charbon essentiel et symptomatique ; tuberculose généralisée avec tuberculose sur les viscères et les ganglions de la poitrine et de l'abdomen, et quel que soit l'état d'engraissement de l'animal ; maigreur ; maigreur et tuberculose associées, quel que soit le degré de l'une et de l'autre ; peste bovine ; septicémie, farcin ; morve ; trichinose ; carcinose et mélanose ; résorption purulente ; viandes ladres envahies par des cysticerques ; clavelée ; béliers ; boucs ; viandes provenant d'animaux trop jeunes, mort-nés. — Et, en général, tous les animaux atteints d'affections pouvant donner à la chair des propriétés nuisibles.

La saisie partie dans le cas de : Lésions parasitaires aiguës et chroniques des viscères, des séreuses ou des muscles. Traumatisme (ecchymoses, plaies, abcès). Viandes fiévreuses, saigneuses, surmenées. Rouget du porc, avec faculté laissée à l'inspecteur de saisir le tout, une partie ou rien, selon le cas. Viandes corrompues. Crapaud et eaux aux jambes, pour le cheval, et ladrerie légère. Dans ce dernier cas, et lorsque les parasites seront peu nombreux, les lards pourront être livrés à la consommation et la chair pourra être mise au sel à l'abattoir, dans une des salles spécialement affectées à ce service.

Art. 15. — Le poids, en viande nette, des veaux, des agneaux et des chevreaux, sacrifiés à l'abattoir, ne pourra être moindre de : 30 kilogrammes pour les veaux ; 4 kilogrammes 500 pour les agneaux ; 2 kilogrammes 500 pour les chevreaux.

Art. 57. — (Comme l'article 58 Givors. V. p. 42.)

*Règlement de l'inspection des viandes et denrées alimentaires
de la ville d'Orléans, du 20 septembre 1888.*

Art. 10. — Seront considérées comme impropres à la consommation, et, comme telles, devront être saisies, les viandes accusant les maladies ou présentant les altérations ci-après désignées, savoir :

Saisies totales : 1° Tuberculose (*Décision ministérielle en date du 28 juillet 1888, complémentaire du décret de même date*). « Si les lésions sont généralisées, c'est-à-dire non confinées exclusivement dans les organes viscéraux et leurs ganglions lymphatiques ; si les lésions, bien que localisées, ont envahi la plus grande partie d'un viscère ou se traduisent par une éruption sur les parois de la poitrine ou de la cavité abdominale. » Dans ces cas la saisie totale aura toujours lieu, quel que soit le degré d'engraissement de l'animal. La saisie totale aura toujours lieu également, quel que soit le degré de la maladie, lorsqu'en même temps l'animal sera dans un état de maigreur prononcée ; 2° peste bovine ; 3° morve et farcin ; 4° charbon essentiel et symptomatique ; 5° rage ; 6° trichinose ; 7° carcinose et mélanose généralisée ; 8° mort naturelle, suite de maladie ; 9° mort accidentelle non suivie de saignée ; 10° gangrène et septicémie ; 11° infections putride et purulente ; 12° maladies générales ou inflammatoires, contagieuses ou non, à la suite desquelles la viande serait devenue saigneuse, fiévreuse, fatiguée, surmenée, etc. ; 13° maladies chroniques rendant la viande insalubre ; 14° altérations profondes et étendues, naturelles ou accidentelles du tissu musculaire ; 15° animaux empoisonnés ; 16° animaux médicamentés dont la viande serait altérée dans ses qualités ou son odeur par la médication ; 17° tétanos ; 18° ladrerie ; 19° maigreur extrême ; 20° défaut d'âge pour les veaux, agneaux et chevreaux (viandes gélatineuses) ; animaux mort-nés.

Saisies partielles : 1° Lésions aiguës, chroniques ou parasitaires des viscères, séreuses et de quelque tissu que ce soit, 2° traumatisme (ecchymoses, plaies, abcès, viandes dites cassées, sans fièvre générale) ; 3° viandes et charcuterie avariées et corrompues, à odeurs rances ou autres, quelle qu'en soit la nature ou la cause ; 4° rouget et pneumo-entérite infectieuse du porc, avec faculté de saisir le tout ou la partie selon les degrés du mal (*Décision ministérielle du 28 juillet 1888.*) Dans ces derniers cas, les viscères, poumons, estomac, foie, rate, etc., seront détruits.

Art. 28. — (Toute viande, mise en vente, même estampillée, avariée ou malsaine, tout produit corrompu ou altéré sera saisi).

Règlement de l'inspection du marché aux bestiaux, du commerce de la boucherie et des abattoirs de la ville de Nîmes du 31 octobre 1838.

Art. 10. — Tous les animaux devront être en état convenable de graisse. Ceux qui seront reconnus impropres à la consommation, notamment les bêtes maigres, fiévreuses, phtisiques, les porcs ladres devront être exclus immédiatement des abattoirs et conduits aussitôt hors des barrières.... »

Art. 11. — Les animaux atteints de maladies graves contagieuses ou transmissibles à l'homme, devront être saisis, abattus aux frais des propriétaires, dénaturés et livrés à l'équarrisseur.

Art 15. — Tout animal mort de maladie en dehors de l'abattoir, ne pourra y être introduit, sous quelque prétexte que ce soit, et sera transporté à l'équarrissage... Exception est faite pour les animaux victimes d'accidents récents, les taureaux tués aux arènes, les veaux et les agneaux étouffés dans le transport, qui pourront être dépouillés sous réserve, des vérifications ci-après indiquées.

Art. 18. — Les maladies pouvant entraîner la saisie partielle ou totale des animaux ou des viandes présentées à l'inspection du service de la boucherie sont :

La saisie totale dans les cas de : mort naturelle; charbon essentiel ou symptomatique. Tuberculose généralisée avec tuberculose sur les viscères et les ganglions de la poitrine et de l'abdomen, et quel que soit l'état d'engraissement de l'animal. Maigreur; maigreur et tuberculose associées, quel que soit le degré de l'une et de l'autre; peste bovine; septicémie; farcin; morve; trichinose; carcinose et mélanose; résorption purulente. Viandes ladres envahies par des cysticerques. Clavelée, viandes provenant d'animaux trop jeunes, mort-nés. Et en général, tous les animaux atteints d'affections pouvant donner à la chair des propriétés nuisibles.

La saisie partielle dans les cas de : Lésions parasitaires, aiguës et chroniques des viscères, des séreuses ou des muscles. Traumatismes (ecchymoses, plaies, abcès). Viandes fiévreuses, saigneuses, surmenées. Rouget du porc, avec faculté laissée à l'inspecteur de saisir le tout, la partie ou rien, selon le cas. Viandes corrompues. Crapaud et eaux aux jambes pour cheval et ladrerie légère. Dans ce dernier cas et lorsque les parasites seront peu nombreux, les lards pourront être livrés à la consommation et la chair pourra être mise au sel à l'abattoir, dans une salle spécialement affectée à ce service. — Le poids en viande nette des veaux, des agneaux et des chevreaux sacrifiés à l'abattoir ne pourra être moindre de : 30 kilogrammes pour les veaux, 5 kilogrammes 500 grammes pour les agneaux, 2 kilogrammes 500 grammes pour les chevreaux.

Art. 69. — (Viandes foraines). Le poids des veaux, des agneaux et chevreaux morts (viande nette) ne devra jamais être moindre de : 40 kilogrammes pour les veaux ; 6 kilogrammes pour les agneaux ; 3 kilogrammes pour les chevreaux.

Art. 98. — (Saisie des viandes mises en vente qui ne seront pas dans un parfait état de conservation).

Règlement de l'inspection des viandes de la ville de Verdun-sur-Meuse du 3 novembre 1888.

Art. 5. — Les bestiaux reconnus malsains ou de mauvaise qualité, ne seront pas admis à l'abattoir ; ils seront même, en cas de nécessité, abattus et enfouis aux frais des propriétaires ; il y aura lieu de se conformer en cela à la *loi sur la police sanitaire des animaux*.

Art. 7. — Le Conseil d'hygiène entendu, sont considérées comme impropres à la consommation, et comme telles, doivent être saisies, les viandes présentant les altérations ci-après, savoir :

SAISIE TOTALE DANS LES CAS SPÉCIFIÉS CI APRÈS : Tuberculose généralisée ; ladrerie (*la présence d'un seul grain entraine la saisie*) ; peste bovine ; morve ; farcin ; *charbon bactéridien* ; rage ; mort naturelle ; trichinose ; *carcinose et mélanose* ; septicémie ; résorption purulente ; *maigreur extrême ; mort-né. Cachexie ou pourriture*, lorsque la maladie est arrivée à sa dernière période. Les maladies contagieuses, dans les cas prévus par la LOI DU 21 JUILLET 1881 et le DÉCRET DU 22 JUIN 1882. Les viandes dites : saigneuses, fiévreuses, surmenées.

SAISIES PARTIELLES DANS LES CAS SUIVANTS : Lésions aiguës, chroniques et parasitaires des viscères et des séreuses ; traumatisme, ecchymoses, plaies, abcès, viandes dites rassies, sans fièvre générale ; rouget, avec faculté laissée à l'inspecteur de saisir le tout, la partie ou rien, suivant le cas ; viandes corrompues y compris le saucisson rance ; crapaud et eaux aux jambes chez le cheval, lorsque ces affections seront peu développées.

SERONT EXCLUS VIVANTS : Les animaux très maigres dont le rendement supposé sera inférieur à 40 pour cent. Les animaux atteints d'une maladie aiguë, accompagnée de fièvre de réaction, et ceux qui présentent des affections chroniques, de nature à porter atteinte à la qualité de la viande. Les animaux porteurs de sétons, de plaies suppurantes de grande étendue. Les veaux âgés de moins de cinq semaines, les agneaux de moins de deux mois, et les chevreaux ayant moins d'un mois.

SERONT EXCLUS : Les veaux pesant moins de 45 kilogrammes, les agneaux, moins de 7 kilogrammes et les chevreaux, moins de 4 kilogrammes.

En dehors des cas énumérés ci-dessus, l'inspecteur sera toujours libre de refuser toute viande qui lui paraîtrait dangereuse ou simplement suspecte pour l'alimentation.

Le *Règlement de l'inspection des viandes de la ville de Joinville* (*Haute-Marne*), *du 14 novembre* 1891, renferme les articles 4 et 6 qui sont respectivement la reproduction textuelle des articles 5 et 7 précités du *Règlement de Verdun*, sauf quelques modifications indiquées en italiques dans le paragraphe ci-dessous et dans le paragraphe analogue de Verdun, sauf quelques points manquant dans l'un ou l'autre paragraphe.

(Partie de l'article 6.) — SAISIES TOTALES DANS LES CAS CI-APRÈS : Tuberculose généralisée ; *maigreur et tuberculose associées.* Ladrerie *(un seul grain, pour la viande seulement)*, peste bovine, morve, farcin ; *charbon essentiel ou bactéridien* ; *charbon symptomatique ou bactérien* ; rage ; mort naturelle ; trichinose ; carcinome et mélanose *généralisés* ; septicémie ; résorption purulente. *Cachexie aqueuse* (lorsque la maladie est à sa dernière période). *Étisie* (*défaut d'âge pour les veaux et les chevreaux*). Les maladies contagieuses dans les cas prévus par la LOI DU 21 JUILLET 1881 et le DÉCRET DU 22 JUIN 1882. Les viandes saigneuses, fiévreuses, surmenées.

Règlement de l'abattoir public et de l'inspection des viandes de boucherie de la ville de Sainte-Savine (Aube) du 26 décembre 1888.

Art. 19. — Les veaux devront avoir atteint un âge et un état de développement suffisants pour que la viande soit faite et puisse être consommée sans danger.

Art. 20. — Seront considérées comme impropres à la consommation et devront être saisies les viandes présentant les altérations suivantes :

Saisies totales : Tuberculose généralisée ; maigreur et tuberculose associées. Ladrerie au-dessus de vingt grains (cysticerques). Peste bovine ; morve ; farcin ; charbon ; rage ; mort naturelle ; trichinose, carcinose et mélanose ; septicémie ; résorption purulente ; étisie ; défaut d'âge pour les veaux et les chevreaux.

Saisies partielles : Lésions aiguës, chroniques ou parasitaires des séreuses et viscères. Traumatisme (ecchymoses, plaies, abcès. Viandes fiévreuses ou surmenées, rouget (avec faculté laissée à l'inspecteur de saisir le tout ou la partie, suivant le degré du mal. Crapaud et eaux aux jambes pour le cheval. Viandes corrompues ; saucisson rance.

Art. 21. — Les porcs, sur lesquels il ne sera trouvé qu'un grain de ladre au moment de l'inspection, seront consignés et visités de la façon suivante, en présence du propriétaire : Les épaules seront levées et les chairs de ces parties visitées avec soin. S'il n'est pas retrouvé d'autres grains, le porc sera estampillé et livré à la consommation. S'il en est retrouvé, le porc sera découpé en morceaux convenables à la vente ; ces morceaux seront visités avec soin et s'il n'est pas trouvé le nombre de cysticerques indiqué à l'art. 20, cette viande sera salée à l'abattoir. Le lard et la graisse des porcs ladres dont la viande aura été saisie, devront être fondus ou salés à l'abattoir.

Règlement de police de l'abattoir de la ville de Roanne,
du 31 janvier 1889.

Art. 71. — Ne pourront être abattus et livrés à la consommation que les veaux pesant au moins 50 kilogr., les agneaux 10 kilogr. et les chevreaux 5 kilogr.

Art. 72. — Sont considérées comme impropres à la consommation et comme telles doivent être saisies, les viandes présentant les altérations ci-après, savoir :

Saisies totales dans le cas de : Tuberculose (quel que soit l'état d'engraissement de l'animal); maigreur et tuberculose associées. Ladrerie (dans le cas où il n'existerait que 10 à 20 grains, la viande pourra être consommée après salaison), Peste bovine ; charbon bactérien, charbon bactéridien ; rage ; mort naturelle ; trichinose ; septicémie ; résorption purulente ; maigreur extrême ; mort-nés ; trop jeunes. Accidentellement pour le cheval, âne, mulet : morve, farcin, carcinose, mélanose.

Saisies partielles dans le cas de : Lésions aiguës, chroniques et parasitaires des viandes et autres organes. Traumatisme (ecchymoses, plaies, abcès, viandes dites cassées, sans fièvre générale). Viandes fiévreuses, saigneuses, surmenées. Rouget (avec faculté laissée à l'inspecteur de saisir le tout, la partie ou rien). Viandes corrompues, y compris le saucisson rance....

Art. 83. — (Comme l'article 58 de Givors, v. p. 42.)

Arrêté municipal du 15 mars 1889 concernant l'inspection des viandes de la ville de Toulouse.

Art. 14. — Sont considérées comme impropres à la consommation et comme telles doivent être saisies, en totalité ou en partie, les viandes provenant d'animaux atteints des maladies énumérées ci-après : 1° Tuberculose, *saisie totale dans les deux cas suivants :* A. Si les lésions sont généralisées, c'est-à-dire non confinées exclusivement dans les organes viscéraux et leurs ganglions lymphatiques ; B. Si les lésions, bien que localisées, ont envahi la plus grande partie d'un viscère, ou se traduisent par une éruption sur les parois de la poitrine ou de la cavité abdominale (*Décret du 28 juillet* 1888). Dans les autres cas de tuberculose, l'usage de la viande est toléré ; mais les organes atteints de lésions tuberculeuses sont toujours détruits. 2° Charbon, sang de rate ou fièvre charbonneuse : *saisie totale*. 3° Charbon symptomatique ou emphysémateux : *saisie totale*. 4° Peste bovine : *saisie totale*. 5° Rage : *saisie totale*. 6° Septicémie, métro-péritonite consécutive à un part récent : *saisie totale*. 7° Ladrerie du porc et du bœuf : *saisie totale*. 8° Trichinose : *saisie totale*. 9° Rouget du porc et pneumo-entérite infectieuse du porc : *saisie totale*, si la viande est fiévreuse dans toutes les régions ; *saisie partielle*, si la viande n'est fiévreuse que dans quelques régions ; *pas de saisie*, si la viande n'a éprouvé aucun changement dans sa couleur, sa consistance et son odeur ; toutefois, les viscères offrant des lésions seront détruits. 10° Péripneumonie contagieuse, clavelée, fièvre aphteuse : mêmes considérations que pour le rouget du porc. 11° Farcin du bœuf ou leucocythémie : *saisie totale*, si la viande est maigre ; *pas de saisie* dans le cas contraire, si ce n'est des viscères intéressés par le processus morbide. 12° Cystite calculeuse avec rupture de la vessie : *saisie totale*, si la viande exhale une odeur d'urine dans toutes les régions ; *saisie partielle* intéressant les régions où siège l'infiltration urineuse. 13° Ictère généralisé, coryza gangréneux : *saisie totale*. 14° Psorospermose, actinomycose, distomatose, strongylose : *saisie totale*, si la viande est très maigre ; *pas de saisie* dans le cas contraire. Les viscères envahis par les parasites sont seuls détruits. 15° Maigreur extrême provenant d'une maladie apparente ou cachée : *saisie totale*. 16° Traumatismes, ecchymoses, plaies, abcès : *saisie partielle* portant sur les régions intéressées par l'action traumatique. 17° Défaut d'âge, animaux mort-nés et animaux trop jeunes : *saisie totale*. 18° mort naturelle : *saisie totale*, dans tous les autres cas où les animaux auront succombé à une maladie, sans avoir été préalablement saignés. 19° Mort accidentelle (animaux asphyxiés par compression, par strangulation, tués par la foudre) : *saisie totale, partielle ou nulle*, suivant le temps qui s'est écoulé depuis le moment de la mort et l'ouverture de l'animal ; le régime auquel il était soumis, et plus généralement diverses circonstances laissées à l'appréciation de l'inspecteur. 20° Viandes odorantes : *saisie totale ou nulle*, suivant la cause qui rend la viande odorante et dont l'appréciation est laissée à l'inspecteur.

Art. 20. — Sont réputées insalubres et seront saisies en totalité ou en partie, les viandes des chevaux, ânes et mulets atteints de l'une des maladies suivantes : *Saisie totale* : 1° morve ; 2° farcin ; 3° lymphangite épizootique ; 4° tétanos ; 5° septicémie ; 6° carcinose, mélanose ; 7° maladies générales accompagnées d'état fébrile, donnant une viande fiévreuse, saigneuse, fatiguée, surmenée

(Exemple : pleurésie, pneumonie, péritonite, entérite, métrite, fièvre typhoïde, gourme maligne, anasarque avec fièvre pétéchiale, hépatite) ; 8° maladies chroniques, mal de garrot, mal de nuque, javart, clous de rue compliqués de suppuration, crapaud, eaux aux jambes, cachexie avancée. 9° Traumatismes, ecchymoses, fractures, plaies récentes : *saisie partielle*, portant sur les régions où la viande est infiltrée de sang ou de sérosité...

Art. 31. — Toute viande (mise en vente dans un étal, etc.), même estampillée, qui sera trouvée avariée et corrompue sera saisie.

Règlement de l'abattoir de la ville de Saint-Quentin du 26 avril 1889.

Art. 12. — ... Tout animal reconnu malsain ou impropre à la consommation sera renvoyé de l'abattoir, et remis au propriétaire, à moins qu'en raison d'une maladie prévue par la loi, il y ait lieu de faire procéder à son abatage immédiat. Les chevreaux âgés de moins de 20 jours, les agneaux de moins de 30 jours, et les veaux de moins de 40 jours, seront considérés comme impropres à la consommation...

Art. 13. — *Les cas susceptibles d'entraîner la saisie totale sont :* 1° mort sans effusion de sang ; 2° charbon ; 3° tuberculose ; 4° maigreur ; 5° fièvre ; 6° peste bovine ; 7° septicémie ; 8° morve et farcin ; 9° trichinose et ladrerie du porc ; 10° carcinome et mélanose généralisée ; 11° rouget du porc ; 12° résorption purulente ; 13° clavelée confluente ; 14° animaux trop jeunes ; 15° animaux mort-nés ; 16° en général, tous les animaux atteints de maladies pouvant donner à la chair des propriétés nuisibles.

Les cas susceptibles d'entraîner la saisie partielle sont : 1° Lésions parasitaires, aiguës et chroniques des viscères, des séreuses ou des muscles. 2° Traumatisme (ecchymoses, plaies, abcès.) 3° Viandes fiévreuses, saigneuses, surmenées. 4° Viandes corrompues. Les veaux, agneaux et pourceaux mort-nés et leurs enveloppes seront détruits à l'abattoir même. Ils ne pourront en sortir dans aucun cas, et sous aucun prétexte. Le soufflage des viandes (en terme de métier la musique) ou toutes autres opérations ayant pour but de donner aux viandes une apparence de nature à tromper l'acheteur, seront passibles des peines portées par la *Loi du 27 mars 1851.*

Art. 42. — *Sont considérés comme impropres :* 1° Les chevaux, ânes et mulets, morts sans effusion de sang, ou naturellement ; 2° ceux sous le coup de fièvres simples ou occasionnées par le traumatisme ; 3° les animaux maigres, soit par suite d'épuisement, de vieillesse, soit par suite de surmenage ou de manque de nourriture ; 4° les animaux morveux, farcineux, et charbonneux ;

5° ceux atteints de mélanose généralisée, d'infection purulente, de septicémie : 6° en général, ceux sous le coup d'une maladie quelconque, pouvant donner aux chairs des propriétés nuisibles.

Art. 50. — Une viande reconnue saine, mais jugée de qualité trop inférieure pour être consommée à Saint Quentin, pourra être refusée et renvoyée hors du territoire de la commune.

Art. 53. — (Comme l'article 58 de Givors, v. p. 42.)

Arrêté municipal du 23 octobre 1889 sur l'inspection des viandes de la ville de Nantes.

Art. 6. — Lorsqu'il sera constaté par l'inspecteur, qu'un animal est dans un état de maladie ou de maigreur de nature à rendre sa chair impropre à la consommation, sans que cependant la maladie soit contagieuse, il remettra l'animal à son propriétaire qui devra justifier de sa sortie de la ville ou de sa destruction par l'équarrisseur, dans les 24 heures ...

Art. 9. — Sont considérées comme impropres à la consommation, et comme telles devront être saisies, les viandes provenant des espèces animales suivantes, et présentant les altérations énumérées ci-après :

Pour les animaux de l'espèce bovine, LA SAISIE SERA TOTALE DANS LES CAS DE : Pleurésie, pneumonie, péritonite, entérite, métrite, péripneumonie contagieuse, fièvre aphteuse, fièvre vitulaire, accidents de parturition, météorisation avec fièvre généralisée, maigreur avec ou sans état cachectique, avec fluidité de la moëlle des os, anémie, hydroémie, mort naturelle, viandes médicamentées, peste bovine.

Altérations produites par la présence de microorganismes non pathogènes : viandes à odeur putride, à odeur de beurre rance. Viandes à microbes pathogènes spécifiques : charbon bactéridien pour toutes les espèces (bovine, ovine, caprine, équine, etc.), charbon bactérien ou symptomatique ; infection purulente ; septicémie ; tuberculose généralisée aux viscères thoraciques et abdominaux ; tuberculose et maigreur associées ; tuberculose avec lésions sur les organes de la cavité abdominale et les ganglions des autres régions. Dans ces cas, la saisie sera générale, quel que soit le degré d'engraisement de l'animal.

Espèce ovine et caprine. — Cachexie aqueuse, maigreur, asphyxie, météorisme, ictère grave, clavelée, mort-nés, agneaux et chevreaux trop jeunes, psorospermie généralisée.

Espèce porcine. — Ladrerie (quel que soit le nombre de grains), granulations psorospermiques, anémie, maigreur, cachexie, maladies spécifiques telles que : rouget, pneumo-entérite infectieuse, pneumonie infectieuse, trichinose.

Espèce équine et asine. — Tuberculose, morve, farcin, mélanose généralisée, septicémie, infection purulente, anasarque,
tétanos, clou de rue et javart avec abcès métastatiques.

SAISIES PARTIELLES. — Les motifs de saisie dans ces cas sont à peu
près les mêmes pour toutes les espèces animales, à savoir : Les
avaries dues aux influences atmosphériques (viandes vertes), dé-
chirures musculaires, infiltrations sanguines, fractures, paralysie,
dégénérescence des muscles, altérations des muscles de la croupe
consécutives aux inoculations de péripneumonie (espèce bovine),
sclérodermie du porc (ou *routé* des charcutiers), contusions, ecchymoses, arthrites, sclérose des muscles, tumeurs diverses.

Seront également saisis et rejetés de la consommation les abats,
présentant les altérations suivantes : 1° *Foie* : Distomes, tuberculose, scléroses ou cirrhoses diverses, avarie, kystes à échinocoques, kystes non parasitaires du bœuf ; 2° *Poumons* : Tuberculose, péripneumonie, abcès, strongylose avancée, actinomycose ou
ostéosarcome, tumeurs ; 3° *Langue* : Ladrerie, (porc et bœuf) ;
4° *Cervelle* : Cœnures (mouton) ; 5° *Cœur* : Ladrerie, péricardite,
endocardite ; 6° *Reins* : Néphrites, hydronéphrose, kystes, abcès. —
Les produits de charcuterie, jambons, saucissons, boîtes à conserves, avariés ou piqués, seront également rejetés de la consommation.

Art. 16. — Les veaux et les agneaux mort-nés à l'abattoir
seront saisis, dénaturés et envoyés à l'équarrissage. Il en sera de
même des animaux morts naturellement à l'abattoir.

Art. 18. — La saignée des bestiaux, pratiquée à la queue ou à
la jugulaire (avant l'abatage), sous prétexte de blanchir la viande,
est défendue.

Règlement de l'abattoir de la ville de Limoges du 7 novembre 1889.

Art. 17. — Sont considérées comme impropres à la consommation, et comme telles doivent être saisies, les viandes accusant
les maladies ou présentant les altérations ci après désignées, savoir :

Saisies totales dans les cas de : Tuberculose (*Décision ministérielle en date du* 28 *juillet* 1888 *complémentaire du décret de
même date*) : « si les lésions sont généralisées, c'est à dire non
confinées exclusivement dans les organes viscéraux et leurs ganglions lymphatiques ; si les lésions bien que localisées, ont envahi
la plus grande partie d'un viscère, ou se traduisent par une
éruption sur les parois de la poitrine ou de la cavité abdominale. »
Dans ces cas, la saisie totale a toujours lieu, quel que soit le degré
d'engraissement de l'animal. — Peste bovine ; fièvre charbonneuse
et charbon symptomatique ; rage, morve et farcin ; septicémie,

gangrène, infection putride, infection purulente ; trichinose ; ladrerie ; tétanos ; tumeurs généralisées et dégénérescences diverses. Maladies générales ou locales, inflammatoires, contagieuses ou non, à la suite desquelles la viande est devenue fiévreuse, saigneuse, fatiguée, surmenée. Maladies chroniques rendant la viande insalubre. Altérations profondes, étendues, naturelles ou accidentelles du tissu musculaire. Animaux empoisonnés et animaux médicamentés dont la viande est altérée, dans ses qualités ou son odeur, par la médication. Mort naturelle suivie ou non de saignée ; mort accidentelle non suivie de saignée immédiate. Maigreur et cachexie. Défaut d'âge pour les veaux, agneaux et chevreaux (viandes gélatineuses). Animaux mort-nés.

Saisies partielles dans les cas de : Lésions aiguës, chroniques ou parasitaires des viscères, séreuses ou de quelque tissu que ce soit. Traumatismes (ecchymoses, plaies, abcès, viandes dites cassées, sans fièvre générale). Viandes avariées et corrompues, à odeurs rances ou autres. Rouget et pneumo-entérite du porc, avec faculté de saisir le tout ou la partie, selon les degrés du mal (*Décision ministérielle du 28 juillet* 1888). Dans ces derniers cas, les viscères, poumons, estomac, foie, rate, etc., sont détruits.

Règlement de l'inspection générale des viandes de la ville de Narbonne, du 27 décembre 1889.

Art. 22. — Seront considérées comme impropres à la consommation et comme telles doivent être saisies les viandes présentant les altérations ci-après, savoir :

Saisies totales dans les cas de : Tuberculose généralisée avec lésions sur les viscères ou les ganglions de la poitrine et de l'abdomen et quel que soit l'état d'engraissement de l'animal ; tuberculose et maigreur associées, quel que soit le degré de l'une et de l'autre. Peste bovine ; morve ; farcin, charbon essentiel ou symptomatique ; rage ; trichinose ; carcinose ; mélanose ; septicémie ; infection purulente ; gangrène ; tétanos. Maladies générales infectieuses donnant des viandes fiévreuses, saigneuses, fatiguées ou surmenées. Viandes urineuses, cachectiques, gélatineuses, médicamentées. Tous animaux présentant des plaies anciennes suppurantes. Maigreur extrême. Mort-nés, mort accidentelle et animaux trop jeunes. Ladrerie.

Saisies partielles dans le cas de : Lésions aiguës, chroniques ou parasitaires, des viscères, des séreuses et de n'importe quel tissu. Inflammations chroniques des organes thoraciques et abdominaux sans fièvre générale. Sclérose, induration du foie, distomatose et strongylose, actinomycose. Traumatismes ou ecchymoses, plaies et abcès récents, abcès sans fièvre. Viandes corrompues et avariées.

Dans le cas de ladrerie légère, les viandes peuvent être salées à l'abattoir dans un local spécial et livrées plus tard à la consommation après avis de l'inspecteur.

Art. 47. — (Comme l'article 58 de Givors, v. p. 42.)

Règlement de l'abattoir et du marché au bétail de la ville de Chambéry, du 30 avril 1890.

Art. 12. — Les veaux présentés à l'abattoir ne pourront être âgés de moins de trente jours, ni peser moins de 45 kilos, et les agneaux et chevreaux, de moins de quinze jours, ni peser moins de 5 kilos. Sous peine de refus de ces bêtes, il est expressément défendu d'en accroître le poids en les gorgeant de lait, eau ou autre matière. Tous les animaux destinés à la boucherie devront être d'un engraissement suffisant et avoir toutes les apparences d'un bon état de santé.

Art. 23. — Il est expressément défendu de souffler les animaux abattus, ainsi que les poumons, autrement qu'avec le soufflet.

Art. 24. — (Enfouissement des fœtus et de leurs enveloppes.)

Art. 51. — Sont considérées comme impropres à la consommation, et comme telles devront être saisies, les viandes provenant d'animaux atteints d'affections pouvant exercer une action nuisible. Ces affections peuvent entraîner la saisie totale ou la saisie partielle.

Donneront lieu à saisie totale : 1° Les cas de tuberculose, lorsque les lésions seront généralisées, c'est-à-dire non confinées exclusivement dans les organes viscéraux et leurs ganglions lymphatiques, et lorsque les lésions, bien que localisées, auront envahi la plus grande partie des viscères ou seront traduites par une éruption sur les parois de la poitrine ou de la cavité abdominale. 2° Maigreur et tuberculose associées, quel que soit le degré de l'une ou de l'autre. 3° Ladrerie (dans le cas où il n'existerait que dix ou vingt grains, la viande pourra être consommée après salaison). 4° Peste bovine, morve, farcin, charbon essentiel ou symptomatique, rage. 5° Mort naturelle ou par accident, lorsque les animaux n'auront pas été saignés en temps voulu. 6° Trichinose, carcinose et mélanose. 7° Septicémie, résorption purulente, viandes fiévreuses, infiltration des tissus par l'urine après rupture de la vessie. 8° Maigreur extrême ou marasme, mort-nés.

Donneront lieu à saisie partielle les cas suivants : 1° Lésions aiguës, chroniques et parasitaires des viscères et des séreuses. 2° Traumatisme, fractures ecchymoses, plaies, abcès, viandes dites cassées, saigneuses, infiltrées, soit pisseuses, corrompues. 3° Rouget, coryza gangréneux. 4° Crapaud et eaux aux jambes, pour le cheval.
— Les viandes exclues de la consommation, ainsi que les viscères

tuberculeux, ne peuvent servir même à l'alimentation des animaux et doivent être détruites et enfouies par le serviteur de l'abattoir...

Art. 53. — (*Viandes foraines*). — ... 5° Les veaux pèseront, morts, au moins 38 kilogrammes, et les agneaux et chevreaux 4 kilogrammes ;...

Règlement général de l'abattoir public et de l'inspection des viandes de la ville de Vienne (Isère), du 4 octobre 1890.

Art. 24. — Sont considérées comme impropres à la consommation et comme telles doivent être saisies, les viandes présentant les altérations ci-après :

Saisies totales : Cachexie ; carcinome et mélanose généralisée ; charbon essentiel ou symptomatique. Ladrerie (pour les salaisons, seulement, on tolère dix à vingt grains). Maigreur extrême ; maigreur et tuberculose associées. Mort naturelle. Mort nés. Peste bovine ; rage ; résorption purulente ; septicémie ; trichinose ; tuberculose généralisée ; défaut de maturité des jeunes animaux.

Saisies partielles : Lésions aiguës, chroniques ou parasitaires, des viscères ou des séreuses. Rouget (avec faculté de saisir tout ou partie, ou rien, suivant le cas). Traumatisme (ecchymoses, plaies, abcès). Tuberculose. Viandes corrompues. Viandes dites cassées, sans fièvre générale. Viandes fiévreuses, saignantes, surmenées.

Art. 29. — Ne pourront être abattus et livrés à la consommation que les veaux pesant au moins 40 kilos, les agneaux et porcelets de 12 kilos, et les chevreaux du poids de 6 kilos au minimum.

Art. 30. — Les fœtus, alors même qu'ils seraient à terme, seront immédiatement enfouis ou livrés à l'équarrisseur par les soins du vétérinaire inspecteur, auquel la déclaration devra en être faite par le Conservateur ou son adjoint. Le vétérinaire inspecteur pourra autoriser le propriétaire à en conserver la peau.

Art. 31. — Les vaches, pleines de plus de six mois, ne pourront être abattues dans l'intérêt de la reproduction.

Art. 32. — Aucun animal mort naturellement ne pourra être livré à la consommation...

Règlement de l'abattoir de la ville de Vertus (Marne), du 19 juin 1891.

Art. 38. — Sont considérés comme impropres à la consommation et passibles de la saisie totale ou partielle les viandes d'animaux atteints de : Tuberculose généralisée ; maigreur et tuberculose. Ladrerie au-dessus de dix grains pour la viande seulement. Peste ; morve et farcin ; charbon ; rage ; mort naturelle ; trichinose ; carcinose et mélanose ; septicémie et infection purulente. Défaut d'âge pour les veaux (trois semaines au moins). Albuminurie ; actinomycose. Lésions aiguës, chroniques ou parasitaires des séreuses et viscères. Ecchymoses, plaies, abcès paraissant laborieux. Rouget, suivant l'intensité du mal. Les viandes corrompues ou fiévreuses.

Règlement général des abattoirs de la ville du Havre, du 25 juin 1891.

Art. 20. — L'animal sur pieds qui aura été reconnu impropre à la boucherie sera exclu de l'abattoir et remis au propriétaire, à moins qu'il n'y ait lieu de faire procéder à sa saisie et à son abatage immédiat.

Cas les plus habituels amenant l'exclusion de l'abattoir : 1° Bœufs, vaches ou taureaux trop jeunes ; bœufs âgés de moins de 2 ans non engra·ssés ; bœufs maigres, cachectiques, fiévreux. 2° Bœufs d'âge, trop maigres, malades, étiques, tuberculeux, atteints de peste bovine, charbonneux. 3° Vaches sur le point de mettre bas, dans les 48 heures. 4° Veaux trop jeunes, ayant moins de six semaines, trop maigres, fiévreux, goutteux, hydroémiques. 5° Moutons et chèvres trop maigres, cachectiques, atteints de clavelée grave, de charbon. 6° Porcs atteints de rouget, de pneumoentérite infectieuse ; ladres. 7° Chevaux morveux ou farcineux, malades, mélaniques, atteints d'anasarque, de charbon, de gourme, de septicémie, de tétanos.

Art. 127. — Sont considérées comme impropres à la consommation et, comme telles, doivent être saisies, les viandes présentant les altérations ci-après, savoir :

1° Saisies totales dans les cas de : Peste bovine ; morve et farcin ; rage ; charbon, sang de rate ou fièvre charbonneuse, y compris la fièvre charbonneuse du porc ; charbon symptomatique ; infection purulente ; infection putride ; gangrène ; septicémie. Tuberculose et maigreur associées, quel que soit le degré de l'une et de l'autre ; tuberculose généralisée aux viscères thoraciques et abdominaux, avec lésions pleurétiques et péritonéales ; tuberculose avec lésions sur les organes de la cavité thoracique, les plèvres et les ganglions d'autres régions ; tuberculose avec lésions sur les organes de la cavité abdominale et les ganglions d'autres régions. Dans tous les cas de tuberculose généralisée ou étendue, la saisie totale sera pratiquée, quel que soit l'état d'engraissement de l'animal.

Maladies générales ou inflammatoires, contagieuses ou non, quant elles s'accompagnent d'un état fébrile et donnent une viande fiévreuse, saigneuse, fatiguée, surmenée. Exemples : Pneumonie et pleurésie, péripneumonie contagieuse, péritonite, entérite et métrite ; rouget du porc généralisé ; asphyxie ou feu des porcs ; fièvre typhoïde, pneumo-entérite infectieuse ; gourmes

maignes ; anasarque ; cozyza gangréneux, clavelée grave ; traumatismes graves s'accompagnant de fièvre de réaction ; accidents
de parturition avec fièvre ; arthrite suppurée, etc., etc.

Maladies ou affections chroniques qui rendent la viande insalubre : Exemples : Ictère généralisé, urémie et rétention d'urine
avec infiltration urineuse. Transformations, ramollissements,
dégénérescences, tels que le surmenage (fièvre de fatigue), psorospermose, etc. Maigreur extrême, étisie. Viandes hydrémiques,
cachexie aqueuse, anémie extrême. Animaux empoisonnés ; animaux médicamentés dont la viande serait altérée par la médication. Carcinose et mélanose généralisées ; ladrerie généralisée ;
tétanos ; trichinose; météorisme et asphyxie ; mort-nés et animaux trop jeunes (viandes gélatineuses). Mort à la suite de
maladie ; mort violente; mort accidentelle non suivie de saignée
immédiate.

2° SAISIES PARTIELLES DANS LES CAS DE : *Lésions aiguës, chroniques ou parasitaires des viscères, des séreuses et de quelque
tissu que ce soit* : Exemples : maladies inflammatoires des organes
thoraciques ou abdominaux, non accompagnées de fièvre générale
et d'altération de la viande ; sclérose et induration du foie ; lésions
chroniques et anciennes des différents organes; distomatose et
strongylose avancées ; actinomycose ; les échinocoques, les cysticerques, les cœnures ; traumatismes, ecchymoses, plaies, abcès.
Viandes avariées ou corrompues.

Art. 129. — Les animaux trouvés morts dans les wagons ou
navires seront transportés directement au clos d'équarrissage de
la ville, où la viande sera dénaturée en présence d'un agent délégué ou au besoin d'un inspecteur.

Art. 153. — (Saisie de toute viande mise en vente, avariée et
corrompue, même estampillée).

*Règlement sanitaire des viandes et denrées alimentaires de la ville de
Châlons sur-Marne, du 26 août 1891.*

Art. 15. — Les maladies pouvant entraîner la saisie totale ou
partielle des animaux ou des viandes présentées à l'inspection,
sont : Peste bovine, morve, farcin, rage, charbon, sang de rate ou
fièvre charbonneuse, charbon essentiel ou symptomatique, infection purulente. Tuberculose, 1° si les lésions sont généralisées,
c'est-à-dire non confinées exclusivement dans les organes viscéraux et leurs ganglions lymphatiques ; 2° si les lésions, bien que
localisées, ont envahi la plus grande partie d'un viscère ou se traduisent par une éruption sur les parois de la poitrine ou de la
cavité abdominale.

Maladies générales ou inflammatoires, contagieuses ou non,

quand elles s'accompagnent d'un état fébrile et donnent une viande fiévreuse, saigneuse, fatiguée, surmenée, telles que péripneumonie contagieuse, claveléc, rouget, pneumo entérite, fièvre aphteuse, pleurésie, péritonite, pneumonie. gourme maligne, anasarque, entérite, métrite, coryza gangréneux, traumatisme grave, plaies anciennes, frais vêlage avec fièvre, arthrite, etc.

Maladies ou affections chroniques qui rendent la viande insalubre, telles que ictère généralisé, urémie, tumeurs généralisées, etc.

Transformations, ramollissements, dégénérescence et en général toutes les altérations profondes et étendues, naturelles ou artificielles du tissu musculaire, quelles qu'en soient la nature ou la cause, telles que dégénérescence graisseuse, psorospermose, etc.

Animaux empoisonnés, médicamentés, dont la viande serait altérée par la médication *tels que* (sic) tétanos, carcinose et mélanose généralisées ou en voie de généralisation. Ladrerie du porc et du bœuf (dans le cas où il n'existerait que dix à vingt grains, la viande pourra être consommée après salaison). Trichinose, maigreur extrême, mort-nés, animaux trop jeunes, animaux morts à la suite de maladie, mort accidentelle non suivie de saignée.

Saisies partielles dans le cas de lésions aiguës, chroniques ou parasitaires des viscères, des séreuses et de quelques tissus que ce soit, telles que maladies inflammatoires des organes thoraciques ou abdominaux, lésions chroniques des organes. distomatose, strongylose, actinomycose, etc. Traumatisme, tels que ecchymoses, plaies, abcès, viandes cassées, etc. Viandes avariées et corrompues, etc.

Art. 21. — (Comme l'article 20 de Toulouse, p. 52-53, sauf les mots «saisie *totale* » avant « 1° morve » ; avec les additions suivantes : a) « *tuberculose* » après le mot « *mélanose* » (6°), b) « *eaux aux jambes*, SI L'ANIMAL EST MAIGRE, » (8°).

Art. 31. — (Saisie des viandes mises en vente avariées et corrompues, même estampillées).

Règlement de l'abattoir de la ville de Rive-de-Gier, du 1er novembre 1891.

Art. 16. — *Saisie* : L'inspecteur-vétérinaire devra saisir en général toutes les viandes impropres à la consommation : gélatineuses étiques, cachectiques, fiévreuses, putréfiées, décomposées, urineuses, nauséabondes, empoisonnées ; celles atteintes de ladrerie, de trichinose, etc. ; toutes celles des animaux morts sans effusion de sang ; de ceux atteints d'une maladie contagieuse à l'homme, morve, peste bovine, farcin, dourine, charbon et rage (*Loi du 21 juillet* 1881) ; tuberculose, charbon symptomatique ou emphysémateux, rouget et pneumo-entérite infectieuse (*Décret du 28 juillet* 1888).

Art. 37 résumé. — *Viandes foraines refusées* : (La viande de veau à moins d'être présentée par « moitié pesant au moins 10 kilogrammes, et d'être munie de son rognon que l'inspecteur pourra inciser s'il le juge utile, afin de reconnaître l'âge de l'animal... Les chevreaux, dépouillés et sans tête pesant moins de trois kilogrammes, et âgés de moins de vingt-cinq jours ».

Art. 59. — *Animaux morts sans effusion de sang* : Dans tous les cas, la chair des animaux morts sans effusion de sang sera toujours saisie et détruite aux frais de son propriétaire.

Art. 65. — *Veaux* : ... L'abatage des veaux âgés de moins de 6 semaines et pesant moins de 40 kilogrammes est interdit...

Art. 66. — *Mort nés, gestation* : Les veaux et agneaux mort-nés seront détruits à l'abattoir. Défense est faite de les en sortir pour quelque raison que ce soit. Les vaches en état de gestation depuis plus de six mois seront refusées pour l'abatage.

Art. 69. — *Soufflage :* Le soufflage (dit musique) ou toute autre manœuvre ayant pour but de donner aux viandes, et particulièrement à celles du veau, une apparence de nature à tromper l'acheteur, sera poursuivi conformément à la loi.

Art 84. — *Chevaux impropres à la consommation :* Seront considérés comme tels : tous les chevaux atteints d'une maladie quelconque, contagieuse ou non, ayant des plaies purulentes ou des abcès, même au sabot ; tous ceux morts naturellement, ou abattus en état de fièvre pour cause de blessures. Sont également exclus les chevaux dans un extrême état de maigreur.

Art. 91. — *Ladrerie* : Les porcs atteints de ladrerie sont interdits à la consommation. Tout porc atteint de ladrerie ne pourra ressortir de l'abattoir. Il sera saisi et ne pourra être enlevé que fondu et la graisse dénaturée.

Art. 92. — *Maladies contagieuses :* Peuvent aussi être dénaturées et fondues, pour flambard, les chairs des porcs atteints des maladies contagieuses. désignées par la *Loi du 21 juillet* 1881 et le *Décret du 28 juillet* 1888, exceptées celles provenant du charbon, lesquelles seront dénaturées et enfouies.

Art. 141. — *Classification rationnelle :* L'inspecteur vétérinaire aura à se conformer, pour les saisies relatives aux viandes maigres, cachectiques ou hydroémiques, à la nouvelle méthode rationnelle adoptée dans les abattoirs de Paris et les principaux abattoirs de province.

TABLEAU.

Maigreur physiologique... Disparition de la graisse. Volume normal des muscles. *On ne saisit pas.*

Atrophie musculaire simple ou atrophie musculaire sénile... Emaciation musculaire très accusée. Néanmoins, les muscles sont d'un beau rouge, la graisse lobée, ferme et onctueuse. *On ne saisit pas.*

Atrophie cachectique ou hydroémie... Emaciation, décoloration et infiltration des muscles. La graisse est diffluente ou sans caractère onctueux; elle peut même faire défaut. *On saisit toujours.*

Maigreur extrême, étisie, marasme, consomption... Disparition complète de la graisse avec atrophie musculaire (autophagie). La moëlle des os est fluide. *On saisit toujours.*

Règlement de l'inspection des denrées alimentaires de la ville de Roubaix, du 11 décembre 1891.

Art. 10. — *Donneront lieu à la saisie totale :* 1° La peste bovine ; 2° la morve ; 3° le farcin ; 4° le charbon essentiel (sang de rate), le charbon symptomatique ou emphysémateux ; 5° la rage ; 6° la trichinose ; 7° l'infection purulente ; 8° la septicémie ; 9° la carcinose généralisée ; 10° la mélanose, 11° le crapaud ancien, et 12° les eaux aux jambes invétérées du cheval ; 13° la maigreur extrême ; 14° les animaux trop jeunes (*petits veaux*) ; 15° les animaux mort-nés (*petits veaux*) ; 16° les manifestations fébriles (viandes fièvreuses, viandes surmenées) ; 17° la mort naturelle, sous la réserve des causes auxquelles se rattachent la mort et les conditions dans lesquelles elle se produit.

Donneront lieu à la saisie partielle ou totale suivant les cas : 1° La ladrerie ; 2° la tuberculose ; 3° le rouget, 4° la pneumonie, 5° la pneumonie-entérite, et 6° l'actinomycose du porc ; 7° le traumatisme et ses conséquences (ecchymoses, plaies, abcès, viandes saigneuses) ; 8° le crapaud récent du cheval ; 9° les eaux aux jambes récentes du cheval.

Ne donneront lieu qu'à la saisie partielle : 1° Les lésions aiguës ou chroniques des viscères et des séreuses, non accompagnées de fièvre ; 2° les lésions parasitaires ; 3° les lésions accidentelles locales.

Art. 11. — Il est interdit d'une manière absolue, de souffler lors de l'abatage, les bœufs, taureaux et vaches. Les veaux et moutons ne pourront subir cette préparation qu'au soufflet de boucher.

Art. 15. — (Viandes foraines). — Défense expresse est faite d'introduire en ville : 1° Des viandes gâtées, corrompues ou nuisibles ; 2° des viandes provenant d'animaux atteints des affections désignées en l'article 10 ci-dessus ; ... 4° des viandes soufflées de bœuf, taureau et vache ;...

Règlement de l'abattoir de la ville de Pont-à-Mousson (Meurthe-et-Moselle), du 1er février 1892.

Art. 9. — Sont considérées comme impropres à la consommation et comme telles doivent être saisies, les viandes présentant les altérations suivantes :

Saisie totale : Tuberculose généralisée ; maigreur et tuberculose associées. Ladrerie (au-dessus de 20 grains pour la viande seulement) ; peste bovine ; morve ; farcin ; charbon essentiel ou symptomatique ; rage ; mort naturelle ; trichinose ; septicémie ; résorption purulente ; défaut d'âge pour les veaux et chevreaux ; maigreur extrême ; mort né. Cachexie ou pourriture, lorsque la maladie est arrivée à sa dernière période. Les viandes dites : saigneuses, fiévreuses, surmenées. Les maladies contagieuses dans les cas prévus par la *Loi du 21 juillet* 1881 et le *Décret du 21 juin* 1882.

Saisies partielles : lésions aiguës, chroniques et parasitaires des viscères et des séreuses ; traumatisme (ecchymoses, plaies, abcès, viandes dites rassies sans fièvre générale) ; rouget avec faculté laissée à l'inspecteur de saisir le tout, la partie, ou rien, suivant le cas ; crapaud et eaux jambes lorsque ces affections seront peu développées ; viandes corrompues, y compris le saucisson rance.

Seront exclus vivants : Les animaux très maigres dont le rendement supposé sera inférieur à 40 p. %. Les animaux atteints d'une maladie aiguë, accompagnée de fièvre de réaction, et ceux qui présentent des affections chroniques, de nature à porter atteinte à la qualité de la viande. Les animaux porteurs de sétons, de plaies suppurantes de grande étendue.

Seront exclus : Les chevreaux âgés de moins de 20 jours, les agneaux de moins de 30 jours, et les veaux de moins de 40 ou 50 jours. En dehors des cas énumérés ci-dessus, l'inspecteur sera toujours libre de refuser toute viande qui lui paraîtrait dangereuse ou simplement suspecte pour l'alimentation.

Art. 10. — (Comme l'article 9 du Règlement de Troyes 1888, p. 45, avec l'addition terminale suivante : « le tout aux frais du propriétaire et sans porter préjudice au service ».)

Règlement de l'abattoir et de l'inspection des viandes de la ville de Vitry-le-François, du 15 mars 1893.

Art. 8. — Les veaux destinés à être abattus ne pourront être d'un âge inférieur à trois semaines.

Art. 52. (Comme l'article 15 de Châlons-sur-Marne, p. 60-61, avec l'addition : « épuisement prononcé » à la suite des mots « *maigreur*

— 65 —

extréme » et avec la modification suivante : « *mort accidentelle non précédée de saignée* ».)

Règlement du 24 janvier 1894 de la ville de Langres. a) Abattoir ; b) Inspection des viandes et denrées alimentaires.

a) Art. 26. — Le receveur-gardien veillera à ce qu'il ne soit point présenté à l'abattoir de veaux âgés de moins de cinq semaines, d'agneaux ayant moins de deux mois et de chevreaux ayant moins d'un mois. Les veaux devront peser au moins 50 kilogr., les agneaux, 7 kilogr., et les chevreaux, 4 kilogr., poids vif. »

b) Art. 6. — Il sera pris, à l'égard des viandes malsaines présentées à l'inspection du service de la boucherie, les mesures suivantes : *La saisie totale*, dans le cas de mort naturelle ; charbon essentiel et symptomatique ; tuberculose généralisée avec tubercules sur les viscères et les ganglions de la poitrine et de l'abdomen ; maigreur ; maigreur et tuberculose associées ; pes'e bovine ; septicémie ; farcin ; morve ; trichinose ; pneumo entérite infectieuse ; viandes ladres envahies par les cysticerques ; carcinome et mélanose ; résorption purulente ; clavelée ; viandes provenant d'animaux trop jeunes ; mort-nés, et en général tous les animaux atteints d'affections contagieuses ou non, pouvant donner à la chair des propriétés nuisibles pour leur consommation.

La saisie partielle dans les cas de : lésions parasitaires, aiguës et chroniques des viscères, des séreuses ou des muscles ; traumatisme (ecchymoses, plaies, abcès) ; viandes fiévreuses, saigneuses, surmenées ; le rouget du porc, avec faculté pour l'inspecteur de saisir le tout, la partie ou rien, suivant le cas ; viandes corrompues ; crapaud et eaux aux jambes pour le cheval...

- b) Art. 20. — ... A l'égard des viandes foraines déclarées impropres à l'alimentation, qu'elles proviennent d'animaux malsains ou trop maigres, il sera procédé comme il est dit à l'art. 6...

Règlement général des abattoirs et de l'inspection sanitaire de la ville de Melun, du 31 janvier 1894.

Art. 15. — ... L'animal sur pied qui aura été reconnu impropre à la consommation sera exclu de l'abattoir, à moins qu'il n'y ait lieu de faire procéder à sa saisie et à son abatage immédiat. — *Cas les plus habituels amenant l'exclusion.* — 1° Taureaux, bœufs ou vaches maigres, étiques, cachectiques, tuberculeux, charbonneux, atteints de peste bovine, de tétanos. 2° Veaux trop jeunes, maigres, hydrohémiques, fiévreux. 3° Moutons et chèvres trop maigres, cachectiques, atteints de clavelée grave, de charbon. 4° Porcs atteints de rouget, de pneumo-entérite infectieuse, ladres. 5° Chevaux morveux ou farcineux, malades, mélaniques, atteints

5 — CH. M.

d'anasarque, de charbon, de gourme maligne, de septicémie, de tétanos.

Art. 26. — ... Il est expressément défendu de sortir des abattoirs, sous aucun prétexte, les fœtus ou veaux trouvés dans les entrailles des vaches abattues ; ils seront jetés au tonneau ; la peau pourra être enlevée.

Art. 69. — Sont considérées comme impropres à la consommation et, comme telles, doivent être saisies, les viandes qui proviennent d'animaux atteints de :

1º *Saisie totale dans le cas de :* Morve ; farcin ; rage ; charbon ; fièvre charbonneuse ou sang de rate ; charbon symptomatique ; infection purulente ; gangrène ou septicémie. Tuberculose et maigreur associées, quel que soit le degré de l'une ou de l'autre ; tuberculose généralisée aux viscères thoraciques et abdominaux, avec lésions pleurétiques et péritonéales. Dans tous les cas de tuberculose généralisée ou étendue, la saisie totale sera pratiquée, quel que soit l'état d'engraissement de l'animal. Maladies générales ou inflammatoires, contagieuses ou non, quand elles s'accompagnent d'un état fébrile et donnent une viande fiévreuse ou saigneuse. Maladies ou affections chroniques qui rendent la viande insalubre (Exemples : ictère généralisé, rétention d'urine avec infiltration urineuse). Transformations de tissus, ramollissements ; dégénérescences (Exemples : carcinose et mélanose). Viandes hydrémiques, cachexie aqueuse, anémie extrême, maigreur extrême. Viandes altérées par une médication spéciale ou provenant d'animaux empoisonnés Ladrerie généralisée ; trichinose ; tétanos ; météorisme avec asphyxie. Viandes gélatineuses provenant d'animaux trop jeunes, mort-nés, avariés ou corrompus. Viandes provenant d'animaux morts de maladie ou accidentellement.

2º *Saisies partielles dans le cas de :* Lésions aiguës, chroniques ou parasitaires des viscères, des séreuses et de quelque tissu que ce soit (exemples : sclérose et induration du foie produites par des distomes ; lésions pulmonaires, par des échinocoques ; lésions cérébrales, par des cœnures ; lésions générales, par des cysticerques. Traumatismes ; ecchymoses ; plaies, abcès). Le vétérinaire, dans toutes ces circonstances, pourra retrancher d'un animal telle partie de viande qui lui paraîtra impropre à la consommation.

Art. 70. — Les animaux trouvés morts dans les wagons ou les bouveries seront transportés directement au clos d'équarrissage de la ville, la viande ayant été dénaturée.

Art. 71. — L'insufflation ou soufflage n'étant pratiqué sur les taureaux, bœufs ou vaches que dans le but de masquer une maigreur extrême et une qualité inavouable de la chair de ces animaux, cette pratique ayant, de plus, l'inconvénient reconnu de nuire à la conservation de la viande : le soufflage est interdit.

Règlement des abattoirs de la ville de Marseille, du 1er octobre 1894.

Art. 26. — Les maladies pouvant entraîner *la saisie totale* des animaux, ou des viandes présentées à l'inspection sont :

Pour les animaux de l'espèce bovine : 1° Mort naturelle ou accidentelle; 2° charbon essentiel ou symptomatique; 3° tuberculose généralisée sur les viscères et les ganglions de la poitrine et de l'abdomen, quel que soit l'état d'engraissement de l'animal ; 4° maigreur extrême; 5° toutes les affections aiguës avec état fiévreux, fièvre aphteuse, congestion du foie, de la rate et des mamelles, etc.; 6° ictère généralisé (jaunisse); 7° veaux ayant moins de 30 jours (les huit dents incisives doivent être bien sorties).

Pour les animaux des espèces ovine et caprine : 1° Mort naturelle ou accidentelle ; 2° charbon essentiel ou symptomatique; 3° cachexie aqueuse; 4° clavelée ; 5° maigreur extrême ; 6° ictère généralisé (jaunisse); 7° toutes les affections aiguës avec état fiévreux; 8° agneaux ou chevreaux ayant moins de 30 jours (les huit dents incisives doivent être bien sorties).

Pour les animaux de l'espèce porcine : 1° Mort naturelle ou accidentelle ; 2° charbon essentiel ou symptomatique; 3° trichinose ; 4° ladrerie ; 5° rouget; 6° pneumo entérite infectieuse ; 7° toutes les affections aiguës avec état fiévreux ; 8° tout porc vivant pesant moins de 60 kilos.

Saisie partielle pour tous les animaux de boucherie : 1° Les parties infiltrées d'un membre fracturé ; 2° les quartiers qui ont des plaies, des meurtrissures ou des ecchymoses; 3° les foies et les rates qui contiennent des abcès, des granulations ou des engorgements maladifs qui en augmentent considérablement le volume; 4° les viscères de la poitrine ou de l'abdomen qui présenteraient des lésions dues à des vers ou à des parasites quels qu'ils soient.

Art. 55. — Les verrats (même châtrés) seront exclus de l'abattoir.

Art. 133. — Les maladies ou accidents qui pourront entraîner la saisie des animaux présentés pour la boucherie chevaline sont : 1° Les animaux morts ou saignés en dehors de l'abattoir; 2° ceux qui sont atteints ou simplement suspects de morve ou de farcin ; 3° ceux qui sont en état de fièvre par suite de fracture d'un membre ou de blessures graves ; 4° ceux qui sont atteints d'une affection aiguë quelconque, coliques, tétanos, fourbure, pneumonie, etc. ; 5° ceux qui ont des plaies fistuleuses et purulentes au garrot, à un sabot ou sur toute autre partie du corps; 6° ceux qui ont un ou plusieurs crapauds ; 7° ceux qui ont des fics, des mélanoses ou des plaies cancéreuses; 8° ceux qui sont trop maigres;

9° enfin, ceux qui, pour n'importe quelle cause, auraient des traces récentes de vésicatoires ou de sinapismes.

Art. 134. — Les chevaux, mulets et ânes atteints de fracture de l'os d'un membre ou de l'arrachement d'un sabot, ne seront acceptés que si le boucher prouve, par écrit et sous sa responsabilité, leur provenance et que la fracture du membre ou l'arrachement du sabot ne datent que de six heures lorsqu'on présentera l'animal à l'abattoir.

Art. 162. — ... 3° Tout animal reconnu impropre à la consommation pour cause de maigreur, sera marqué comme ci dessus des lettres *R. M.* (*refusé maigre*) ; il sera remis à son propriétaire qui devra immédiatement le faire conduire en dehors du marché.

Art. 163. — Tout veau, agneau ou chevreau qui n'aura pas les huit dents incisives bien sorties, sera refusé pour insuffisance d'âge.

Art. 164. — Les verrats même châtrés et les porcs qui, vivants, pèseront moins de 60 kilos, seront refusés.

Art. 165. — Ceux qui seront atteints du rouget ou de la pneumo-entérite infectieuse seront saisis et livrés à l'équarrissage. Ceux qui seront atteints de ladrerie légère seront mis au sel.

Règlement de l'abattoir et de l'inspection des viandes de la ville de Troyes, du 29 décembre 1894.

Art. 68. — (Le paragraphe des saisies totales est comme à Dijon 1888, p. 39-41, sauf les modifications suivantes : « *Tétanos généralisé et tétanos étendu; ... Ladrerie au-dessus de 20 grains* ». Avec les additions suivantes : Après « *cachexie avancée* », il y a « *étisie, hydroémie.* » Enfin un peu après les mots : « *Mort-nés ou animaux trop jeunes (Viandes gélatineuses)* », on lit : *Défaut d'âge pour les veaux, poulains, ânons, muletons, agneaux, chevreaux et porcelets. En thèse générale, ces jeunes animaux pourront être utilisés dès l'âge de 25 à 30 jours, s'ils n'ont pas été malades et s'ils ont été bien nourris.* »

Le paragraphe des saisies partielles est comme à Dijon 1888, avec les additions suivantes : « *Crapaud et eaux aux jambes pour les chevaux... Pour les animaux atteints de fièvre aphteuse, la saisie ne sera que partielle, sauf le cas où il existerait des altérations générales, par exemple quand la viande sera fièvreuse. En cas de tuberculose constatée par la présence d'un nombre modéré de tubercules, la saisie ne sera que partielle. La salaison pourra être ordonnée par le vétérinaire-inspecteur pour certains animaux tuberculeux.* »

Art. 69. — Les porcs sur lesquels il ne sera constaté qu'un grain de ladrerie, au moment de l'inspection, seront consignés et visités de la façon suivante en présence du propriétaire : Les épaules seront détachées et les chairs de ces parties examinées avec soin ; s'il n'est pas trouvé d'autres grains, le porc sera livré à la consommation sans autre découpage. S'il n'est retrouvé qu'un ou deux grains, le découpage du porc sera fait en morceaux convenables à la vente, et si l'examen de ces morceaux ne fait pas découvrir le nombre de grains fixé à l'article précédent, soit vingt, la viande sera salée et livrée au propriétaire après la salaison à l'abattoir. Un local sera spécialement disposé pour recevoir les viandes à saler ; la durée de la salaison sera fixée par le vétérinaire inspecteur. Les lards et la graisse de porcs ladres dont la viande est saisie seront salés et fondus à l'abattoir. Il en sera de même pour la ladrerie bovine.

* *

Laissée en suspens au *Congrès vétérinaire de 1885,* la question de la réglementation des causes de saisie fut reprise au *Congrès vétérinaire de 1889,* par M. L. Baillet, de la façon suivante (29) :

« Y a-t-il nécessité absolue de faire désigner par l'autorité, et sous forme d'arrêté, les cas devant entraîner la saisie des viandes, soit à l'abattoir, soit à leur entrée en ville ? — Plusieurs villes de France, d'Allemagne, d'Autriche ont admis ce principe de la désignation des maladies devant entraîner la saisie des viandes..... Au Congrès vétérinaire de 1885, j'ai essayé de démontrer que cette désignation, à laquelle plusieurs de nos confrères attachent une haute importance au point de vue de *l'unité d'action* nécessaire pour tous les services d'inspection de France, ne me paraissait pas utile, et j'ai établi comme principe que cette désignation repose, d'une part, sur les données scientifiques qui constituent la base de l'inspection, et, d'autre part, sur les connaissances pratiques acquises par les inspecteurs dans la fréquentation des abattoirs. »

M. Baillet résume ainsi les réponses d'un certain nombre de vétérinaires-inspecteurs qu'il a cru devoir consulter sur cette question : « Il n'est pas inutile, mais il n'est pas absolument nécessaire de désigner dans un règlement municipal les principaux cas devant entraîner la saisie. Cette indication est certainement *un guide qui renseigne les détenteurs ou importateurs, facilite la mission de l'inspecteur, et permet d'aplanir des difficultés qui peuvent surgir selon les impressions ou les convictions de tel ou tel esprit et les dispositions de la municipalité et du public à l'égard du service d'inspection.* Toutefois, sauf les cas prévus dans la *Loi et les Règlements sur la police sanitaire* et la *Loi du 27 mars 1851*, auxquels nul inspecteur ne peut déroger, les autres ne peuvent être donnés que pour mémoire et à titre de renseignement, par la raison qu'il doit être laissé à l'inspecteur une très large latitude dans l'appréciation des cas dont la manifestation est variable à l'infini. »

M. Baillet ajoute : « Cette façon de penser me paraît très bien résoudre la question de réglementation en matière de saisies ; aussi, est-ce guidé par ce sentiment que je vais essayer, à titre de renseignement, de classer les principaux motifs de saisie en tenant compte de leur gravité respective, classement qui, au besoin, pourra être consulté par les administrations municipales désireuses de trancher cette question par voie d'arrêté ».

M. Baillet classe en trois catégories les principaux motifs de saisie des viandes :

1re Catégorie : Motifs entraînant la saisie totale : 1° La peste bovine ; 2° la morve ; 3° le farcin ; 4° le charbon essentiel (sang de rate) et le charbon symptomatique ou emphysémateux ; 5° la rage ; 6° la trichinose ; 7° la septicémie ; 8° l'infection purulente ; 9° la carcinose généralisée ; 10°, 11° et 12° la mélanose, le crapaud ancien et les eaux aux jambes invétérées du cheval ; 13° la maigreur extrême ; 14° les animaux trop jeunes ; 15° les animaux mort nés ; 16° les manifestations fébriles (viandes fiévreuses, viandes surmenées) ; 17° la mort naturelle, sous la réserve des causes auxquelles se rattachent la mort et les conditions dans lesquelles elle se produit.

2e Catégorie : Motifs comportant la saisie totale ou partielle suivant les cas : 1° La ladrerie ; 2° la tuberculose ; 3° le rouget ; 4° la pneumo-entérite du porc ; 5° l'actinomycose ; 6° le traumatisme et ses conséquences (ecchymoses, plaies, abcès, viandes saigneuses); 7° et 8° le crapaud récent et les eaux aux jambes récentes du cheval.

3e Catégorie : Motifs ne donnant lieu qu'à la saisie partielle : 1° Les lésions aiguës ou chroniques des viscères et des séreuses, non accompagnées de fièvre ; 2° les lésions parasitaires ; 3° les lésions accidentelles.

M. Baillet approuve les mesures prescrites par l'*Arrêté ministériel de 1888* à l'égard des viandes d'animaux tuberculeux. Il se contente de l'épluchage des viandes peu ladres (élimination des cysticerques), et il ne pratique la saisie totale qu'en cas de ladrerie généralisée. Il refuse toute viande foraine supposée provenir d'un animal mort naturellement, avec ou sans saignée préalable. Il laisse consommer les animaux morts par apoplexie sanguine, indigestion simple, coliques d'eau froide, ou asphyxie par étranglement, à condition qu'ils n'aient pas eu de fièvre auparavant, qu'ils aient été bien travaillés et qu'ils soient destinés à une prompte utilisation ; il fait remarquer que, sous l'influence d'une température chaude et surtout orageuse, ces viandes se décomposent promptement et deviennent immangeables. Il n'hésite pas devant la saisie totale en cas de mélanose généralisée ou simplement localisée en un point du corps.

M. Baillet trouve absolument inutile la désignation des cas de saisie des viandes foraines, parce que les intéressés n'accusent jamais la véritable cause maladive de l'abatage, et que les inspecteurs pourraient s'exposer à des erreurs d'appréciation, dont on ne manquerait pas de faire arme contre eux.

Parmi les conclusions qui terminent le rapport de M. Baillet se trouvent les suivantes :

No 19. — Il n'est pas indispensable de désigner par voie d'arrêté municipal les cas devant entraîner la saisie des viandes, soit à l'abattoir, soit en tout autre lieu affecté à leur mise en vente. Il doit être laissé à cet égard à l'inspecteur une très large latitude dans l'appréciation des cas dont la manifestation est variable à l'infini. Toutefois, en supposant que l'autorité croirait devoir faire une désignation, il importe de diviser les principaux motifs de saisie en trois catégories, savoir : ceux qui entraînent la *saisie totale* des animaux ; ceux qui comportent la *saisie totale ou partielle* suivant les cas ; ceux qui ne donnent lieu qu'à la *saisie partielle*.

N° 20. — A l'égard des viandes de sujets tuberculeux, il y a lieu de conserver les règles établies par le *Décret du 28 juillet* 1888, à la condition, toutefois, que le service d'inspection fonctionnera régulièrement partout, aussi bien dans la campagne que dans les villes.

N° 21. — L'institution de la *Freibank* ou vente publique des viandes *non d'étal*, adoptée en Allemagne, ne saurait être conseillée en France, les coutumes et les mœurs de notre pays s'opposant complètement à ce genre de vente.

N° 22. — Il n'y a lieu de saisir en entier les porcs ladres que lorsqu'on s'est assuré que les cysticerques existent dans toutes les parties de l'animal ; la constatation de dix à vingt graines de ladre autorise à saisir simplement les parties servant d'habitat à cette hydatide. Le lard et la graisse, exempts de graines ladriques, doivent être rendus au propriétaire de l'animal ; dans le cas contraire, ils seront fondus et dénaturés avant d'être livrés au propriétaire.

N° 23. — La viande provenant d'animaux morts naturellement et dont le vétérinaire inspecteur a pu constater la cause de la mort peut, dans *certaines circonstances*, être livrée à la consommation en tenant compte surtout des conditions de température extérieure existant au moment de la visite. Font exception à ce principe, les viandes provenant d'animaux atteints de maladies contagieuses et les viandes *foraines* provenant d'animaux à l'ouverture desquels aucun vétérinaire n'a assisté.

N° 24. — La vente de la viande des chevaux blancs peut être autorisée, à la condition qu'elle soit tout à fait indemne de dépôts mélaniques.

Dans son rapport présenté au *Congrès vétérinaire de 1889*, M. Van Hertsen, de Bruxelles, n'accepte pas intégralement la liste de saisies de M. Baillet. Il interdit l'abatage en cas de crapaud et d'eaux aux jambes. Il prononce la saisie totale dans les cas suivants : 1° Rouget (compris parmi les maladies charbonneuses par un *arrêté ministériel* belge) ; 2° Ladrerie quel que soit le nombre des cysticerques (saisie du maigre et fusion de la graisse) ; 3° Distomatose grave ; 4° Infection médicamenteuse ; 5° Mort sans jugulation ; 6° Tuberculose (conformément aux conclusions du *Comité consultatif des épizooties de Belgique*) : *a*) quand les lésions sont quelque peu généralisées, c'est-à-dire quand elles s'étendent au-delà des viscères et de leurs ganglions lymphatiques ; *b*) quand, bien que localisées, les lésions envahissent un viscère ou se traduisent par une éruption manifeste sur les parois de la cavité abdominale ; *c*) quand elles existent simultanément sur des viscères thoraciques et abdominaux. A Bruxelles, la mélanose n'entraîne la saisie totale que quand elle est étendue, à lésions diffuses.

M. Baillet insiste pour que le *Congrès* se prononce sur sa 19ᵉ conclusion. « Il y a des villes où l'inspecteur a toute latitude, dit-il; il est bon qu'on sache que cela est permis et que ses décisions n'en doivent pas moins être exécutées. » Il fait la déclaration suivante après l'adoption de la première partie de cette conclusion (*), la seule partie mise aux voix :

« Si j'ai insisté sur l'inopportunité de désigner par voie d'arrêté municipal les cas devant entraîner la saisie des viandes de boucherie, c'est que l'idée contraire a été présentée à l'époque du *Congrès de 1878* et soutenue depuis par plusieurs de nos collègues. Je suis heureux de reconnaître aujourd'hui que cette idée a été abandonnée et n'est pas partagée par le *Congrès*. Je n'insiste pas sur la dernière partie de la 19ᵉ conclusion. »

A signaler les opinions suivantes émises au cours de la discussion :

Selon M. Arderius Baujol, vétérinaire-inspecteur de l'abattoir de Figueras (Espagne), l'énumération légale de tous les cas de saisies totales ou partielles est inutile et froisserait la dignité professionnelle. Les Gouvernements et les Municipalités doivent cependant indiquer et ordonner l'inutilisation des animaux atteints de maladies contagieuses, d'affections reconnues par la science dangereuses pour l'homme, telles que la *peste bovine*, la *ladrerie*, la *trichinose* et la *tuberculose*, car l'opinion des vétérinaires n'est pas unanime sur l'insalubrité de ces viandes. M. Arderius Baujol est partisan de l'exclusion absolue, en cas de tuberculose et de ladrerie, avec M. Simon Sanchez, vétérinaire-inspecteur de l'abattoir de Madrid. Celui-ci veut la dénaturation même du gras des porcs ladres.

Pour les motifs de saisie, M. Degive désire laisser une certaine latitude à l'inspecteur et M. Guerrapain réclame une classification, une règle aussi précise que possible.

« En certains cas, dit M. Quivogne, c'est rendre service à l'inspecteur et lui faciliter sa tâche que de dresser la nomen-

---

(*) Sur l'avis de M. Chauveau, l s conclusions 20 à 24 ont été écartées de la discussion et de la votation.

clature exacte et précise des cas qui doivent entraîner la saisie, mais c'est affaire aux Municipalités et non aux Congrès. »

M. Stuble demande que le Congrès fixe les cas de saisie pour tuberculose. M. Chauveau répond — en se plaçant au point de vue international — qu'une règle générale ne peut être imposée, parce que chaque pays a des lois et règlements particuliers.

La décision prise par le *Congrès*, sur la demande de M. Baillet (v. p. 1), était en opposition complète avec le vœu suivant émis quelques jours auparavant par le *Grand-Conseil des vétérinaires*, à la session de Paris 1889, sur la proposition de M. Leclerc : « *Il y a lieu de réglementer, par un décret, la procédure en cas de saisie et de dresser une liste unique des maladies et des altérations des viandes qui doivent entraîner la saisie pour tous les services.* » (30).

M. Peuch semble être partisan d'une liste réglementaire des motifs de saisie, car en avril 1890, dans sa 9e leçon du cours d'inspection des viandes professé à l'Ecole vétérinaire de Toulouse, il présente une liste de ce genre qui n'est autre que celle du règlement de cette ville, de mars 1889 (v. p. 51-53).

Dans sa séance du 11 février 1892, *la Société vétérinaire de l'Aube* demandait sur ma proposition, que l'article suivant fût introduit dans un *Règlement d'administration publique sur la surveillance hygiénique des différents aliments d'origine animale* (Règlement dont je réclamais la création) : *j*) « *Il sera établi, pour les viandes et les viscères des divers animaux servant à l'alimentation humaine, une liste des principaux cas de saisies totales ou partielles.* » (31).

En septembre 1892, à la session du *Grand-Conseil des vétérinaires de France* tenue à Nevers, M. Guerrapain, délégué de la *Société vétérinaire de l'Aube* demande l'adoption de cette motion. Après une discussion, à laquelle prennent part MM. Larmet, Leclerc, Quétin et Raguin, le *Grand-Conseil* reconnaît l'utilité d'une liste des principaux cas de saisie et approuve le vœu précité de la *Société vétérinaire de l'Aube* (32).

A la séance du 13 avril 1892 de la *Société de médecine vétérinaire pratique*, M. Teyssandier, vétérinaire-inspecteur sanitaire à Paris, a aussi fait valoir la nécessité d'une liste uniforme des saisies : La *Loi sanitaire du 21 juillet 1881* laisse absolument de côté les nombreuses viandes impropres à la consommation, ne provenant pas d'animaux atteints d'affections contagieuses. En raison de son ambiguïté, la *Loi du 27 mars 1851* donne naissance aux interprétations les plus contradictoires : telle viande est considérée comme corrompue par un tribunal et ne l'est point par un autre. Souvent, faute d'un texte formel, la justice ne poursuit pas les débitants de mauvaises viandes ou les punit peu sévèrement. Les divers arrêtés municipaux relatifs aux saisies des viandes sont souvent très dissemblables, presque toujours incomplets et parfois obscurs. Dans certaines villes, il faut compter les cysticerques pour apprécier l'état d'altération du porc ladre; à Paris, un seul grain suffit. Il y a quelques années un animal était saisi pour tuberculose dans une ville, il passait pour bon dans une autre. Pour faire cesser ce désaccord, il faut instituer une réglementation uniforme en s'inspirant des vœux des Sociétés vétérinaires et des Congrès d'Hygiène, en choisissant ce qu'il y a de bon dans les règlements locaux en vigueur (33).

Le 13 mai 1893, la *Société française d'hygiène* approuve les vœux formulés par M. Pion, vétérinaire-inspecteur sanitaire à Paris, au sujet de la nécessité d'une réglementation uniforme des saisies de viandes. « Les lois en vigueur, disait alors M. Pion, ne donnent aucune idée aux vétérinaires-inspecteurs de la limite dans laquelle ils doivent opérer. Les viandes fiévreuses par suite de maladies inflammatoires, les viandes provenant d'accidents, les viandes à parasites. les viandes cachectiques, etc., tombent sous le jugement variable des individualités, sous une manière de voir plus ou moins rigoureuse, en un mot sous une *main* différente. Le mot de viande corrompue ne concerne que l'avarie, sans doute. Et le reste donc ! Il y a là, et ailleurs, hélas! une véritable anarchie d'interprétation. » (34).

Déjà en 1889, dans la 2ᵉ édition du *Manuel de l'inspecteur des viandes*, M. Pion s'était catégoriquement prononcé contre la variabilité désordonnée des cas de saisie. « Les Conseils d'hygiène, disait-il, peuvent imposer d'accord avec le public, telle ou telle saisie qu'il leur plaira, si la nécessité en est démontrée : les marchands de bestiaux et les bouchers les accepteront et même s'y habitueront dans cette localité. Mais il se pourrait produire des étonnements chez le commerce extérieur, qui verrait, à distance, changer les manières de voir des inspecteurs, et qui saurait que l'on arrête ici ce que l'on tolère ailleurs. Le Congrès international des vétérinaires devra nous faire part de ces différences iniques, les critiquer et les réglementer, s'il y a lieu, dans un sens uniforme. Certes nous sommes d'avis que l'on vise, le plus possible, à cette égalité tant désirée. L'on pense bien que, pour en arriver là, il est nécessaire que tous les inspecteurs aient été initiés de la même façon. » (35).

Le 11 juillet 1894, je faisais la déclaration suivante à la *Société de médecine vétérinaire pratique* : « La Société pourrait renouveler un vœu important tant de fois formulé jusqu'ici sans succès, à savoir qu'il devrait être établi en France une liste officielle des principaux cas pathologiques ou autres, susceptibles de rendre les viandes insalubres ou simplement immangeables. Dans cette liste on devrait comprendre, en dehors des maladies contagieuses visées par la *Loi de police sanitaire*, toutes les affections parasitaires (soit microbiennes, soit non microbiennes), et tous les troubles morbides non parasitaires, se traduisant par des altérations totales ou partielles des chairs et des viscères ; il y aurait également lieu d'y insérer les cas non pathologiques comme l'extrême jeunesse ou le défaut d'âge des veaux, buffletins, poulains, muletons, ânons, agneaux, chevreaux et gorets. Bien entendu, il faudrait spécifier que la décision, pour les cas anormaux omis dans la liste ou n'y figurant pas pour un motif quelconque, serait laissée à l'appréciation des vétérinaires-inspecteurs ; une telle mesure est indispensable, parce qu'en inspection des viandes il est impossible de toujours tout prévoir, et qu'il serait ridicule de laisser consommer une viande mauvaise sous le prétexte que la saisie n'en serait pas prescrite. Il est bon de ne pas oublier que la *Loi du 27 mars 1851* ne vise que les viandes corrompues et que, pour la vente de certaines viandes impropres à la consommation, défendue par des règlements municipaux, mais ne tombant pas sous le coup de la dite loi, les délinquants, au lieu d'être justiciables des tribunaux correctionnels, n'ont à répondre de leurs méfaits que devant les juges de simple police. Or, comme les amendes de cette dernière juridiction sont loin d'être élevées, il s'ensuit que les poursuites devant le tribunal cantonal n'effraient guère les fraudeurs alimentaires. Lorsque ceux-ci, par exemple, sont condamnés pour vente antiréglementaire de viande trop jeune, ils peuvent, tous leurs frais payés (achat et amende), retirer un bénéfice fort satisfaisant de cette opération aussi illicite que peu coûteuse. Comme d'ailleurs il est souvent très difficile de prendre ces dégoûtants commerçants sur le fait, ils n'ont guère à se gêner et en réalité ils ne se gênent guère. Aussi la liste des cas de refus des viandes impropres à la consommation devrait être terminée par l'indication des différentes pénalités, encourues par les personnes qui vendraient ou mettraient en vente des viandes prohibées ou exclues de l'alimentation humaine, soit comme insalubres, soit comme simplement immangeables. C'est là la seule garantie des consommateurs contre les bandes d'empoisonneurs qui menacent à la fois leur santé et leur bourse. » (36).

A la séance du 11 juillet 1894 de la *Société de médecine vétérinaire pratique,* MM. H. Rossignol et Teyssandier regrettent, avec M. Constant, l'absence d'une loi indiquant d'une manière précise les cas pathologiques qui doivent motiver les saisies. MM. Rossignol et Teyssandier voudraient voir ce sujet au programme du *Congrès vétérinaire de 1896.* Après une discussion à laquelle prennent part MM. Garnier, Borie et Moreau, la question reste portée à l'ordre du jour.

En novembre 1894, à la session du *Grand-Conseil des vétérinaires* de France, à Paris, M. Trasbot, président, met aux voix le renouvellement du vœu suivant : « *Qu'il soit*

établi, pour les viandes et les viscères impropres à la con-
sommation, une liste des principaux cas de saisie totale ou
partielle qui devra être affichée dans tous les abattoirs. »
Adopté après la discussion suivante (37) :

M. ROSSIGNOL. — « Comme corollaire de ce vœu et avant
de prendre une décision, je crois qu'il serait bon, au Congrès
de 1896, de mettre à l'étude cette question si importante des
viandes nuisibles. »

M. CONSTANT. — « Chaque société pourrait la discuter à
l'avance. »

M. TRASBOT, *président.* — « La liste en question ne pourra
être, bien entendu, dressée que par des hommes compétents,
des homme du métier, mais elle ne peut l'être du jour au
lendemain. »

M. CARREAU dit que la liste de ce genre établie à Dijon a
été communiquée à dix villes différentes qui l'ont demandée.

M. MULLER. — « Il importe qu'on soit fixé au plus tôt,
afin qu'il n'y ait plus d'hésitation pour les cas de saisie. »

En 1895, à la séance du 8 mai de la *Société de médecine*
vétérinaire pratique, à la suite d'une discussion sur les contre-
expertises de boucherie, M. Rossignol souhaite qu'un Congrès d'inspecteurs indique les cas de saisie et préconise une
unité d'action dans tous les services d'inspection. Sans cela,
dit-il, telle viande qui sera acceptée par les uns, sera saisie
par les autres. M. Lavedan, de Boulogne, réclame cette
unité d'action (38).

A la séance du 8 juin 1895, M. Rossignol déclare que les
spécialistes ou les professionnels, comme les inspecteurs des
viandes, peuvent seuls se réunir pour dresser utilement une
liste des cas de saisie. M. Moreau se dit partisan d'un congrès de ce genre, avec l'acceptation des adhésions de tous les
vétérinaires (39).

A la séance du 14 août 1895, M. Rossignol réclame une
entente entre inspecteurs pour faire cesser certaines bizar-
reries, pour empêcher par exemple de laisser consommer ici
des veaux de 8 jours et des viandes tétaniques, alors qu'ail-

leurs on saisit ces viandes et les veaux qui n'ont pas au moins
6 semaines. Le *Grand-Conseil des vétérinaires* devrait demander à la session de Lyon, que le *Congrès vétérinaire
de 1896* s'occupe d'uniformiser les saisies totales ou partielles, de faire dresser par des personnes autorisées ou une
commission compétente une nomenclature très nette et très
précise, destinée à servir de guide aux inspecteurs, tout en
laissant à ces derniers leur libre arbitre dans les cas imprévus.

Partisan convaincu de l'unité d'action, M. Moreau déclare
qu'une nomenclature des cas de saisie ne peut être fermée,
mais qu'une liste incomplète vaut encore mieux que pas de
liste du tout comme à Paris.

La *Société de médecine vétérinaire pratique* adopte à
l'unanimité la proposition de M. Rossignol consistant à faire
étudier la question de l'uniformité des saisies soit par un
Congrès d'inspecteurs, soit par le *Congrès vétérinaire
de 1896* (40).

En 1895, à l'*Académie de Médecine,* une discussion intéressante s'est élevée au sujet de l'énumération des cas de
saisie de viandes impropres à la consommation. A la séance
du 28 mai, M. le Dr Vallin réclame l'inscription — dans la
Loi sur la police sanitaire des animaux du 21 juillet 1888
— des affections telles que la septico-pyémie et l'entérite
infectieuse du veau rendant les chairs dangereuses pour
l'alimentation de l'homme (41).

A la séance du 4 juin, M. Nocard dit que la place de
ces maladies est non dans la *Loi sanitaire de 1881,* mais
dans les nomenclatures municipales des affections, accidents
ou altérations diverses entraînant la saisie des viandes.
Admettant, avec M. Nocard, que la loi de 1881 vise les épizooties au point de vue de la fortune publique et non de la
santé de l'homme, MM. Trasbot et Leblanc déclarent qu'on
ne doit y inscrire ni les maladies non contagieuses, ni les
affections contagieuses peu graves (42).

M. Leblanc ne croit pas qu'on puisse établir une nomenclature complète des maladies rendant les viandes impropres
à la consommation, car il y a des viandes qui sont à prohiber

alors qu'elles proviennent d'animaux non malades, par exemple celles des sujets trop jeunes, hydroémiques, cachectiques ou celles corrompues par les influences atmosphériques.

M. Brouardel regrette que la *Loi du 5 avril 1884* autorise les maires à déterminer les maladies qu'ils croient propres à rendre les viandes invendables. Il voudrait qu'il fût établi une liste de ce genre dont l'application serait obligatoire pour les maires.

Pour M. Vallin, « il y aura toujours quelque danger à confier uniquement à des arrêtés municipaux, le soin de décider quelles sont les maladies du bétail qui entraînent la saisie des viandes. Les maires craindront trop souvent de déplaire à leurs administrés. » Il lui semble nécessaire « qu'un article spécial de la *Loi sur la police sanitaire des animaux* indique, sans restriction et sans omission, les maladies qui rendent les viandes dangereuses pour l'homme, prohibe la vente de ces viandes et en ordonne l'enfouissement. »

Le 12 septembre 1895, à Lyon, à la session du *Grand-Conseil des vétérinaires*, M. Trasbot s'exprimait dans les termes suivants : « Une question déjà ancienne et pour laquelle vous n'avez pu obtenir de solution, c'est l'uniformité d'action dans les saisies, question d'entente à établir entre les inspecteurs des viandes. Suivant, en effet, qu'on se trouve dans une contrée ou dans une autre, on agit différemment... Le vétérinaire-inspecteur de la boucherie d'Amiens, récemment décédé, avait omis de saisir des animaux sur lesquels la tuberculose était généralisée. Il y a quelques mois, dans une ville, un inspecteur, en présence de tuberculose localisée sur les poumons et sur la plèvre, a saisi. Dans une autre région, on a vu un vétérinaire poursuivi en correctionnelle, pour avoir laissé vendre une vache sur laquelle la tuberculose était généralisée. Les juges l'ont acquitté, en raison du manque d'uniformité d'action dans la saisie. Cela prouve qu'il y a une grande diversité dans la manière d'agir, et qu'il est très désirable qu'on arrive à une entente déterminant les bases qui pourront servir de règles aux vétérinaires. » (43).

Le 13 septembre, sur la proposition de M. Trasbot, la question était mise à l'ordre du jour de la session de 1896 du *Grand-Conseil des vétérinaires de France*. Le 14 septembre, M. Constant obtenait l'approbation de l'assemblée en déclarant qu'il y avait lieu de faire figurer, au programme du *Congrès vétérinaire de 1896*, la question de la codification des règles qui doivent présider à la saisie partielle ou totale des viandes.

CHAPITRE II.

Prescriptions légales et réglementaires relatives aux saisies de viandes en Allemagne. (44).

Instruction du 10 mars 1832 pour les inspecteurs des viandes de la Basse-Hesse (aujourd'hui cercle de Cassel). — (Résumé). — (A).

(§ 2. Les altérations suivantes motivent, selon les cas, la saisie totale ou partielle des bovins : § 10. Ecchymoses, ulcères, abcès, tumeurs, infiltrations séreuses ou muqueuses de la viande. Décoloration, pâleur ou teinte noire, dureté ou mollesse exagérées de la viande. Induration ou ramollissement, coupes marbrées de rouge et de blanc, pustules, abcès et tubercules intérieurs et extérieurs des poumons. § 11. Amas et grappes de tubercules à la face interne des parois costales, sur les poumons, le diaphragme et les organes abdominaux ; fétidité et infiltratins muqueuses des viscères. § 12. Tuméfaction, dégénérescence, tubercules et abcès du foie et de la rate. § 13. Ecchymoses et infiltrations sanguines stomacales et intestinales ; desséchement des matières alimentaires du feuillet.)

(§ 14. Les porcs atteints de ladrerie ne peuvent être livrés à la consommation. Il est défendu d'abattre : § 14, les porcs affectés de gale ; § 15, les moutons atteints de gale, de cachexie aqueuse ; § 16, les veaux et les moutons pourchassés par les chiens ; les veaux ayant moins de 14 jours et pesant moins de 30 livres : on reconnaît qu'un veau a l'âge requis pour l'abatage, quand la table des 4 incisives de chaque côté est entièrement sortie des gencives.)

(§ 17. Tout morceau de viande exposé en vente doit être frais, non desséché, pas trop maigre, ni aigre, ni pourri, sans vers ni larves.)

(§ 18. Les saucissons doivent être bien conditionnés, bien fermés, non moisis, dépourvus de cavités ; les saucissons fumés doivent être bien secs, non visqueux et pas trop mous. Tous ces produits

6 — CH. M.

doivent avoir une saveur bonne et franche, être sans goût de rance, de moisi, d'aigre ou de pourri.)

Instruction du 13 juin 1843 pour les inspecteurs des viandes du landgraviat de Hesse-Hombourg (aujourd'hui cercle de Wiesbaden). — (Résumé.) — (B).

(Il est interdit d'abattre : § 2, des veaux âgés de moins de 15 jours ; § 5, des bêtes épuisées par la marche ou ayant la fièvre de fatigue, tant qu'elles ne sont pas revenues à l'état normal (*a, b*) ; des animaux présentant divers signes morbides indiqués aux alinéas *c, d, e, f,* (et non rapportés ici).

(§ 6. Les animaux doivent être exclus de l'alimentation quand ils présentent l'une des altérations suivantes : sang épais, foncé ou noir ou clair, séreux et rouge pâle. Infiltrations muqueuses ou séreuses, ecchymoses, tumeurs ou abcès sous-cutanés. Pâleur ou coloration foncée de la viande. Suppuration, gangrène, abcès, ulcères, tumeurs, tubercules, etc., de la bouche, de la langue, du poumon, du foie, de la rate, des reins et des autres viscères. Epanchements séreux et sanguinolents de la poitrine ou de l'abdomen, corruption de la bile dans la vésicule, gangrène stomacale et intestinale.)

(§ 7. Les inspecteurs doivent prendre garde à la présence des maladies suivantes : Charbon, pneumonie gangréneuse et fièvre aphteuse ; hydatides, gale, clavelée, pourriture du foie, maladie de la douve, jaunisse et hydroémie du mouton ; angine, ladrerie et gastrite contagieuse du porc.)

(§ 8. En cas de tuberculose peu étendue intéressant la surface du poumon, de la plèvre, du péritoine, du diaphragme et de l'épiploon, la viande peut être livrée à la consommation, comme indigne de l'étal, avec l'indication de la maladie de l'animal à l'acheteur, sous réserve de la saisie des parties altérées. Si la tuberculose existe dans la substance des viscères, notamment du poumon, du foie et de la rate, et si les tubercules sont purulents, ramollis, gangréneux, l'animal doit être exclu de l'alimentation. Le porc doit être rejeté de la consommation quand il est affecté de ladrerie très étendue et que la langue est déjà fortement envahie ou que la graisse est peu abondante et mouillée ; il peut être débité comme indigne de l'étal en cas de cysticercose restreinte.)

(§ 9. La viande peut servir à l'alimentation privée ou être vendue à bas prix quand les animaux ont été abattus sans fièvre, 8 à 10 heures après l'un des accidents suivants : 1° blessures et ecchymoses graves ; 2° fracture d'un membre ; 3° parturition rendue impossible par la position ou la grosseur du fœtus ; renversement de l'utérus ; 4° arrêt d'un corps étranger dans l'œsophage ; 5° météorisation très grave et irrémédiable.)

Instruction pour les inspecteurs faisant suite à l'Ordonnance du 10 avril 1880 sur l'inspection des viandes du grand duché de Hesse. (Résumé). — (C).

(§ 3 *a*.) Les animaux absolument sains, en bon état de nutrition, ni trop vieux ni trop jeunes, fournissent une viande *digne de l'étal* lorsqu'ils sont abattus sans délai à la suite de blessures, fracture d'un membre, asphyxie provoquée par l'arrêt d'un corps étranger dans l'œsophage, météorisation causée par le fourrage vert, accidents de parturition, renversement du vagin ou de l'utérus (§ 8 *Ord.*)

(§ 3 *b*.) La viande est encore mangeable, mais indigne de l'étal, quand elle provient d'animaux se trouvant dans les conditions suivantes : 1° frappés par des accidents, de façon à empêcher l'admission à l'étal ; 2° vieux et amaigris, mais non malades ; 3° âgés de moins de 14 jours (veaux), soit affectés de diarrhée ou d'abcès ombilicaux (veaux) ; 4° morts par la foudre avec dépeçage immédiat ; 5° lorsque les animaux malades ou abattus plus de 6 heures après un accident sont reconnus propres à la consommation.

(§ 3 *c*. Les animaux doivent être exclus de l'alimentation dans les cas suivants : Charbon, rage, morve, ladrerie, trichinose, maladie par décomposition du sang, état dégoûtant et corruption de la viande.)

Instruction pour les inspecteurs des viandes complétant l'Ordonnance du 27 janvier 1838 sur le commerce de la boucherie dans le duché de Cobourg. (Résumé.) — (D).

(§ 6. On doit déclarer malsain un animal qui présente les caractères suivants après l'abatage : sang épais, foncé, noir ou pâle, clair et séreux, ecchymoses, mucosité ou sérosité sous-cutanées ; viande pâle ou foncée, noire, gluante, dure ou molle, mouillée ; graisse molle, verdâtre, fétide ; bouche, langue. poumon, foie, rate, reins et autres parties offrant plaies, abcès, tumeurs, gangrène ; beaucoup d'eau dans la poitrine et l'abdomen ; beaucoup de bile corrompue dans la vésicule ; intestins gangrénés (taches noires), garnis de nodosités et d'abcès ; fétidité de la viande et de tout le corps.)

(§ 7. La tuberculose limitée à la poitrine permet la consommation des animaux ; elle l'empêche lorsqu'elle existe, en outre, sur les viscères abdominaux.)

(§ 8. Il est interdit d'abattre les porcs ladres ou d'en livrer la viande à la consommation.)

(§ 9. Interdiction d'abattre : 1° les animaux trop jeunes, notamment les veaux âgés de moins de 3 semaines, ainsi que les veaux provenant de vaches malades ; 2° les vaches et les brebis, depuis la Saint-Nicolas jusqu'à Pâques, si l'absence de gestation n'est pas certaine.)

(§ 10. Les bœufs de bande ne peuvent être tués qu'après un engraissement de 3 mois.)

(§ 11. Un animal pourchassé par les chiens ne doit être abattu qu'au bout de 24 heures. Une bête mordue au sang par les chiens doit être tenue pour malade.)

Ordonnance du 21 novembre 1853 sur le commerce de la viande dans la principauté de Reuss, branche aînée. — (E).

(§ 2. Aucun veau ne peut être acheté et vendu pour la boucherie avant d'être âgé de 3 semaines et de peser au moins 36 livres sans la peau, la tête et les viscères, sous peine d'une amende de 1 à 3 thalers pour le boucher et l'éleveur contrevenants. Sont passibles d'une semblable amende ceux qui tuent les veaux avant un repos de 12 heures à l'abattoir.)

(§ 3. Il est interdit de tuer et de débiter des animaux malades, malpropres, en état avancé de gestation ou ayant une affection du cerveau, sous peine d'une amende de 5 à 10 thalers, doublée en cas de récidive ou d'un emprisonnement correspondant. Il est interdit de souffler et de farcir la viande, le poumon, le foie, etc., sous peine d'une réprimande et, s'il y a lieu, d'une amende de 15 *gros* d'argent à 2 *thalers*.)

Ordonnance du 10 septembre 1878 sur le commerce de la viande dans la ville de Gera (principauté de Reuss, branche cadette). (Résumé.) — (F).

(§ 1. Les porcs affectés de trichinose et de ladrerie sont exclus de la consommation.)

(§ 5. Il est interdit d'abattre : 1° des bêtes atteintes de maladies autres que des blessures externes et de la météorisation qui sont sans importance au point de vue de la viande ; 2° des femelles en état avancé de gestation ; 3° des animaux dont l'apparence extérieure n'annonce pas une viande nutritive, notamment les vieux sujets amaigris, ceux peu engraissés et ceux utilisés pour la reproduction. Il y a lieu de séquestrer les animaux empoisonnés, charbonneux, ou mordus par des chiens enragés.)

(§ 6 Les bêtes fatiguées et pourchassées ne peuvent être abattues que lorsqu'elles ont le sang reposé.)

(§ 8. La viande des bovins ne peut être découpée et mise en vente que 8 heures après l'abatage.)

Bavière. — *Ordonnance du 10 janvier 1857 sur l'inspection de la viande en Souabe.* (Résumé.) — (G).

(§§ 11, 12, 16 et 17. Les viandes mangeables sont divisées en 1ʳᵉ, 2ᵉ et 3ᵉ qualités, vendues à des prix respectivement décroissants établis mensuellement par l'autorité. La 3ᵉ qualité est indigne de l'étal et ne se débite que dans des locaux particuliers *Freibœnke* et non dans les boucheries ordinaires.)

(§ 13. La viande de 3ᵉ qualité est foncée ou pâle, molle et maigre; elle provient : 1° d'animaux trop jeunes (*) ou trop vieux, imparfaitement nourris, mais sains ; 2° des animaux même les mieux nourris abattus par nécessité, pour des maladies ou des infirmités ne rendant pas la chair nuisible à la santé de l'homme.)

(§ 14. La viande ne doit pas être exclue de sa qualité intrinsèque, lorsque les animaux présentent certains états morbides insignifiants sans manifestations symptomatiques générales.)

Bavière. — *Ordonnance du 1ᵉʳ juin 1862 sur l'inspection de la viande en Souabe.* (Résumé.) — (H).

(§§ 11 à 15. Les viandes mangeables sont divisées en 1ʳᵉ, 2ᵉ et 3ᵉ qualités, vendues à des prix respectivement décroissants établis mensuellement par l'autorité. La viande de 3ᵉ qualité est fournie : 1° par les animaux trop jeunes (**) ou trop vieux et imparfaitement nourris, mais sains ; 2° par les animaux même les mieux nourris abattus par nécessité pour des maladies ou des infirmités ne rendant pas la chair nuisible à la santé de l'homme.)

L'Ordonnance du 11 avril 1872 sur l'inspection de la viande en Souabe ne contient aucune liste de classement ou de saisie des viandes. (I).

Bavière. — *Instruction pour les inspecteurs faisant suite à l'Ordonnance du 2 juin 1862 sur l'inspection des viandes en Haute-Bavière.* (Résumé.) — (J).

(Les §§ I, II, III et IV indiquent longuement aux praticiens contrôleurs des viandes les signes de santé et de maladie des animaux avant et après l'abatage, en spécifiant les cas dans lesquels ils doivent réclamer l'intervention des vétérinaires.)

(§ V. Les vétérinaires doivent exclure les animaux de la consommation dans les cas suivants : 1° altération très apparente, fétidité

(*) La 1ʳᵉ qualité comprend les veaux âgés d'au moins 3 semaines, bien nourris, ayant leurs 8 incisives bien développées, la gencive ferme et légèrement rouge ; la 2ᵉ, les veaux mûrs et charnus, mais moins gras et moins bien nourris. (§§ 11 et 12.)
(**) La 1ʳᵉ qualité comprend les veaux gras bien nourris ; la 2ᵉ, les veaux moins gras, mais charnus et bien nourris. (§§ 11 et 12.)

ou commencement de putréfaction de la viande ; 2° mort naturelle ; 3° peste bovine, charbon, péripneumonie contagieuse à la
3ᵉ période ; 4° rage ; 5° affections aiguës ou chroniques avec
décomposition du sang ou autres altérations organiques essentielles des parties solides ou liquides du corps, notamment typhus,
pyémie, dégénérescence cancéreuse étendue, tuberculose à un haut
degré, dysenterie à un haut degré, hydropisie généralisée, etc. ;
6° empoisonnement certain ou supposé ; 7° ladrerie porcine, morve
et farcin du cheval.)

(§ V. 8° Dans tous les autres cas, les vétérinaires doivent
décider du rejet ou de l'admission des animaux conformément aux
règles de la science et à leur expérience, d'après la nature et la
durée du mal, l'état de nutrition de l'animal et les caractères de la
viande. Il y a des cas qui ne motivent que des saisies partielles et
d'autres où la viande ne peut être reçue pour l'alimentation
qu'après avoir été salée ou fumée.)

(§ VI. Les viandes mangeables sont divisées en 1ʳᵉ, 2ᵉ et 3ᵉ qualités. La viande de 3ᵉ qualité est indigne de l'étal ; au lieu d'être
débitée dans les boucheries ordinaires, comme la 1ʳᵉ et la 2ᵉ qualité,
elle ne peut se vendre que dans les *Freibænke* et moins cher de
1 à 2 kreuzers par livre que la 2ᵉ qualité et servir exclusivement à
la consommation ménagère. Elle est foncée ou pâle, molle et
maigre ; elle provient : 1° d'animaux trop jeunes (*), trop vieux et
mal nourris, mais sains ; 2° d'animaux (se trouvant dans un état
de nutrition quelconque) abattus pour des maladies et des infirmités ne les excluant pas de la consommation.)

Bavière. — *Ordonnance du 20 juillet 1882 sur la viande des
porcs ladres en Haute-Bavière.* (Résumé.) — (K).

(§ 1. En cas de ladrerie à un haut degré, la viande est exclue de
la consommation, mais le lard peut être enlevé et remis au
propriétaire qui en exprime le désir.

(§§ 2 et 3. La viande des porcs faiblement ladres peut, après
cuisson convenable effectuée sous une surveillance de police, être
livrée au propriétaire pour son usage personnel ou exposée en
vente dans les *Freibænke*.)

Une ordonnance semblable a été prise le 19 juin 1882 pour
la Haute-Franconie, en exécution d'une *Ordonnance ministérielle du 12 juin 1882* basée sur un avis du *Conseil médical
supérieur* du royaume de Bavière en date du 20 mai 1882. (L).

(*) La 1ᵉ qualité comprend les veaux âgés d'au moins 3 semaines, bien nourris, à
gencive ferme et faiblement rouge, à onglons complètement développés ; la 2ᵉ, les veaux
mûrs et charnus, mais moins bien nourris et moins gras.

Bavière. — *Ordonnance du 21 juin 1862 sur l'inspection
des viandes en Basse-Bavière.* (Résumé.) — (M).

(§ 17. Les viandes mangeables sont divisées en 1ʳᵉ, 2ᵉ et 3ᵉ qualités vendues à des prix différents et respectivement décroissants,
établis mensuellement par l'autorité. La 3ᵉ qualité comprend :
1° les animaux trop jeunes (*) ou trop vieux, peu ou pas engraissés,
mais sains ; 2° la viande trop brune ou trop pâle, trop molle ou
trop dure ; 3° les animaux abattus pour cause de maladies ou
d'accidents laissant la viande encore mangeable.)

(§ 26. Les animaux peuvent être livrés à la consommation dans
les cas suivants : 1° Maladies récentes sans décomposition des
humeurs, sans amaigrissement extrême et non soumises à une
médication héroïque ; 2° blessures externes importantes, fractures
osseuses, ingestion d'un corps étranger, etc. En cas de météorisation, avortement, part laborieux, fièvre vitulaire, ostéoclastie, une
décision est prise au sujet de l'admission ou du refus de la viande,
d'après l'état de nutrition de l'animal ainsi que d'après la durée et
le degré de chacune de ces maladies.)

§ 27 et 28. Les animaux en bon état de nutrition sont débités au
prix de la 2ᵉ qualité lorsqu'ils sont atteints de tuberculose à un
faible degré ou de péripneumonie contagieuse récente (**), limitée
à une faible partie du poumon. La viande est vendue au prix de la
3ᵉ qualité, quand un moins bon état de nutrition coïncide avec une
tuberculose plus avancée ou une péripneumonie contagieuse ayant
envahi une grande partie du poumon. Il y a lieu d'exclure de la
consommation les animaux maigres qui sont tuberculeux à un
haut degré, notamment avec des épanchements séreux pectoraux
et abdominaux ou chez lesquels la péripneumonie contagieuse,
depuis longtemps à la période fébrile, a envahi une grande partie
du poumon, surtout si elle est caractérisée par la présence de beaucoup de fausses membranes et de sérosité intra-thoraciques.

§ 29. La valeur de la viande n'est pas influencée par la présence
de quelques rares tubercules, hydatides, petits abcès inodores,
dans le poumon ou le foie d'un animal jugé sain de son vivant.
Quand ces lésions sont plus étendues et que l'état de nutrition est
moins bon, la viande qui a bonne apparence peut être vendue au
prix de la 3ᵉ qualité. Il y a lieu d'exclure les animaux de la consommation lorsqu'ils sont très amaigris, en état de fièvre cachec-

---

(*) Les veaux font partie de la 1ʳᵉ qualité s'ils sont âgés d'au moins 3 semaines et
bien nourris, s'ils ont leurs 8 incisives, la gencive ferme et non enflammée, la viande
tout à fait rose pâle et modérément ferme au toucher, les reins complètement
recouverts de graisse. Les veaux de la 2ᵉ qualité sont mûrs, mais moins bien
nourris.

(**) Le Règlement de 1862 du Haut-Palatinat spécifie une durée de 2 à 3 jours.

tique, lorsqu'ils présentent des engorgements œdémateux et surtout des abcès fétides.

§ 30. Toutes les maladies avec décomposition des humeurs, notamment les fièvres malignes (catarrhale, bilieuse, nerveuse, putride), rendent les viandes impropres à l'alimentation. La peste bovine, le charbon, le typhus, la rage, l'hydroémie, le cancer et la dysenterie (*) sont particulièrement dans ces conditions.

§ 31. Pour tous les autres cas, l'inspecteur décide, conformément aux règles de la science et à son expérience, d'après la nature et la durée de chaque maladie, d'après l'état de nutrition de l'animal et l'aspect de la viande.

BAVIÈRE. — *Instruction du 8 juillet 1862 pour les inspecteurs des viandes du Haut-Palatinat.* (Résumé.) — (N).

(Les § 2, 3, 4, 5, 17, 18, 19, 20, 21 et 22 de cette *Instruction* contiennent respectivement la reproduction textuelle des prescriptions ci-dessus mentionnées aux § 17, 26, 27, 28, 29, 30 et 31 de la précédente *Ordonnance du 21 juin 1862* de la Basse-Bavière.

Les *Ordonnances sur l'inspection de la viande dans le Haut-Palatinat (8 octobre 1872)* et *dans la Basse-Bavière (21 juillet 1876)* ne contiennent aucune liste de classement ou de saisie des viandes. — (O).

BAVIÈRE. — *Instruction pour les inspecteurs faisant suite à l'Ordonnance du 4 avril 1884 sur l'inspection des viandes dans le Bas-Palatinat ou Palatinat du Rhin.* (Résumé.) — (P).

(§ 12. Les animaux précédemment sains et en bon état de nutrition, restent dignes de l'étal lorsqu'ils sont régulièrement abattus, immédiatement après l'un des accidents suivants non préjudiciables à la qualité de la viande : Blessures, fractures osseuses, météorisation brusque, asphyxie imminente, accidents de parturition, renversement de l'utérus.)

(§ 13. Le veau n'est digne de l'étal que lorsqu'il a 8 incisives et est en bon état de nutrition.)

(§ 14. Les animaux fournissent une viande indigne de l'étal, mais encore mangeable, dans les cas suivants : 1° Accidents mentionnés au § 12, lorsque l'abatage est tardif, au bout de 6 à 12 heures au plus, selon que la saison est froide ou chaude, et lorsque la fièvre est déjà développée ; 2° Mort par la foudre avec dépeçage immédiat ; 3° Veaux n'ayant que 6 incisives, maigres, à viande rouge-

---

(*) Le règlement de 1862 du Haut-Palatinat indique en outre les emprisonnements.

lavé, et à moelle osseuse sanguinolente ; 4º Maladies n'excluant pas l'usage de la viande ; maladies au début sans fièvre, ni suppuration étendue, ni décomposition du sang ; maladies localisées à quelques parties à exclure ; 5º Ladrerie restreinte avec cuisson convenable et surveillée par la police, effectuée avant la vente ou l'usage privé.

(§ 15. Les animaux sont exclus de la consommation (y compris leur sang) dans les cas suivants : 1º Viande fétide ou déjà en putréfaction, viande pâle et mouillée, ou foncée et verdâtre, ou visqueuse ; 3º graisse ni blanche ni jaunâtre, mais verdâtre ou d'une autre mauvaise couleur ; graisse molle et muqueuse ; 4º grands épanchements séreux, sanguins ou muqueux du tissu cellulaire sous-cutané, intermusculaire ou périviscéral ; 5º sang épais et noir, ou clair et pâle ; 6º surmenage, mort naturelle ; 7º rage, charbon, peste bovine, morve, farcin, trichinose (animaux atteints ou suspects de) ; 8º tuberculose étendue ; 9º maladies à un haut degré et longues (avec fièvre de consomption, décomposition du sang et des humeurs, épanchement séreux dans les cavités splanchniques, gangrène des viscères, ulcères ou abcès des diverses parties du corps) ; 10º mort par empoisonnement ; abatage suivant de près un traitement par des agents toxiques à haute dose ; 11º invasion de la viande et des viscères par les trichines ou les hydatides ; ladrerie à un haut degré.)

BAVIÈRE. — *Instruction faisant suite à l'Ordonnance du 10 septembre 1874 sur l'inspection des viandes en Basse-Franconie.* (Résumé.) — (Q).

(§§ 8 et 9. Les animaux trop maigres, *les animaux trop jeunes, les veaux n'ayant pas encore leurs 8 incisives et âgés de moins de 14 jours*, les animaux trop vieux à viande coriace et insipide, les femelles en état de gestation peuvent être abattus pour la consommation privée, mais non pour le débit public. Toutefois, on peut vendre la viande de bonne apparence provenant d'une femelle reconnue pleine seulement après l'abatage. Il est absolument interdit de tuer des animaux malades ainsi que des animaux fatigués, surmenés, meurtris, mordus par des chiens. La viande de sujets morts accidentellement ne peut être vendue comme provenant de sujets abattus.)

(§ 10. Défense de sacrifier immédiatement tout animal fatigué, piétinant continuellement, fortement en sueur, avec un pouls et un flanc très accélérés, *anxieux, fiévreux* ou portant des traces récentes de mauvais traitements. *L'abatage ne peut avoir lieu que lorsque l'animal s'est reposé et est revenu à son état normal.*)

(§ 13. Les animaux peuvent être débités dans les boucheries

quand ils sont sans fièvre, n'ont pas la peau collée aux côtes, ne présentent pas d'accélération de la respiration et de la circulation, au moment où ils sont abattus en cas de blessures externes, fractures osseuses, part laborieux, renversement de l'utérus ou météorisation.)

(§§ 15 et 16. Alors même qu'ils ont paru bien portants avant l'abatage, les animaux sont exclus de l'alimentation lorsqu'ils offrent à l'autopsie plusieurs des lésions suivantes : 1° sang épais, foncé et même noir ou clair, pâle et séreux ; 2° viande brune, noirâtre ou pâle, trop dure ou trop molle ; 3° infiltrations sanguines, muqueuses, séreuses ou purulentes du tissu sous-cutané ; 4° inflammation, gangrène, gonflement, tumeurs, plaies, ulcères, abcès des divers viscères et organes ; 5° amas abondant de sérosité dans la poitrine et l'abdomen, ramollissement de la rate et du foie, suppuration du foie ; 6° fétidité extraordinaire de la totalité ou de quelques parties du corps, etc.)

(§§ 17, 18 et 19. Les animaux doivent être exclus de l'alimentation d'une façon absolue : 1° lorsque la tuberculose bovine, la ladrerie porcine et la distomatose ovine sont à un haut degré ; lorsque ces maladies et le tournis du mouton sont compliqués d'hydroémie, de maigreur, de consomption, de fièvre putride, etc. ; 2° en cas de mort par une maladie quelconque, de mort par la foudre et d'asphyxie par l'oxyde de carbone ou un autre gaz délétère.)

(§§ 18 et 19. L'utilisation pour la consommation d'un animal mort accidentellement sans maladie dépend du genre de mort et de l'apparence de la viande. Elle peut avoir lieu par vente publique en cas de mort rapide par hémorragie et seulement pour la consommation privée en cas de mort par étranglement, suffocation ou submersion, promptement suivie de l'égorgement.)

(§ 23. Les animaux sont indignes de l'étal et ne peuvent être débités qu'à la *Freibank* dans les cas suivants : 1° Accidents (énumérés au § 13) suivis d'abatage tardif (sans dépasser un délai de 6 à 12 heures) et coïncidant avec l'état de fièvre ; 2° Tuberculose bovine, ladrerie porcine et distomatose ovine localisées et à un faible degré, sous réserve du rejet des parties altérées.)

BAVIÈRE. — *Instruction faisant suite à l'Ordonnance du 23 juin* 1881 *sur l'inspection des viandes dans la Haute-Franconie.* (Résumé.) — (R).

Les § 18, 19 et 20 contiennent les prescriptions précitées des § 8, 9 et 10 de la Basse-Franconie, sauf les précédents passages en lettres italiques des dits § 8, 9 et 10. Ils renferment, par contre, les additions suivantes :

(Défense d'abattre, pour la vente publique, les veaux n'ayant pas les signes suivants de la maturité : chute du cordon ombilical, présence des 8 incisives, blancheur des gencives et de la viande. Défense d'abattre, avant un repos de 12 heures, les animaux transportés pendant plus de 2 heures. L'utérus gravide est exclu de l'alimentation. Les veaux et les moutons soufflés ne doivent servir qu'à la consommation privée.)

(§ 22. La consommation est interdite dans les cas suivants : *a*) viande mouillée, foncée ou fétide ; *b*) mauvaise couleur de la graisse qui n'est ni blanche, ni jaunâtre ; *c*) infiltrations séreuses, sanguinolentes ou muqueuses du tissu cellulaire sous-cutané ou intermusculaire ; (lorsque ces infiltrations sont dues à un traumatisme sans complication de fièvre, elles ne motivent qu'une saisie partielle); *d*) surmenage, mort naturelle, rage, charbon, peste bovine ; ladrerie et trichinose porcines ; maladies longues et à un haut degré (avec fièvre hectique, décomposition des humeurs, épanchements fétides dans la poitrine ou l'abdomen, gangrène des viscères) ; *e*) empoisonnement, mort par la foudre sans saignée ni dépeçage immédiats.)

(§ 23. La tuberculose et la péripneumonie contagieuse ne permettent la consommation que lorsqu'elles sont à un faible degré, sans fièvre ni exsudations séreuses.)

(§ 24. L'utilisation pour l'alimentation privée est autorisée en cas de : 1° maladies ne rendant pas par elles-mêmes la viande dégoûtante et nuisible à la santé ; 2° mort accidentelle par étranglement, suffocation ou submersion.)

BAVIÈRE. — *Instruction faisant suite à l'Ordonnance du 18 février 1885 sur l'inspection des viandes de la Moyenne-Franconie.* (Résumé.) — (S).

(§ 7 *c*.) La viande peut être vendue pour la consommation privée à la *Freibank*, quand les animaux sont affectés de l'une des maladies suivantes non compliquées de cachexie hydropique, de marasme ou d'extrême amaigrissement et que cela n'offre aucun inconvénient au point de vue de la police sanitaire : Rouget du porc, péripneumonie contagieuse, gale, maladies consécutives à la fièvre aphteuse, inflammations sans pyémie générale, apoplexies non charbonneuses, tétanos, fièvre puerpuérale, paraplégie, états parasitaires, solutions de continuité, blessures, fractures osseuses, ectopies, etc. Il y a lieu de saisir les parties malades ou pourvues de parasites.)

(§ 7 *d*.) Les animaux doivent être absolument exclus de la consommation dans les cas suivants : Charbon, morve, farcin, rage, fièvre aphteuse (non compris les maladies consécutives à la

cocotte), clavelée, tuberculose généralisée avec troubles graves de
la nutrition, trichinose, cysticercose porcine à un haut degré (sous
réserve de la livraison du lard au propriétaire, § 8), empoisonnements, mort causée par des maladies internes, égorgement au
moment de l'agonie, typhus à la dernière période, fièvres malignes,
inflammations purulentes (métrite, p. ex.), pyémie (inflammation
de l'ombilic des veaux, p. ex.), gangrène étendue, phtisie ; mollesse, friabilité, mauvaise couleur, grande viscosité, tendance à la
putréfaction, odeur anormale et dégénérescence de la viande.)

(§ 7 e.) Les animaux peuvent servir à la consommation privée
ou être débités à la *Freibank* dans les cas suivants, sous réserve
de la saisie des parties altérées : Tuberculose à un faible degré
constatée à l'abatage d'animaux gras ou ayant paru sains sur
pied (*), accidents extraordinaires ne rendant pas la viande insalubre (p. ex. épanchements sanguins récents consécutifs aux mauvais traitements subis pendant le transport), état très avancé de
gestation, cysticercose viscérale, cysticercose caractérisée par un
petit nombre de grains de ladre. Le sang des animaux tuberculeux
doit être saisi.)

PRUSSE. — *Ordonnance ministérielle du 18 janvier 1876 relative
à la trichinose porcine.* (Résumé.) — (T).

(Quand les porcs sont atteints de trichinose, la graisse peut servir
à la consommation après fusion ; le reste du corps doit être saisi à
l'exclusion de la peau et des soies.)

PRUSSE. — *Ordonnance ministérielle du 16 février 1876 relative
à la ladrerie porcine.* (Résumé.) — (U).

(On peut livrer à la consommation privée ou publique : 1° après
fusion (**), la graisse des porcs ladres sans restriction ; 2° après
découpage en petits morceaux et forte cuisson, la viande des porcs
faiblement ladres, sous une surveillance de police. La viande des
porcs très ladres doit être saisie et dénaturée.)

ALLEMAGNE. — *Loi du 23 juin 1880 sur les maladies contagieuses
des animaux dans l'Empire d'Allemagne.* (Résumé.) — (V).

(Défense de livrer à la consommation les animaux atteints ou
suspects de charbon et de rage, affectés de morve. §§ 31, 33, 36, 43).

(*) Les animaux sont exclus de l'alimentation en cas de tuberculose avancée compliquée d'amaigrissement général. (*Ord.* § 11.)
(**) D'après une sentence du tribunal d'Empire du 25 mars 1881, la graisse fondue des
porcs ladres ou trichinés ne peut être vendue qu'avec déclaration. (Ostertag.) — (U o).

PRUSSE. — *Décision du 18 juin 1890 des Commissions techniques vétérinaire et médicale du Royaume de Prusse relative à la ladrerie bovine.* (Résumé.) — (X).

(Les bovins, dont la viande ou les autres parties du corps ne renferment que quelques rares cysticerques, peuvent être livrés à la consommation, après avoir été découpés en petits morceaux et fortement cuits sous une surveillance de police.)

PRUSSE. — *Ordonnance ministérielle du 26 mars 1892 relative à la viande des animaux tuberculeux.* — (Y).

La viande des animaux tuberculeux sera déclarée *insalubre*, lorsqu'il existera des tubercules dans les muscles, ou bien que sans qu'il existe des tubercules dans les muscles, la viande proviendra d'un animal maigre.

Au contraire, la viande des animaux tuberculeux sera déclarée *non malsaine* (*) si, l'animal étant en bon état de graisse, les tubercules existent dans un seul organe, ou si, deux ou plusieurs organes étant envahis, ceux-ci sont réunis entre eux soit directement, soit par des vaisseaux sanguins qui n'appartiennent pas à la grande circulation, mais bien à la circulation pulmonaire ou à celle de la veine porte... A l'avenir cette viande sera vendue librement (** *a*) et *b*).

PRUSSE. — *Ordonnance du 22 décembre 1887 sur la police de la boucherie dans le pays de Hohenzollern-Sigmaringen.* (Résumé.) — (Z).

(§ 6. Les animaux sont exclus de la consommation dans les cas suivants : *a*) fétidité et commencement de putréfaction de la viande ; *b*) surmenage, mort naturelle ; *c*) charbon, rage, morve, tuberculose étendue, trichinose, ladrerie, maladie avec décomposition des humeurs. Il est interdit de vendre des saucisses, notamment des boudins de sang et des saucissons de foie qui présentent des signes extérieurs de corruption.)

(*) Au commencement de 1893, le Ministre de l'Agriculture a informé la municipalité de Berlin que les viandes, provenant d'animaux atteints de tuberculose généralisée, pourraient être vendues, après stérilisation par la vapeur surchauffée et avec indication de leur nature particulière. (Y *a*).

(**) *a*). Une *Ordonnance ministérielle de Prusse du 15 septembre 1887* formulait textuellement les mêmes prescriptions moins la dernière phrase, avec l'addition suivante : *Il appartient aux inspecteurs de décider, dans chaque cas particulier, d'après le faible degré de la tuberculose et l'état de la viande saine, si cette viande ne doit être vendue que comme denrée de moindre valeur, sous surveillance à l'abattoir et avec indication de la maladie.* (Z *a*).

(**) *b*) PRUSSE. *Ordonnance ministérielle du 11 février 1890.* (Résumé.) (*En cas de tuberculose, la viande de moindre valeur, mais non malsaine, ne doit pas être vendue sous un contrôle de police.*) (Z *b*),

Instruction pour les inspecteurs des viandes faisant suite à l'Ordonnance ministérielle du 26 novembre 1878 sur l'inspection de la viande dans le grand duché de Bade (*). (Résumé.) — (AA).

(Les animaux sont encore dignes de l'étal quand, ayant une viande normale, ils se trouvent dans l'un des cas suivants : § 12. Accidents (blessures, fractures osseuses, météorisation rapide, asphyxie imminente, complication de parturition, renversement de l'utérus) suivis d'un abatage régulier et immédiat ; § 13. États morbides locaux ou peu étendus, sans trouble essentiel ou important de la santé et de l'engraissement et ne figurant pas aux § 15 et 16, sous réserve de la saisie des parties atteintes.)

(§ 15. Les animaux sont indignes de l'étal et doivent être débités dans des locaux spéciaux, dans les cas suivants : 1° Accidents indiqués au § 12 avec abatage effectué après le développement de la fièvre, soit au bout de 6 à 12 heures au plus selon la température de la saison ; 2° mort par la foudre avec dépeçage immédiat ; 3° maigreur sénile des chevaux ; 4° veaux n'ayant pas 6 incisives ou dont la viande est maigre, molle, rouge lavé ou dont la moelle osseuse est sanguinolente ; 5° maladies n'excluant pas par elles-mêmes l'usage de la viande, si elles sont au début, sans fièvre, ni suppuration étendue, ni décomposition du sang ou si elles sont limitées à quelques parties à saisir.)

(§ 16. La viande est exclue de la consommation dans les cas suivants : 1° si la viande est mouillée et pâle, ou de couleur foncée et verdâtre, ou g'uante et fétide ; 2° si la graisse est verdâtre ou d'une autre mauvaise couleur au lieu d'être blanche et jaunâtre, si elle est devenue sans consistance et muqueuse ; 3° s'il y a d'importantes infiltrations séreuses, sanguinolentes ou muqueuses dans le tissu cellulaire sous cutané, intermusculaire ou périviscéral ; 4° si le sang est non coagulé, épais et noir ou clair et pâle ; 5° surmenage, mort naturelle ; 6° rage, charbon, morve, farcin (animaux atteints ou suspects de) ; 7° tuberculose généralisée ; 8° maladies graves et longues avec fièvre, fièvre hectique, décomposition du sang et des humeurs, épanchements liquides dans les cavités du corps, gangrène des viscères, abcès et ulcères dans les diverses parties du corps ; 9° mort par empoisonnement ; 10° viandes et viscères envahis par les trichines, les cysticerques ladriques et les hydatides)

(*) L'*Ordonnance* contient une nomenclature moins complète que celle de l'*Instruction* avec les additions ou différences suivantes : § 6. 1° *La viande est exclue de la consommation en cas de fétidité et de commencement de putréfaction.* § 11. 3° *Les veaux âgés de moins de 14 jours sont indignes de l'étal.*

Ordonnance ministérielle du 10 février 1890 relative à la viande de porc ladre dans le grand-duché de Bade. (Résumé.) — (BB).

Quand les porcs ne renferment que quelques rares cysticerques, la viande et le lard sont vendus à la *Freibank* après cuisson effectuée sous un contrôle de police. Lorsque les grains de ladre sont très nombreux, la viande est saisie, mais la graisse est remise au propriétaire après avoir été fondue sous une surveillance de police.

Instruction pour les inspecteurs des viandes complétant l'Ordonnance ministérielle du 21 août 1879 sur la surveillance du commerce de la viande dans le royaume de Wurtemberg. (Résumé.) — (CC).

(§ 6. La viande ne peut servir à l'alimentation quand elle sent mauvais et qu'elle a déjà subi un commencement de fermentation. Les animaux doivent être exclus de la consommation dans les cas suivants : Charbon, rage, morve, farcin, clavelée, tuberculose étendue, toute maladie avec décomposition du sang ou de longue durée, trichinose, ladrerie, médication par des substances toxiques, mort naturelle.)

(§§ 6 et 7. La viande des porcs, ladres à un faible degré, peut être vendue à la *Freibank* (*), après avoir été parfaitement cuite.)

(§§ 7, 8 et 9. Les animaux ont une viande de moindre valeur et ne peuvent être débités qu'à la *Freibank* dans les cas suivants : 1° animaux trop vieux (viande à fibres grossières et coriace); 2° animaux nouvellement nés (viande aqueuse, pâle et molle) 3° animaux trop jeunes (**) ou non mûrs (viande pâle, presque sans graisse, à moelle osseuse sanguinolente); 4° animaux trop maigres ou en mauvais état de nutrition; 5° femelles en état avancé de gestation (viande plus pâle et plus molle, plus aqueuse que d'habitude); 6° affections locales; 7° maladies générales sans altérations essentielles; 8° animaux fatigués et surmenés (viande brune et saigneuse); 9° viande dégelée après congélation complète (cette viande a une mollesse extraordinaire, une mauvaise apparence et une tendance à la putréfaction rapide; cuite, elle a le goût de la viande réchauffée.)

(*) La police locale peut faire vendre, dans des locaux spéciaux (*Freibænke*), la viande des animaux malades qui est encore mangeable, mais que sa moindre valeur rend impropre à l'usage des boucheries ordinaires. (§ 12 de l'*Ord.*)

(**) *La viande complètement mûre, digne de l'état, est fournie par les veaux âgés de 3 à 4 semaines.* (§ 8.)

*Ordonnance du 24 décembre 1883 relative à la surveillance des bou-
cheries et du commerce des viandes en Lorraine.* (Résumé.)
— (DD).

(§ 10. Les veaux ne pourront être tués que s'ils pèsent au moins
50 kilogrammes.)

(§ 20. Interdiction de vendre des viandes et des saucissons
falsifiés ou corrompus et notamment de la viande trichinée.)

*Instruction du 15 mars 1884 pour les inspecteurs des viandes
en Lorraine.* (Résumé.) — (EE).

(§ 13. Défense de tuer, immédiatement après leur arrivée, les
bêtes surmenées ou trop échauffées par la marche.)

(§ 18. Les caractères suivants indiquent une viande malsaine :
épanchements séreux, sanguins ou gélatiniformes sous-cutanés et
intermusculaires ; sang épais et noir ou séreux et pâle ; graisse
verdâtre ; viande aigre et fétide ; infiltrations sanguines, abcès ou
tubercules de la viande.)

(§ 23. Les animaux sont exclus de la consommation dans les cas
suivants : Mort naturelle, mort par empoisonnement, charbon,
rage, phtisie généralisée, hydropisie générale, infection purulente,
ladrerie porcine étendue, trichinose, longues maladies avec
cachexie. Les viandes de porc faiblement ladres peuvent être
consommées, après ébullition d'au moins 2 heures précédée d'un
découpage en petits morceaux.)

(§ 26. Un animal mordu par un chien enragé, mais ne présentant
aucun symptôme rabique peut être livré à la consommation à
l'exception de la partie mordue.)

(§ 27. La tuberculose limitée au poumon n'entraîne que la saisie
de cet organe. Si elle est généralisée et a envahi les ganglions, la
viande doit être vendue sous la surveillance de la police avec indication de la soumettre à une cuisson prolongée, sauf quand
l'animal est très maigre ; il y a lieu de la saisir dans ce dernier cas).

(§ 28. (La saisie est de règle pour les animaux sans graisse ou
n'ayant qu'une graisse gélatiniforme, à viande pâle, molle et
mouillée, à épanchements séreux des cavités thoracique et abdominale).

*Instruction du 13 novembre 1884 pour les inspecteurs
des viandes de la Haute-Alsace.* (Résumé.) — (FF).

(§ 22. Les animaux sains et en bon état peuvent encore être
dignes de l'étal lorsque, par nécessité, ils sont régulièrement
abattus à la suite d'accidents tels que blessures, fractures osseuses,
météorisation brusque, asphyxie, parturition laborieuse, renversement de l'utérus, coup de foudre, etc.)

(§ 23. Les animaux sont exclus absolument de la consommation dans les cas suivants : Mort naturelle, empoisonnement, charbon, rage, tuberculose généralisée, hydropisie généralisée, infection purulente, trichinose et ladrerie porcines, fièvre hectique consécutive à une longue maladie.)

Cette Instruction et celle de la Basse-Alsace contiennent divers autres détails sur les viandes et les préparations de viandes malsaines ; ces détails sont trop longs pour être énumérés ici.

Ordonnance du 14 mai 1890 sur la vente de la viande de moindre valeur en Haute-Alsace. (Résumé.) — (GG).

(§ 18 b) La viande ladre peut être débitée après cuisson.)

Ordonnance du 28 juin 1889 sur le commerce de la viande en Basse-Alsace. (Résumé.) — (HH).

(§ 6. Il ne peut être abattu que des veaux âgés d'au moins 20 jours, ayant 6 incisives au moins et l'ombilic complètement sec et cicatrisé.)

Diverses prescriptions de cette ordonnance se retrouvent plus détaillées dans l'Instruction suivante, c'est pourquoi je les passe sous silence.

Instruction du 18 juillet 1890 pour les inspecteurs des viandes de la Basse-Alsace. (Résumé.) — (II).

(§ 14. Les animaux fournissent une viande de moindre valeur, vendable à la *Freibank* avec indication de son état réel, dans les cas suivants : Abatage par nécessité à la suite d'accidents tels que fractures osseuses, blessures, parturition laborieuse, météorisation brusque, asphyxie, etc. (§ 28 Ord.) ; veaux trop faibles et âgés de moins de 20 jours ; animaux vieux et amaigris ; maladies n'empêchant pas absolument la consommation, si elles ne font que commencer, si elles ne sont pas compliquées de fièvre, de suppuration étendue ou de décomposition du sang, si elles sont limitées à quelques parties impropres à l'alimentation.)

(§ 15. Les animaux sont exclus de la consommation dans les cas suivants : a) viande pâle et mouillée ou brune et verdâtre, visqueuse ou fétide ; b) graisse ni blanche ni jaunâtre, mais verdâtre ou d'une autre mauvaise couleur ou ramollie et muqueuse ; c) infiltrations séreuses, sanguinolentes ou muqueuses très étendues du tissu cellulaire sous-cutané, intermusculaire ou périviscéral ; d) sang épais et noir ou clair et pâle ; e) surmenage, mort naturelle ; f) rage, charbon, morve, farcin (animaux atteints ou sus-

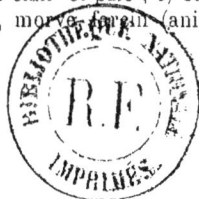

7 — CH. M.

pects de) ; *g*) tuberculose étendue ; *h*) maladies à un haut degré ou de longue durée (avec fièvre, décomposition du sang et des humeurs, épanchements séreux dans les cavités splanchniques, gangrène des viscères, ou ulcérations et abcès dans les diverses parties du corps) ; *i*) mort par empoisonnement ; *k*) viande et viscères contenant des trichines, des cysticerques et des hydatides.)

Ordonnance du 21 *mai* 1887 *limitant la vente de la viande des animaux malades dans le royaume de Saxe.* — (Résumé.) — (JJ).

(§§ 1 et 2. Les animaux sont exclus de la consommation dans les cas suivants : Charbon, rage, morve, farcin, variole gangréneuse, tuberculose étendue et généralisée, trichinose, ladrerie abondante, pyémie et septicémie, rouget à un haut degré, ictère à un haut degré ;... mort naturelle ; naissance récente ;... autres maladies fébriles graves ou avec inflammation et suppuration étendues.....)

(§ 3. La viande ladre à un faible degré peut être vendue après cuisson complète avec indication de sa défectuosité.)

(§ 4. Chez les animaux non exclus de la consommation, il y a lieu de rejeter les parties de viande et les organes dégénérés, ecchymosés, enflammés, renfermant des abcès, des noyaux calcaires, des néoplasies (y compris les tubercules) ou des parasites animaux.)

Instruction pour l'application de l'Ordonnance précitée du 21 *mai* 1887 *dans le royaume de Saxe.* — (KK.)

§ 2. Les animaux doivent être exclus de l'alimentation dans les cas suivants :

a) Tuberculose généralisée, c'est-à-dire non limitée à un seul organe et aux ganglions afférents (*), notamment dans les conditions ci-dessous : *aa*) tuberculose des organes de la cavité thoracique (poumon, plèvre et ganglions afférents), coexistant avec une tuberculose des organes de la cavité abdominale ou avec une tuberculose très étendue du péritoine ; *bb*) tuberculose très étendue des organes ou de la séreuse pariétale du thorax ou de l'abdomen, coexistant avec une tuberculose très étendue des ganglions du corps, des muscles, des os ou de la mamelle ; *cc*) tuberculose étendue des organes d'une cavité splanchnique coexistant avec un très grand amaigrissement ;

b) Ictère à un haut degré, avec coloration franchement jaune des muscles et de la graisse (notamment en cas de lupinose, de phlébite ombilicale des jeunes animaux) ;

(*) « Avec des foyers petits ou limités », ajoute l'*Instruction* analogue *du* 24 *novembre* 1888 *du duché d'Anhalt.*

c) Ladrerie avec cysticerques tellement nombreux qu'ils apparaissent à chaque coupe ; ladrerie avec viande pâle et mouillée ;

d) Pyémie et septicémie dans les conditions suivantes : *aa*) inflammations externes étendues, avec suppuration ou gangrène et tuméfaction des ganglions afférents (notamment en cas de plaies dues à un décubitus prolongé, de rouget gangréneux, de mammite envahissante, septique ou purulente, etc.) ; *bb*) inflammations internes purulentes, septiques ou infectieuses, avec extension aux ganglions afférents ou aux séreuses voisines (notamment en cas de pneumonie purulente ou gangréneuse, entérite violente (dysenterie), perforations stomacales, intestinales ou vésicales, métrite, fièvre puerpérale, phlegmon de l'utérus ;

e) Rouget du porc avec teinte bleu-rougeâtre étendue de la peau, ou avec ecchymoses du tissu cellulaire, du lard et des organes internes ;

f) Empoisonnements, avec pénétration d'une telle quantité d'éléments toxiques dans le sang et la viande, que celle-ci est dangereuse pour la santé de l'homme ou qu'elle provoque le dégoût et la répugnance, notamment en cas d'intoxication par les substances caustiques, narcotiques, métalliques ou par des médicaments très odorants (tabac, ellébore, émétique, opium et ses alcaloïdes, phosphore, arsenic, mercure, acide phénique, etc.) ;

g) Fièvre de longue durée et à un haut degré ou inflammation et suppuration étendues, avec manifestations typhoïdes (grande faiblesse, tête engourdie et basse, teinte bleu-rougeâtre des muqueuses, ou engorgements extérieurs), avec décomposition du sang, friabilité et ramollissement des organes parenchymateux (cœur, foie, reins), avec ecchymoses et épanchements séro-sanguinolents des cavités splanchniques (notamment dans la diphtérie des veaux, l'angine gangréneuse, le coryza gangréneux grave des bovins, la néphrite), *à l'exception de la forme nerveuse ou paralytique de la fièvre de parturition* ;

h) Blessures graves, en cas d'abatage effectué dans un délai de plus de 12 heures, et compliquées d'ecchymoses étendues, de destruction de tissus et d'évacuation dans l'abdomen du contenu de l'estomac ou de la vessie.

Duché d'Anhalt. — Ordonnance du 24 novembre 1888 sur l'usage de la viande des animaux malades, blessés ou morts et Instruction faisant suite à cette Ordonnance. — (LL).

L'*Ordonnance* contient, aux § 1, 2, 3, les mêmes prescriptions que celles indiquées aux § 1, 2, 4 de l'*Ordonnance* saxonne *du 21 mai 1887* ; par contre elle ne renferme pas celle du § 3 de celle-ci (cuisson de la viande peu ladre (*).

L'*Instruction* contient, au § I et au § II. 1° (*a, b, c*), 2°, 3°, 4° (*a, b*), 5°, 6° et 7°, les prescriptions indiquées au § 2 de l'*Instruction* saxonne *du 21 mai 1887*, à l'exception de la partie finale en lettres italiques du § 2 *g*), mais avec les additions suivantes :

§ II. 1° En cas de tuberculose, la viande d'un animal en bon état de nutrition peut encore être consommée, si les tubercules siègent dans un seul organe, ou se trouvent dans plusieurs organes de la même cavité ayant des rapports entre eux, directement ou par les vaisseaux lymphatiques. soit encore par les vaisseaux sanguins faisant partie, non de la grande circulation, mais de la petite circulation du poumon et de la veine porte. § 11. 6° La fièvre aphteuse et la clavelée font exclure les animaux de la consommation, tant qu'il n'y a pas guérison complète.

**

Ainsi qu'on vient de le voir, plusieurs pays de l'Allemagne ont une liste générale des motifs de saisie (Bade, Saxe, Wurtemberg, etc.), tandis que d'autres ont des listes différentes pour leurs diverses provinces (Bavière, etc.). Il y en a qui possèdent seulement des listes s'appliquant à quelques maladies isolées (trichinose, ladrerie, tuberculose, viande de *Freibank*, etc.), comme en Prusse, tantôt pour tout le royaume, tantôt pour une province, un cercle ou une ville. M. Moulé pouvait donc dire avec raison dès 1881, d'après le Dr Falk, que si l'inspection des viandes était bien organisée dans la majeure partie de l'Allemagne, elle était loin d'avoir une unité désirable (45). On cherche depuis longtemps, il est vrai, à obtenir cette unité et tout porte à croire que les efforts tentés dans ce sens aboutiront bientôt.

En 1876, à Cassel, à la IIIᵉ *assemblée du Conseil vétérinaire allemand*, M. Hopf, vétérinaire d'arrondissement à Ratisbonne, a établi dans son rapport sur l'inspection des viandes

(1) *En cas de ladrerie porcine étendue la graisse seule peut servir à l'alimentation, mais après avoir été fondue. En cas de ladrerie restreinte, le maigre et les organes internes des porcs peuvent être livrés à la consommation si, après un découpage en morceaux d'un diamètre de 8 centimètres au plus, ils ont subi une cuisson complète et surveillée.* (ORDONNANCE DU 18 OCTOBRE 1880 SUR L'INSPECTION DE LA VIANDE DE PORC LADRE DANS LE DUCHÉ D'ANHALT. § 4. (Résumé).

une liste des animaux à rejeter et de ceux indignes de l'étal, mais encore mangeables. Voici le résumé de cette liste : Les animaux doivent être exclus de la consommation dans les cas suivants : Charbon, morve, rage, typhus, pyémie, empoisonnement, tuberculose à un haut degré, ladrerie très étendue, putréfaction de la viande. Quand les animaux sont atteints de pneumonie, entérite, néphrite ou métrite aiguës à tendance gangréneuse, soit de maladies chroniques de la peau, des articulations et des onglons compliquées d'un état de langueur, ils peuvent parfois être rejetés de l'alimentation, selon les cas, d'après la durée de l'affection, l'état de nutrition du sujet et l'aspect de la viande. En cas de ladrerie légère, de trichinose, les viandes sont livrables à la consommation privée ou vendables à la *Freibank*, avec recommandation de les faire bien cuire. Il y a lieu de débiter à la *Freibank*, avec indication de l'état réel et comme viande de 3e qualité ou indigne de l'étal, les animaux amaigris, certains animaux malades devenus moins nutritifs, d'autres dont la viande présente une odeur et une coloration anormales, les bêtes trop vieilles ou trop jeunes. Les veaux de la 1re qualité doivent être âgés d'au moins 3 semaines et bien nourris. (46).

S'inspirant de divers vœux du *Congrès vétérinaire de Berlin* en 1873, des *Congrès d'hygiène de Munich* en 1875 et de Brunswick en 1890, le Dr Georg Schneidemühl, privat-docent de médecine vétérinaire à l'Université de Kiel, publiait en 1892 un *Projet de Règlement d'inspection des viandes* pour toute l'Allemagne où se trouvait la nomenclature suivante des animaux sains et malsains (47) :

1º Les viandes dignes de l'étal ou de première qualité sont fournies : *a*) par les animaux sains et en bon état de nutrition, abattus dans des conditions normales ou même abattus *sans retard* à la suite d'un accident ; *b*) par les animaux en bon état de nutrition et ayant quelques parties du corps ou quelques viscères impropres à la consommation, pour cause de lésions locales sans influence sur la santé de l'animal et l'état de la viande, p. ex. tumeurs bénignes de la peau, des articulations ou des os, hernies ombilicales, inguinales, ventrales ; parasites de la cervelle, du poumon, du foie, du cœur, du mésentère, des reins.

2º Les viandes encore mangeables, mais indignes de l'étal ou de deuxième qualité, provenant : *a*) des animaux sacrifiés trop tardivement à la suite d'accidents, en tant que la viande n'est pas nuisible ni très dégoûtante ; *b*) des animaux amaigris et vieux ; *c*) des veaux âgés de moins de quatorze jonrs ; *d*) des animaux récemment atteints de maladies qui n'excluent pas par elles mêmes l'usage de la viande, n'ayant pas encore de fièvre, et n'ayant que quelques parties impropres à la consommation. (Ces viandes ne peuvent être débitées que dans le pays où a lieu l'abatage, mais seulement dans des locaux particuliers, — *Freibank, étal libre* ou *basse boucherie*, — et non dans les lieux ordinaires de vente.)

III. Les viandes immangeables (nuisibles ou dégoûtantes), sont : 1° celles qui sont fétides ou déjà pourries ; 2° celles qui proviennent : *a*) de mort-nés ou d'avortons ; *b*) de bêtes crevées ; *c*) d'animaux atteints de charbon, rage, morve, tuberculose généralisée, trichinose, ladrerie étendue (*), maladies avec fièvre, consomption ou empoisonnement du sang ; 3° toutes les viandes, enfin, qui peuvent nuire à la santé des consommateurs.

Addition. — *a*) La viande des animaux tuberculeux doit être considérée comme indigne de l'étal dans tous les cas. *b*) La viande peut être admise à la vente même à l'état cru, mais comme indigne de l'étal, si ces animaux sont dans un bon état d'engraissement et si la tuberculose ne siège que dans les poumons et dans les ganglions afférents, ou seulement à la surface des viscères abdominaux. *c*) La viande ne doit être admise à la vente qu'à l'état cuit, si la tuberculose offre la même étendue qu'au paragraphe *b* et si les animaux sont modérément engraissés, ou si les animaux sont en bon état d'engraissement et si la maladie est à un faible degré aussi bien dans les organes de la cavité thoracique que dans ceux de la cavité abdominale (notamment les reins, le foie, la rate, les os). *d*) Dans tous les autres cas, l'animal entier doit être saisi. — Les animaux sains morts d'un coup de foudre peuvent servir à la consommation privée, s'ils sont égorgés sans retard.

CHAPITRE III.

Prescriptions légales et réglementaires relatives aux saisies de viandes en Autriche. (48).

Il n'y a pas actuellement de réglementation uniforme complète de l'inspection des viandes pour toute l'Autriche. Ce service est surtout régi par des ordonnances provinciales ou municipales, qui renferment souvent une nomenclature dé-

---

(*) La viande faiblement ladre doit être vendue cuite à la *Freibank*.

taillée des motifs de saisie. Pourtant le *Code pénal du 27 mai* 1852 interdit d'une façon générale la vente des *aliments insalubres, corrompus ou désignés comme tels par des règlements ;* il prohibe également le débit de la viande des *veaux et autres animaux d'un âge et d'un développement inférieurs à ceux prescrits par les ordonnances.* (A).

La *Loi du 29 février* 1880 *contre les maladies contagieuses du bétail* défend de livrer à la consommation les animaux atteints de *fièvre charbonneuse, peste bovine, clavelée* et *rage,* ainsi que les *chevaux et moutons galeux traités par des remèdes susceptibles de rendre la viande dangereuse ;* elle ordonne l'inutilisation des *parties altérées des animaux atteints de cocotte* dont la viande a été admise pour l'alimentation. (B).

Un *Décret du Ministère de l'Intérieur du 7 juin* 1882 prohibe, pour toute l'Autriche, la consommation des *veaux non mûrs* et indique les *caractères de la maturité.* Il est reproduit dans le cours de 1882 par plusieurs ordonnances provinciales (*Basse-Autriche, Carinthie, Carniole, Galicie, Moravie, Bukovine*). Par une *Ordonnance provinciale du 25 juin* 1882, il est appliqué spécialement au *Tyrol* et au *Vorarlberg* non seulement pour les *veaux,* mais aussi pour les *agneaux* et les *chevreaux,* avec la fixation d'un *âge minimum de* 3 semaines pour tous ces animaux. (C).

Un *Décret ministériel du 10 avril* 1885 interdit l'emploi alimentaire des animaux affectés de *charbon symptomatique,* et ne permet l'utilisation de la viande des porcs atteints de *rouget, que lorsque la maladie est à son début et que les organes internes sont indemnes de lésions. Cette utilisation* qui doit être exclusive à la localité d'abatage, ne peut avoir lieu qu'*après cuisson (ébullition) ou salaison effectuée sous la surveillance de l'autorité. Les viscères abdominaux et thoraciques de même que la cervelle des porcs ainsi utilisés doivent être détruits.* (D).

D'après le DÉCRET MINISTÉRIEL DU 27 JUIN 1885, *la viande des animaux tuberculeux doit être considérée comme insalubre quand elle contient des tubercules, ou si*

les sujets atteints sont déjà amaigris alors même qu'il n'y a
pas de tubercules dans la viande ; elle peut être livrée à la
consommation, quand la maladie est confinée exclusivement
dans un seul organe et que les animaux sont encore dans
un bon état d'engraissement. (E).

Ordonnance sur l'inspection des viandes et Instruction pour les
inspecteurs des viandes en Illyrie. 17 *août* 1839. (Applicable
à la Carinthie et à la Carniole.) – (Résumé.) — (F).

(§ 7. La viande crue ne peut rester en vente plus de 3 jours en
mai, juin, juillet, août, et plus de 4 jours dans les autres mois.)

(§ 13. Parmi les diverses maladies empêchant la vente de la
viande se trouvent les suivantes : Rage et charbon sous ses diverses
formes, dans toutes les espèces animales ; fièvre aphteuse buccale
maligne, tuberculose à un haut degré, peste bovine et pourriture
du poumon, chez les bovins ; clavelée, gale, pourriture et distomatose avancée, chez le mouton ; angine maligne, soie, rouget et
ladrerie à un haut degré, chez le porc ; enfin toutes les affections
fébriles de longue durée, avec inflammation, suppuration, gangrène
ou dégénérescence d'un viscère important et avec amaigrissement
général.)

(§ 16. Il est interdit de livrer à la consommation les jeunes animaux âgés de moins de 3 semaines et les veaux pesant moins de
40 livres (*), ainsi que les taureaux maigres et les vaches maigres,
même quand leur viande ne présente aucun danger particulier
pour la santé du consommateur.

Ordonnance du 20 avril 1854 relative à l'inspection de la viande
de cheval dans la Basse-Autriche. (Résumé.) — (G).

(§ 5. Les chevaux sont exclus de l'alimentation en cas de :
a) morve ; *b*) farcin ; *c*) toutes les adénites. qu'elles soient bénignes,
malignes ou suspectes ; *d*) mal du coït ; *e*) toutes les affections
avec altérations des viscères ; *f*) typhus ; *g*) charbon ; *h*) coliques,
dysenterie ; *i*) tétanos, rage ; *k*) plaies extérieures anciennes avec
suppuration ; abcès même au sabot ; *l*, amaigrissement très prononcé (il rend la viande peu nutritive et nuisible). — Le vertige et
la pousse à l'état chronique et sans fièvre, ne font pas rejeter les
chevaux de l'alimentation.)

(*) *Ordonnance du 1ᵉʳ février 1840 sur l'inspection des viandes dans la Carniole.*
(Résumé.) — (*b*) Les inspecteurs sont invités à ne pas s'attacher exactement aux
prescriptions sur le poids et le volume des animaux, quand il s'agit des sujets de petite
race des pays montagneux ; il leur est recommandé dans ce cas de faire surtout attention à la salubrité de la viande.)

*Instruction pour les inspecteurs des viandes, faisant suite à
l'Ordonnance du 23 janvier 1856 sur l'inspection des viandes
dans la Haute-Autriche. (Résumé.) — (II).*

(I. Un grand nombre de cas — dont je cite seulement les suivants — obligent le débit des animaux en basse boucherie : Veaux
n'ayant pas encore leurs huit incisives ; vaches à la 1re période de
la gestation ; vaches et brebis vieilles ; vieux béliers ; porc non
fumé, si l'abatage a eu lieu pendant les chaleurs de l'été ; fractures osseuses ou autres blessures, sans fièvre ni inflammation.
Maladies pas trop avancées, sans altération de la viande et des
principaux viscères : météorisation due au fourrage vert, accidents
de parturition, coup de sang des reins, pousse, épilepsie, constipa-
tion, diarrhée, distomatose ; coryza du mouton, lithiase bovine,
tuberculose bovine au 1er degré et avec embonpoint, tournis des
agneaux sans amaigrissement, ladrerie porcine restreinte avec une
viande de bonne qualité.)

(II. Les animaux sont exclus de l'alimentation dans les cas suivants : 1° Fièvres maligne, putride, bilieuse, muqueuse, ou vermineuse ; 2° charbon ; 3° dysenterie ; 4° ulcère cancéreux ; 5° hydropisie généralisée ; 6° ictére ; 7° peste bovine ; 8° péripneumonie
contagieuse avancée ; 9° (chez le mouton) peste, pourriture, helminthiase pulmonaire, mal rouge, hématurie et consomption ;
(chez le porc) angine, rouget, glossanthrax, soie et éruption vési-
culeuse. L'avarie est un motif de saisie des saucissons et autres
préparations de viande.)

*Ordonnance du 5 août 1856 sur l'inspection des viandes dans
le duché de Salzbourg. (Résumé.) — (I).*

§ 7. (Les animaux sont exclus de la consommation dans les cas
suivants : 1° Charbon sous ses diverses formes ; 2° rage ; 3° fièvre
aphteuse ; 4° peste bovine ; 5° clavelée et autres maladies cutanées
avec cachexie, gale notamment ; 6° péripneumonie contagieuse ;
7° ladrerie porcine ; 8° scorbut du mouton et du porc ; 9° toutes les
maladies fébriles graves ; 10° cachexie).

Parmi les longs commentaires et additions de l'*Instruction
pour les inspecteurs des viandes* (J), complétant cette *Ordonnance*, je citerai ceci :

(Le rouget du porc est classé dans les affections charbonneuses.
Les maladies fébriles graves rendent la viande immangeable, parce
qu'elles produisent l'altération des humeurs et du sang, la fluidité
de la graisse, le ramollissement et la décoloration de la viande,
un grand amaigrissement des sujets. Les animaux sont indignes de
l'étal, mais peuvent être livrés à la consommation privée ou débités

en basse boucherie, dans les cas suivants : Lésions viscérales et notamment abcès des viscères sans fièvre hectique; sénilité avec extrême maigreur ; trop bas âge. Les veaux, agneaux et porcelets ne peuvent être livrés à la consommation avant l'âge de 3 semaines.)

Instruction pour les inspecteurs des viandes, complétant l'Ordonnance du 30 septembre 1858 sur l'inspection des viandes en Styrie. (Résumé). — (K).

(Parmi les maladies suivantes, les unes excluent les animaux de l'alimentation, les autres en permettent la consommation sous condition : 1° rage ; 2° empoisonnements ; 3° charbon ; 4° fièvre aphteuse ; 5°péripneumonie contagieuse ; 6° dysenterie ; 7° clavelée ; 8° peste bovine).

(Les animaux ne peuvent être débités qu'à un moindre prix, dans les cas suivants : 1° tuberculose ; 2° marasme, consomption, phtisie pulmonaire, helminthiase pulmonaire ; 3° arthrite, ostéoclastie, fluidité de la moelle ; 4° incontinence d'urine, diabète ; 5° distomatose, chlorose, pourriture, hydroémie ; 6° tournis (bovins et ovins) ; 7° tremblante du mouton et de la chèvre ; coryza du mouton ; ladrerie (débit de la graisse et du lard après fusion, saisie de la chair des porcs ladres).

(Les animaux abattus par nécessité dans les cas suivants, peuvent être débités sans restriction, s'ils n'offrent rien autre d'anormal : 1° Fractures osseuses et autres blessures récentes ; 2° danger d'asphyxie dû à l'arrêt d'un corps étranger dans l'œsophage ; 3° indigestion et météorisation ; 4° renversement de l'utérus et hémorrhagie après le part.)

Ordonnance du 21 mai 1870 sur l'inspection de la viande de cheval à Vienne. — (L).

L'art. 4 est la reproduction textuelle de l'art. 5 de l'*Ordonnance du 20 avril 1854 sur l'inspection de la viande de cheval dans la Basse-Autriche* (v. p. 104).

Ordonnance du 10 août 1871 sur les boucheries de cheval du duché de Salzbourg. (Résumé.) — (M).

Les chevaux sont exclus de la consommation dans les cas suivants : 1° anthrax (sous ses deux formes : charbon ou typhus); 2° mal du coït ; 3° adénite grave ; 4° adénite suspecte ; 5° morve aiguë, morve chronique ; 6° farcin ; 7° rage ; 8° toutes les néoplasies malignes et aiguës, avec fièvre ou décomposition du sang ; toutes les maladies chroniques avec cachexie très prononcée.)

Ordonnance du 17 décembre 1873 sur l'inspection de la viande de cheval en Styrie. (Résumé.) — (N).

(La morve, le farcin, le charbon, la rage et les empoisonnements font exclure la viande de cheval de l'alimentation).

Ordonnance du 22 février 1876 relative à la viande de porc ladre dans la Basse-Autriche. (Résumé). — (O).

(En cas de ladrerie porcine très restreinte, la graisse peut être livrée à la consommation à l'exclusion de la viande et des viscères, mais seulement après avoir été fondue et séparée du résidu de la fonte. Dans tous les autres cas de ladrerie, il y a saisie de la viande et de la graisse.)

On trouve des prescriptions analogues dans divers règlements spéciaux : Carniole 15 décembre 1881 (O. *a*), Duché de Salzbourg 21 mars 1882 (O. *b*), Graetz en Styrie 2 octobre 1883 (O. *c*), etc.

Ordonnance du 18 juillet 1876 sur l'inspection de la viande de cheval en Moravie (Résumé). — (P).

§ 6. (Les chevaux sont exclus de l'alimentation dans les cas suivants : 1° morve ; 2° farcin ; 3° toutes les adénites, qu'elles soient bénignes, malignes ou suspectes ; 4° mal du coït ; 5° toutes les maladies occasionnant des lésions des cavités splanchniques et des viscères ; 6° typhus ; 7° charbon ; 8° coliques, dysenterie ; 9° tétanos, rage ; 10° plaies suppurantes étendues ; plaies gangréneuses, même au sabot ; 11° sénilité avec mauvais état de nutrition ou avec extrême maigreur, (parce que la viande est peu nutritive, difficile à digérer et nuisible). — L'immobilité, la pousse et autres affections respiratoires — chroniques et sans fièvre — n'excluent pas de la consommation les sujets sains et bien nourris)

Ordonnance du 4 octobre 1881 sur l'inspection des chevaux de boucherie en Moravie. (Résumé.) — (Q).

(L'abatage est autorisé pour les chevaux sains en bon état de nutrition et pas trop vieux, en cas de plaies récentes pouvant causer la mort ; fractures osseuses ; maladies des os et des tendons ; boiteries ; immobilité et paralysie chroniques et apyrétiques ; pousse sèche chronique, etc. (§ 5). La gale à un haut degré est un motif d'exclusion. (§ 6).

Ordonnance du 24 juin 1882 sur le service de l'abattoir public et du marché aux bestiaux de la ville de Brünn en Moravie. (Résumé.) — (R).

Les animaux, échauffés par une longue marche, ne peuvent être abattus qu'après un repos complet et doivent être bien saignés.

Les maladies, constatées après l'abatage et reconnues nuisibles à la santé des consommateurs, entraînent, suivant les cas, la saisie totale ou partielle. La *saisie totale* est provoquée par les maladies suivantes : 1° charbon ; 2° chancre malin de la langue et de la bouche ; 3° ulcères contagieux malins des onglons ; 4° peste bovine ; 5° péripneumonie contagieuse ; 6° phtisie tuberculeuse ; 7° ladrerie du porc ; 8° angine maligne ou tumeur gangréneuse du cou ; 9° coup de sang des reins ; 10° rouget du porc ; 11° clavelée du mouton ; 12° teigne ; 13° soie du porc. En cas de rage, les animaux sont enfouis avec la peau et la graisse. Les animaux morts naturellement ou tués à la dernière période d'une maladie contagieuse sont enfouis, mais on livre la peau à la tannerie et la graisse au fondoir.)

Ordonnance du 7 avril 1883 sur l'inspection de la viande des animaux tuberculeux en Silésie. (Résumé.) — (S).

(Saisie totale de la viande et des viscères des animaux tuberculeux présentant l'un des cas suivants : foyers tuberculeux caséeux dans les ganglions ou dans les poumons ; tuberculose généralisée ; amaigrissement. Dans les autres cas, la viande peut être livrée à la consommation, à l'exclusion des parties pourvues de tubercules ainsi que des vaisseaux et ganglions lymphatiques afférents).

Instruction pour les inspecteurs des viandes (*), *faisant suite à l'Ordonnance des 18 février et 23 juillet 1886 sur l'inspection des viandes dans le Tyrol et le Vorarlberg.* (Résumé.) — (T).

§ 11. (Les animaux sains et en bon état de nutrition sont dignes de l'étal, dans les cas suivants : a) abatage régulier et immédiat en cas de blessures, fractures osseuses, météorisation, menace d'asphyxie, accidents de parturition, renversement de l'utérus ; b) altérations morbides locales et peu étendues, sans trouble essentiel de la santé et de l'embonpoint, sous réserve de la saisie des parties altérées ; c) veaux, agneaux et chevreaux âgés de 3 semaines au moins, complètement sains, en bon état de nutrition et présentant les marques de la maturité).

§ 12. (Les animaux sont indignes de l'étal et ne peuvent être débités qu'avec indication de leur état réel, dans les cas suivants : 1° accident suivi d'un abatage tardif, mais effectué avant le développement de la fièvre ; 2° mort par submersion ou asphyxie, avec dépeçage effectué dans un délai maximum de 6 heures ; 3° amaigrissement sénile avec état sain ; 4° maladie n'empêchant

---

(*) *L'Ordonnance* donne, pour les viandes dignes de l'étal, indignes de l'étal et impropres à la consommation, une nomenclature analogue à celle de l'*Instruction* (I) sauf quelques additions ou différences, qui seront indiquées par des notes correspondantes sous la rubrique O (Ordonnance).

pas par elle-même l'usage de la viande, si elle est à son début, sans fièvre ni suppuration étendue, ni décomposition du sang, ou si elle est limitée à quelques parties à saisir) (*).

§ 13. (Les animaux doivent être exclus de la consommation dans les cas suivants : 1° Surmenage, mort naturelle, égorgement *in extremis* lors d'une maladie ; 2° âge inférieur à 3 semaines et immaturité ; 3° empoisonnement, charbon bactéridien, charbon symptomatique, rage, morve, farcin, tuberculose généralisée, typhus, clavelée, rouget du porc ; 4° ladrerie, trichinose ; 5° maladies graves et de longue durée (avec décomposition du sang et des humeurs, épanchement de liquide fétide dans la poitrine et l'abdomen, gangrène des viscères ou abcès dans diverses parties du corps) ; 6° si la viande est pâle, humide ou foncée en couleur et verdâtre, visqueuse ou fétide ; 7° si, au lieu d'être blanche ou jaunâtre, la graisse est verdâtre ou d'une autre mauvaise couleur, a perdu sa consistance pour devenir muqueuse ; 8° s'il y a des infiltrations séreuses, sanguinolentes ou muqueuses du tissu cellulaire sous-cutané, intermusculaire et périviscéral ; 9° si le sang non coagulé est sirupeux et noir, ou pâle et très séreux (**).

Ordonnance du 26 septembre 1886 sur l'inspection de la viande dans la Basse-Autriche. (Résumé.) — (U).

§ 9. (Il est défendu d'abattre pour la consommation : *a*) les animaux âgés fortement amaigris ; *b*) les animaux trop jeunes et notamment les veaux de moins de 4 semaines ; *c*) les femelles dans un état avancé de gestation ; *d*) les femelles venant de mettre bas. L'abatage peut avoir lieu en cas de nécessité dans les conditions *c*) et *d*).

§ 13. (Défense de vendre la viande corrompue et nuisible à la santé, notamment la viande puante ayant déjà subi un commencement de putréfaction, celle des animaux surmenés, tués par la foudre ou morts naturellement. Défense de débiter les animaux dans les cas suivants : Maladies avec fièvre intense, épanchements séreux importants dans les grandes cavités splanchniques, gangrène viscérale ou décomposition du sang ; plaies très étendues, suppurant depuis longtemps, ou gangréneuses ; tumeurs de la viande ; distomatose hépatique ou helminthiase pulmonaire compliquées de cachexie. La même interdiction est applicable aux

(*) (*I*. § 12), (les animaux peuvent être débités en basse boucherie : *a*) lorsque, sans être insalubre, la viande a cessé d'avoir une belle apparence ou a subi une détérioration physique ; (*b* lorsqu'il s'agit de maladies autres que celles indiquées, au § 5 de l'*Ordonnance*, comme rendant les viandes immangeables). (O. § 9. 1°, 4°).

(**) (*I*) § 13) *Exclusion de la consommation :* Viande puante, déjà en voie de putréfaction. Mort par la foudre. Dysenterie. Maladies fébriles à un haut degré, avec décomposition du sang, processus gangréneux ou purulents étendus. Mort par empoisonnement, médication par des agents toxiques. (O. § 5, 1°. 2°, 3°).

animaux malades par empoisonnement ; à tous les animaux atteints de charbon bactéridien, rage, dysenterie ; aux bovins affectés de tuberculose à un haut degré, peste bovine, charbon symptomatique ; aux chevaux atteints de morve, farcin, coliques, tétanos ; aux moutons claveleux ; aux porcs ladres ou trichinés. Interdiction de vendre les foies pleins de douves, les poumons envahis par des helminthes ou des nodosités, les têtes de moutons en cas de tournis et tous autres organes présentent des lésions apparentes.)

(Si la tuberculose est localisée chez un animal dont la viande paraît saine, si notamment elle n'a pas envahi les ganglions des cavités thoracique et abdominale, la viande saine peut être livrée à la consommation à l'exclusion de tous les viscères. En cas de trichinose ou de ladrerie porcines, le lard peut servir à l'alimentation à condition qu'il soit proprement fondu, aussitôt après l'abatage, et soigneusement séparé du résidu resté au fond de la chaudière ; la viande, les viscères et le résidu précité sont exclus de l'alimentation. Les viscères pourvus de rares parasites (échinocoques, douves), peuvent être consommés après épluchage minutieux).

§ 14. (Les chevaux ne peuvent être débités, si les ganglions de l'auge sont altérés (glandage bénin, malin ou suspect) ; si des traces de nodules ou d'ulcération, mêmes très légères, sont remarquées sur la muqueuse des cavités nasales (complètement mises à découvert par la division longitudinale de la tête de tous les sujets abattus).

Instruction du 26 septembre 1886 pour les inspecteurs des viandes de la Basse-Autriche. (Résumé). — (V).

Ce document est, pour l'Ordonnance précitée, un complément et parfois une répétition. Je n'en extrais que les points principaux n'appartenant pas à la dernière catégorie.

§ 8. (Les animaux sont indignes de l'étal dans les cas suivants ; ils ne peuvent être débités qu'à bas prix et dans des locaux particuliers : a) abatage pratiqué 6 à 12 heures, selon la saison, après un accident non compliqué de fièvre ; b) vieux chevaux pas encore extrêmement maigres ; c) veaux mûrs, mais maigres, à viande molle et rouge pâle, à moelle osseuse très sanguinolente ; d) maladies non susceptibles d'entraîner la saisie totale de la viande (d'après les prescriptions sanitaires et la loi sur les affections contagieuses), motivant simplement une saisie partielle lorsqu'elles sont à leur début, sans fièvre, ni suppuration étendue, ni décomposition du sang ou qu'elles sont localisées ; par exemple, en cas de péripneumonie contagieuse apyrétique, fièvre aphteuse peu étendue, tuberculose apyrétique coïncidant avec de l'embonpoint.)

(Les animaux sont exclus de la consommation : quand la viande est mouillée, visqueuse, verdâtre ou foncée en couleur; quand la graisse est verdâtre ou d'une autre mauvaise couleur, au lieu d'être blanche ou jaunâtre ; en cas de surmenage, saignée, non convenable ou mort naturelle ; en cas de péripneumonie contagieuse avec fièvre, tuberculose très avancée, affections pustuleuses du porc et du mouton, maladies avec décomposition du sang).

Ordonnance du 28 juin 1888 sur l'inspection des viandes en Galicie. (Résumé.) — (X).

§ 14. (Il est interdit d'abattre des animaux : 1° atteints ou suspects de maladies contagieuses; 2° affectés de maladies rendant habituellement la viande insalubre ; 3° amaigris — par l'âge, la mauvaise nourriture ou l'excès de travail — à un degré tel que la viande est devenue immangeable ; 4° arrivés aux derniers mois de la gestation, excepté en cas d'abatage par nécessité ; 5° mordus par des chiens enragés; 6° non mûrs.)

§ 21. (Les animaux peuvent être livrés à la consommation s'ils sont abattus par nécessité, à la suite d'un des accidents suivants, dans un délai variant de 6 à 12 heures selon la saison : 1° Blessures graves ; 2° fracture d'un membre ; 3° météorisation brusque ; 4° étouffement prompt, provoqué par l'arrêt œsophagien de corps étrangers ingérés (rave, pomme de terre) ou par l'étranglement au moyen d'une corde; 5° parturition laborieuse; 6° renversement de l'utérus).

§ 24 (Doivent être débités comme indignes de l'étal et à moindre prix les animaux : 1° en état insuffisant de nutrition; 2° malades (viande peu nutritive); 3° abattus par nécessité; 4° insuffisamment mûrs (veaux); 5° non abattus dans la localité (viandes foraines); 6° classés en basse boucherie pour une autre cause).

*
* *

Dans un *Projet de Règlement* sur l'inspection des viandes, présenté au II° *Congrès vétérinaire autrichien* en 1892, M. Toscano, vétérinaire sanitaire à Vienne, a préconisé pour toute l'Autriche cette nomenclature des viandes impropres à la consommation (49) :

7. En général, il ne doit être abattu que des animaux sains. Les sujets malades ou suspects ne peuvent être sacrifiés que par exception et sur l'avis du vétérinaire.

8. Il y a lieu de ne pas laisser tuer pour la consommation : *a*) les animaux amaigris à un haut degré, vieux, débilités ; *b*) les animaux trop jeunes, non mûrs, notamment les veaux âgés de

moins de 4 semaines ; *c*) les femelles en état avancé de gestation ;
d) les femelles venant de mettre bas ; *e*) tous les solipèdes atteints
d'affections ganglionnaires.

12. Il y a lieu de considérer, comme viande corrompue ou nuisible à la santé : celle dont la fétidité indique un commencement
de putréfaction, et celle qui provient d'animaux se trouvant dans
l'un des cas suivants : Surmenage, mort par la foudre, mort naturelle. Maladies avec manifestations fébriles à un haut degré, avec
épanchement liquide important dans les cavités du corps, avec
gangrène des viscères ou décomposition du sang. Plaies purulentes
étendues ou anciennes ; ulcères gangréneux ; tumeurs de la viande ;
cachexie consécutive à la distomatose hépatique ou à l'helminthiase pulmonaire. Maladies par empoisonnement ; charbon bactéridien, rage et dysenterie chez tous les animaux ; peste bovine,
charbon symptomatique et tuberculose à un haut degré chez les
bêtes bovines ; morve, farcin, mal du coït, gale à un haut degré et
incurable, maladie pétéchiale, coliques et tétanos chez les chevaux ;
clavelée du mouton ; ladrerie et trichinose des porcs. On exclut en
outre de la consommation les poumons remplis de vers ou de
nodosités, les foies envahis par les douves, les têtes de moutons
renfermant un cœnure et tous les organes pourvus de néofor-
mations morbides apparentes.

a) Les animaux peuvent être consommés lorsque la tuberculose
se trouve à son début, est caractérisée par la présence exclusive
des tubercules dans un seul organe ou dans une seule cavité du
corps et coïncide avec un état de nutrition encore bon. La tuberculose généralisée, caractérisée par la présence des tubercules dans
plusieurs organes internes ou plusieurs cavités du corps et coïncidant avec de l'amaigrissement, entraîne la saisie totale.

b) La graisse des porcs, affectés de ladrerie à un faible degré,
peut être livrée à la consommation à condition d'être fondue
aussitôt après l'abatage et d'être ensuite complètement séparée du
résidu de la fonte; celui-ci doit être détruit, ainsi que les autres
parties du corps.

c) Les viscères, ne renfermant que quelques parasites (échinocoques, distomes), peuvent être consommés après épluchage minutieux.

13. Les chevaux amaigris ou atteints de maladies chroniques
incurables, reconnus sur pied impropres à la consommation et
incapables de travailler, doivent être envoyés à l'équarrissage et
détruits Les chevaux, affectés d'immobilité et de pousse (maladies
chroniques et apyrétiques), peuvent être sacrifiés pour la boucherie.

14. Des prescriptions spéciales, adaptées aux circonstances lo-

cales, pourront être introduites dans les règlements administratifs locaux basés sur la future *Loi d'Etat relative à l'inspection des viandes.*

Convaincu par M. Toscano des graves inconvénients résultant du manque d'uniformité des réglementations communales et provinciales, le *Congrès vétérinaire autrichien* a adressé une pétition à la *Chambre des Députés de l'Empire d'Autriche* pour que l'inspection des viandes soit réglementée par une *Loi d'Etat.* Le *Ministre de l'Intérieur* a remis cette demande au *Conseil supérieur de santé*, en l'invitant à lui donner son avis sur la question au point de vue scientifique. Un COMITÉ *ad hoc* a été aussitôt constitué à cet effet et composé de MM. le Dr Ritter v. Kasy, conseiller aulique, le Pr Dr Gruber, les Prs Drs Czokor et Polansky de l'Ecole vétérinaire de Vienne, le vétérinaire B. Sperk, conseiller de section (M. Polansky rapporteur). Il a commencé par déclarer que l'inspection des viandes serait inefficace, à moins d'être uniforme pour toute l'Autriche au lieu de varier avec les localités : Il ne faut pas que les propriétaires puissent éluder les rigueurs de l'inspection d'un pays, en faisant abattre leurs animaux malades dans un autre endroit où la sévérité est moindre, pour en expédier ensuite la viande ailleurs. Le Comité a établi une nomenclature (résumée ci-dessous) des viandes impropres à la nourriture de l'homme et de celles conditionnellement utilisables pour l'alimentation. (50).

Il y a lieu d'exclure de la consommation les animaux atteints des maladies suivantes : 1° Charbon bactéridien, charbon symptomatique, rouget et pneumo entérite infectieuse du porc, morve, farcin, clavelée du mouton, rage, peste bovine, œdème malin, maladie épizootique des bestiaux et des bêtes sauvages, dysenterie des veaux, influenza ou maladie contagieuse de poitrine, fièvre typhoïde du cheval, coryza gangréneux des bovins, gourme et mal du coït des solipèdes, diphtérie, fièvre puerpérale, inflammation infectieuse de l'ombilic, typhus des volailles. 2° Trichinose. 3° Tétanos, dysenterie, maladie pétéchiale ou typhus, maladie de l'urine noire, pyémie, septicémie, urémie ; toutes les affections ganglionnaires des solipèdes ; coliques des solipèdes ; toutes les maladies avec manifestations fébriles à un haut degré.

Les cas suivants sont un motif d'exclusion : Epanchement séreux et purulent des cavités du corps, gangrène des tissus, suppuration étendue, processus gangréneux, néoplasies malignes; amaigrissement à un haut degré; empoisonnement; mort naturelle; immaturité; asphyxie; fétidité et commencement de putréfaction de la viande. On doit rejeter les viscères renfermant des néoplasies ou des parasites.

En cas de tuberculose ne motivant pas la saisie totale, il y a lieu de rejeter toutes les parties altérées ainsi que les viscères; le reste de la viande de ces animaux peut être débité non à l'état cru, mais seulement après avoir été privé de sa nocuité par la cuisson effectuée dans un appareil approprié. La viande des porcs et des bœufs ladres peut être admise à la vente, après avoir subi une semblable cuisson. La graisse des porcs ladres peut servir à l'alimentation, à condition d'être fondue et d'être ensuite complètement séparée du résidu de la fonte.

La vente à la *Freibank* est imposée aux viandes de qualité inférieure, telles que celle des animaux vieux, mais sains, et celle des sujets atteints de maladies autres que les affections désignées ci-dessus comme causes de saisie totale.

CHAPITRE IV.

Prescriptions légales et réglementaires relatives aux saisies de viandes en Belgique.

Il y a déjà près d'un demi-siècle que l'*Académie de Médecine* de Bruxelles s'occupait d'instituer une nomenclature des viandes insalubres. En 1847, Verheyen, professeur à l'Ecole vétérinaire de Cureghem, lisait à cette assemblée un rapport sur la vente de la viande des animaux atteints de certaines maladies. (51).

En 1879, la *Société vétérinaire de Liège* réclame l'installation, dans tous les centres populeux, d'un étal de basse boucherie destiné au débit des animaux maigres, des veaux trop jeunes et des bêtes sacrifiées pour cause de maladie ou d'accident. (52).

En 1880, au *Congrès vétérinaire national de Bruxelles*, M. Van Hertsen regrette que les prescriptions prohibitives des marchés ne s'appliquent qu'aux maladies contagieuses et aux vices rédhibitoires, sans viser les veaux trop jeunes et les sujets extrêmement maigres. Il doute de l'acceptation — à

Bruxelles — de l'état de basse boucherie désiré par M. Siegen, vétérinaire municipal à Luxembourg ; il préférerait voir les viandes de 2e et 3e qualité estampillées autrement que celles de 1re. M. Siegen voudrait que les règlements des marchés interdisent l'exposition en vente, non seulement des bestiaux atteints de maladies contagieuses, mais encore des animaux malades ou surmenés, des veaux trop jeunes, des bêtes dont l'état de maigreur ou toute autre cause rend la viande impropre à la consommation. M. Limbourg, vétérinaire-inspecteur des boucheries de Bruxelles, rappelle que, sur sa proposition, la *Commission centrale des Comités de salubrité de l'agglomération bruxelloise* a demandé une loi édictant des mesures spéciales en cas de mort naturelle ou accidentelle d'animaux servant ou pouvant servir à l'alimentation de l'homme. (53).

En 1881, à l'*Académie de médecine* de Bruxelles, à la suite d'une motion de M. Depaire, une Commission composée de MM. Barella, Degive, Depaire, Desguin et Wehenkel, rapporteur, est chargée de déterminer quelles viandes peuvent être livrées à la consommation. Le 30 décembre 1882, M. le professeur Dr Wehenhel, de l'Ecole vétérinaire de Cureghem, présente son rapport précédemment approuvé par la Commission. Il y divise les viandes en trois classes au point de vue de l'inspection sanitaire : *1° Viande de bonne boucherie ; 2° Viande de basse boucherie ; 3° Viande rejetée de la consommation.* (54).

La première catégorie comprend les viandes d'animaux en bonnes conditions de santé et d'embonpoint, abattus soit normalement, soit immédiatement après quelque accident. La deuxième est composée des viandes d'animaux sacrifiés tardivement à la suite d'un accident, des sujets vieux et amaigris, des animaux trop jeunes (âgés de moins de 14 jours), des bêtes abattues malades, mais consommables.

La troisième catégorie est constituée par : 1° les viandes déjà en voie de putréfaction et exhalant une odeur putride ; 2° celles d'animaux morts ou surmenés ; 3° celles d'animaux atteints de charbon, rage, morve ou farcin, péripneumomie à un degré avancé, phtisie pommelière, trichinose, septicémie. maladie putride ou septique. affection accompagnée d'altération évidente du sang ou de certaines imprégnations pathologiques les rendant nuisibles ou leur donnant un goût désagréable (par exemple certaines imprégnations biliaires) ; 4° celles devenues malsaines par suite d'imprégnations médicamenteuses.

M. Wehenkel ne voit que quelques jalons — pour les cas les plus ordinaires — dans cette énumération, qu'il est indispensable de compléter par une instruction destinée aux vétérinaires-inspecteurs. Comme tous les documents de ce genre, cette instruction elle-même contiendra nécessairement des lacunes qui devront être comblées par le jugement de ces agents compétents.

Appelant, en 1884, l'attention de l'*Académie de médecine* sur la chair des animaux malades, M. Hugues, vétérinaire militaire, demande que le débit des viandes foraines ait lieu exclusivement dans des étaux de basse boucherie avec indication de faire bien cuire. (55).

Le 27 septembre 1884, après examen du rapport de M. Wehenkel, le bureau de l'*Académie de médecine* demande l'adoption des conclusions suivantes : (56).

« 6° Les chevaux et les bêtes de boucherie affectés de maladies inflammatoires à la première période peuvent être abattus et livrés à la consommation, pourvu que l'on prenne la précaution de les faire mourir exsangues. » (*Adopté.*)

« 7° Les animaux atteints de cachexie aqueuse, pleuropneumonie contagieuse ou phtisie pommelière avancée, de claveléc, ladrerie, trichinose, rage, morve ou farcin (soit aigus, soit chroniques), d'affection typhoïde, maladies charbonneuses, rouget, ainsi que les bêtes empoisonnées doivent être exclues de la consommation. »

« 8° Il en sera de même pour les animaux morts d'une maladie quelconque. » (*Adopté.*)

« 9° Les bêtes qui périssent par hémorragie, sans lésions organiques, par apoplexie ou coup de sang, ou par suite d'accidents, ne peuvent être livrées à la consommation qu'après avoir été visitées au préalable par un médecin vétérinaire et sur déclaration de celui-ci. » (*Adopté.*

Après une discussion à laquelle prennent part MM. Gluge,

Hambursin, Lefebvre, Moulin, Rommelaere, Wehenkel et
Willems, l'Académie adopte la conclusion n° 7 en décidant
d'y insérer la *septicémie*, de remplacer l'expression *phtisie
pommelière* par le mot *tuberculose* (sans indication de degré
ni de siège), de mettre *pleuropneumonie contagieuse
avancée*, mais elle refuse d'ajouter l'*actinamycose*.

Le 23 novembre 1884, sur la proposition de M. Van
Hertsen, la *Société de médecine vétérinaire du Brabant*
charge une commission composée de MM. Hendrickx, Van
Hertsen, Renneboog, de faire un rapport sur le tableau des
saisies que l'*Académie de médecine* lui semble avoir établi
parfois avec trop de sévérité (57). Le 11 janvier 1885, le rapporteur, M. Renneboog, directeur de l'abattoir de Molen-
beck-Saint-Jean, dépose les conclusions suivantes (58) : La
viande des moutons atteints de cachexie aqueuse au début
peut être consommée sans les issues ; il n'y a lieu de la rejeter
qu'à un degré avancé de l'affection, lorsqu'elle est molle et
infiltrée. Celle des moutons claveleux ne doit être saisie que
quand la clavelée est confluente, parce qu'elle est molle,
ecchymosée, infiltrée et d'odeur nauséeuse. En cas de ladrerie, le maigre seul doit être exclu ; le lard et la graisse sont
à consommer après ébullition. Lorsqu'au lieu d'être une
forme du charbon bactéridien, le rouget n'est qu'une congestion sanguine générale, les animaux tués au début de l'affection et bien saignés peuvent être utilisés. Conformément
à la proposition de M. Lydtin, de Carlsruhe, rejetée en 1883,
au Congrès vétérinaire international de Bruxelles, par 15
voix seulement contre 14 et 9 abstentions, la viande et les
viscères d'une bête phtisique peuvent être livrés à la consommation, lorsqu'au moment de l'abatage, la maladie est à son
début, que les lésions ne sont étendues qu'à une petite partie
du corps, que les glandes lymphatiques se montrent encore
exemptes de toute lésion tuberculeuse, que les foyers tuberculeux n'ont pas encore subi de ramollissement, que la
viande présente les caractères d'une viande de première qualité, et que l'état général de la nutrition de l'animal ne laisse
rien à désirer au moment où il a été sacrifié. Sur la propo-

sition de M. Van Hertsen, la Société décide à l'unanimité d'adresser les conclusions suivantes à l'Académie : 1° ... Les faits actuellement acquis à l'observation et à l'expérimentation scientifiques ne sont pas suffisants pour justifier, dans tous les cas, le rejet pour la consommation des viandes des animaux atteints, à n'importe quel degré, de la tuberculose, de la cachexie aqueuse, de la clavelée et du rouget ; 2° ... Il y a lieu de permettre l'utilisation des grosses masses graisseuses, après ébullition préalable, dans les cas de ladrerie à ses premières périodes. (59).

L'Académie répondit à la Société qu'il n'y avait pas lieu de rouvrir le débat. (60).

En 1888, M. Brouwier, vétérinaire-inspecteur de l'abattoir de Liège, énumère les principales viandes impropres à la consommation dans une conférence faite dans cette ville à l'occasion du 25ᵉ anniversaire de la *Société vétérinaire de Liège* et, à Bruxelles, au *Grand Concours international*. (61).

En 1889, dans une conférence faite à Anvers avec le concours de la *Société de médecine* et de l'*Association vétérinaire* de cette ville, le Dʳ Desguin, de l'*Académie de médecine* de Belgique, divise en trois classes les viandes impropres à la consommation : 1° viandes ne donnant que l'illusion de la nourriture (animaux trop maigres ou étiques, trop jeunes ou gélatineux) ; 2° animaux atteints de maladies non transmissibles ou tués dans de mauvaises conditions (surmenés, morts accidentellement sans être égorgés, viandes saigneuses, fiévreuses) ; 3° animaux atteints de maladies transmissibles (tuberculose généralisée, charbon, morve, farcin, septicémie, ladrerie, trichinose). (62).

Tous ces rapports, discussions et conférences, eurent enfin un résultat. Après avoir jeté les bases d'une organisation générale de l'inspection des viandes en Belgique, le Gouvernement institua la nomenclature suivante des principaux cas de saisie de viandes impropres à la consommation.

ARRÊTÉ MINISTÉRIEL DU 28 AVRIL 1891. (63).

« Art. 1ᵉʳ. — Les cas anormaux dans lesquels l'expert-inspecteur, qui ne possède pas le diplôme de médecin vétérinaire, peut exercer ses fonctions, sans le secours d'un médecin vétérinaire, sont les suivants : 1° *contusions et blessures*; 2° *abcès*; 3° *kystes*; 4° *calculs, vers, corps étrangers dans les organes*; 5° *altération chronique d'un organe viscéral*; 6° *adhérences ou soudures entre des organes naturellement séparés*. Les parties affectées seront déclarées impropres à la consommation. »

« Art. 2. — Dans tous les autres cas anormaux, l'expert non vétérinaire devra provoquer l'intervention d'un médecin vétérinaire. »

ANNEXE B DE L'ARRÊTÉ MINISTÉRIEL DU 28 AVRIL 1891. (64).

Cas dans lesquels la viande et les issues doivent être déclarées insalubres.

« 1° Viandes et issues provenant d'animaux : *a*) cachectiques, hydroémiques : viandes maigres, infiltrées ; *b*) qui ont subi une jugulation incomplète : viandes saigneuses ; *c*) qui ont été empoisonnés par des substances toxiques : préparations arsenicales, cupriques, saturnines, acide phénique, etc., ou qui ont reçu certains médicaments, ammoniaque, éther sulfurique, camphre, assa fœtida, noix vomique, etc. 2° Viandes fraîches ou leurs diverses préparations mentionnées à l'article 17 du règlement sur le commerce des viandes, gâtées ou corrompues. 3° Viandes exhalant une odeur rance. 4° Viandes infiltrées, ecchymosées par suite de traumatismes. 5° Viandes provenant d'animaux morts naturellement ou d'animaux atteints des maladies suivantes : A. Charbon (*) bactéridien, bactérien. B. 1° Tuberculose, dans les cas suivants, quel que soit l'état d'embonpoint de l'animal : *a*) tuberculose thoracique et abdominale, c'est-à-dire siégeant à la fois, dans un ou plusieurs organes de la poitrine (poumons, plèvres, péricarde, ganglions lymphatiques) et dans un ou plusieurs organes de l'abdomen (péritoine pariétal ou viscéral, ganglions, intestins, foie, matrice, rate, reins, ovaires, pancréas) ; *b*) tuberculose soit thoracique, soit abdominale avec présence de tubercules dans une autre partie du corps, en dehors de ces cavités : ganglions (rétropharyngiens, préscapulaires, inguinaux, mammaires, etc.), mamelles, os, articulations, méninges, testicules, muscles ; *c*) tuberculose généralisée des organes suivants : poumons, plèvres, péritoine, foie ou ganglions mésentériques : *d*) tuberculose partielle des poumons ou du péricarde et d'une grande étendue des plèvres ; *e*) tuberculose partielle d'un autre organe de l'abdomen et d'une grande étendue du péritoine. 2° Tuberculose constatée dans n'importe quelle

(*) L'article 31 du *Règlement d'administration générale du 20 septembre 1883* mentionne que la viande, provenant des animaux abattus pour cause de peste bovine, morve et farcin, clavelée, charbon ou de rage, ne peut être livrée à la consommation ; cette interdiction s'applique également à la viande provenant des animaux suspects de rage.

partie du corps, quel que soit le nombre de tubercules, lorsque l'animal est en état d'émaciation marquée. C. Morve et farcin. D. Rage et suspicion de rage. E. Trichinose. F. Ladrerie du porc, du veau et du bœuf (en cas de ladrerie, le lard, la graisse ou le suif, peuvent être utilisés après avoir été soumis à une température de 100° C.). G. Clavelée. H. Peste bovine. I. Pyohémie. J. Septicémie. K. Urémie. L. Ictère. M. Arthrite généralisée des jeunes animaux. N. Rouget du porc sous ses trois formes connues : *a)* rouget proprement dit, essentiel ; *b)* pneumo-entérite infectieuse, encore appelée : choléra du porc ou choléra-hog : *c)* pneumonie contagieuse ou infectieuse ou peste du porc. Lorsque revêtant l'une ou l'autre de ces trois variétés, l'affection est au début, qu'il n'y a pas d'infiltration jaunâtre du lard, que les altérations des organes internes sont peu prononcées et que la viande a bon aspect, celle-ci pourra être admise à la consommation. O. Pleuropneumonie contagieuse des bêtes bovines (*). P. Inflammation gangréneuse d'un ou de plusieurs organes viscéraux. Q. Mélanose généralisée. R. Anasarque. S. Fièvre typhoïde du cheval. T. Tétanos. U. Gourme maligne. V. Phlegmon diffus. »

Au IIIe *Congrès de la Tuberculose*, en juillet 1893, M. Van Hertsen déclare que la liste gouvernementale belge de 1891 des maladies ou états des viandes, qui doivent toujours faire rejeter celles-ci, est un document *ne varietur* fort incomplet et qu'il ne devrait constituer qu'un guide pour le vétérinaire inspecteur. Celui-ci, obligé de s'en tenir strictement à cette nomenclature, est exposé à rencontrer des cas où il ne pourrait saisir les viandes à moins de commettre une infraction au règlement, ou de donner faussement au motif de la saisie une dénomination mentionnée dans la liste officielle. Ainsi, par exemple, depuis la promulgation de ce document, plusieurs personnes ont été empoisonnées — dont quatre mortellement — pour avoir consommé la viande d'un veau, atteint d'une entérite diarrhéique dont M. Van Ermengen a fait connaître la nature infectieuse. Eh bien ! dit M. Van Hertsen, il est impossible de rattacher cette maladie à n'importe quel groupe de la nomenclature gouvernementale. (65).

Le professeur Laho, de l'École vétérinaire de Cureghem,

(*) Cette maladie rendra la viande impropre à la consommation, dans les cas prévus par la *Circulaire ministérielle du 6 octobre 1882*, interprétative de l'*Arrêté royal du 20 septembre* de la même année. Les issues, excepté la langue, les rognons, le suif et la peau, seront détruites (art. 66 et 35 du même arrêté).

disait en 1886 que les inspecteurs devaient pouvoir juger de l'acceptation ou du refus des viandes d'après leurs propres connaissances, et qu'il n'était pas nécessaire d'établir des règles fixes à ce sujet (66). En octobre 1893, il faisait la déclaration suivante à propos de l'*Annexe B* qu'il considérait comme le Code obligatoire de l'inspecteur, comme un document astreignant ce dernier à saisir les viandes se trouvant dans les conditions qui y sont indiquées : « Bien que certains auteurs, et des meilleurs, qui ont écrit sur l'inspection des viandes de boucherie et de charcuterie, soient d'avis qu'une nomenclature *fixée par disposition réglementaire* est inutile, et qu'il faut dans toutes les circonstances laisser à l'expert vétérinaire le soin de décider si la viande peut ou non, en tout ou en partie, être livrée à la consommation, nous pensons que cette réglementation, bien faite et avec des restrictions précises le cas échéant, a certain avantage qui en justifie la raison d'être. Elle concourt à assurer dans le service et pour les cas les plus graves, une unité, une uniformité d'appréciation et d'action qu'il est désirable de voir réaliser. » (67).

M. Laho trouve l'*annexe B* utile dans son ensemble, mais il lui reproche d'avoir un caractère trop absolu dans plusieurs points et notamment de ne pas laisser à l'appréciation de l'inspecteur les cas mentionnés au n° 1. L'état cachectique, hydroémique, et la jugulation incomplète comportent des degrés que devrait juger l'inspecteur ; il ne faudrait rejeter que les viandes d'une grande maigreur et d'une infiltration manifeste. Les viandes simplement *saigneuses* pourraient être soumises à une cuisson immédiate et convenable. Dans le cas *d'empoisonnement aigu* — par des substances toxiques d'origine minérale ou végétale — d'animaux bien en chair, saignés convenablement et à temps, la viande pourrait être consommée impunément, à l'exclusion des viscères et des organes parenchymateux (foie, reins, rate, mamelles, etc.) qui retiennent de préférence un grand nombre de matières vénéneuses. Même en supposant une dose toxique entièrement répartie dans le système musculaire, chaque kilogramme de chair n'en contiendrait qu'une proportion insignifiante et inoffensive. Plusieurs faits de bêtes intoxiquées mangées impunément par des personnes ignorant l'empoisonnement, les recherches expérimentales sur la consommation de la viande des animaux empoisonnés par la strychnine, l'ésérine, la vératrine, la pilocarpine (Frœhner et Knudsen) ou par les préparations plombiques (Laho), démontrent que la viande des sujets intoxiqués et, à plus forte raison, traités à doses ordinaires par ces substances est inoffensive pour le consommateur, animal ou homme. Toutefois, il appartient à l'inspecteur d'apprécier les cas, où les substances toxiques ou médicamenteuses communiquent aux viandes une odeur trop manifeste et repoussante. Il devrait en être de même de la viande des animaux morts brusquement d'apoplexie, asphyxie, hémorragie interne, traumatisme, lorsqu'elle offre un assez bon aspect. L'utilisation de la viande faiblement ladre devrait être autorisée après cuisson suffisante.

La liste est incomplète, car il y manque la maigreur extrême, le trop jeune âge, l'entérite diarrhéique infectieuse du veau qui rend la viande nocive, même après cuisson, etc. Elle aurait besoin d'être révisée : 1° de façon à imposer ou à autoriser la vente avec estampille spéciale — soit dans un étal communal de basse boucherie, soit dans des étaux particuliers — des viandes dites de basse boucherie, notamment de celles provenant d'animaux atteints de certaines maladies non transmissibles à l'homme ou tués par accident, amaigris sans excès ou un peu jeunes ; 2° de façon à permettre, dans les abattoirs, l'emploi de l'appareil de stérilisation par la chaleur du Dr Rohrbeck ou de tout autre similaire pour l'utilisation de certaines catégories de viandes saisies et particulièrement des viandes tuberculeuses.

* *

La liste gouvernementale belge des saisies subit un peu plus tard quelques-unes des modifications réclamées par M. Laho :

Arrêté ministériel du 23 juillet 1894. (68).

Art. 1er. — Les modifications suivantes sont apportées aux dispositions contenues dans l'*Annexe* B de l'*Arrêté ministériel du 28 avril* 1891 : 1° Viandes et issues provenant d'animaux : *a*) cachectiques, hydroémiques : viandes maigres, infiltrées. *Ce paragraphe est supprimé. b*) Qui ont subi une jugulation incomplète : viandes saigneuses. *Ce paragraphe est complété comme suit :* « Ces viandes pourront toutefois être livrées à la consommation, si, immédiatement après l'expertise, elles sont soumises pendant deux heures au moins à la température de 100° C. » — 3° Viandes exhalant une odeur rance. *Ce paragraphe est complété par l'addition des mots* « ou repoussante ». — 4° Viandes infiltrées, ecchymosées par suite de traumatismes. *Ce paragraphe est modifié et complété comme suit :* « Viandes infiltrées, viandes ecchymosées par suite de traumatismes. Les viandes qui ne sont infiltrées qu'à un faible degré, ainsi que les viandes ecchymosées, peuvent être livrées à la consommation, après avoir été soumises, pendant deux heures, et immédiatement après l'expertise, à la température de 100° C. » — 5° Viandes provenant d'animaux morts naturellement ou d'animaux atteints des maladies suivantes : *Les mots* « d'animaux morts naturellement ou » *sont supprimés.* B. 1° Tuberculose, dans les cas suivants, quel que soit l'état d'embonpoint de l'animal. *A supprimer les mots* « quel que soit l'état d'embonpoint de l'animal ». Tuberculose thoracique et abdominale, c'est-à-dire siégeant à la fois dans un ou plusieurs organes de la poitrine (poumons, plèvres, péricarde, ganglions lymphatiques) et dans un ou plusieurs organes de l'abdomen (péritoine pariétal ou viscéral, ganglions, intestins, foie, matrice, rate, reins, ovaires, pancréas). *Ce paragraphe doit être complété ainsi :* « Néanmoins, la viande des bêtes grasses ou demi-grasses doit être considérée comme saine, lorsqu'on ne rencontre qu'un petit nombre d'amas de tubercules dans ces cavités. » *b*) Tuberculose, soit thoracique, soit abdominale avec présence de tubercules dans une autre partie du corps, en dehors de ces cavités : ganglions (rétropharyngiens, préscapulaires, inguinaux, mammaires, etc.), mamelles, os, articulations, méninges, testicules, muscles. *Ce paragraphe est à compléter par ces mots :* « Toutefois, la viande des bêtes grasses ou demi-grasses peut être livrée à la consommation lorsqu'il n'existe qu'un petit nombre d'amas de tubercules dans l'une des cavités et en dehors de celle-ci. » *c*) Tuberculose généralisée des organes suivants : poumons, plèvres, péritoine, foie ou ganglions mésentériques. *A remplacer par cette disposition :* « Tuberculose généralisée des plèvres ou du péritoine. » *Le litt. B est complété par cette disposition :* « 3° En dehors des cas de rejet total des viandes, déterminés sous les n°ˢ 1° et 2°, les parties atteintes doivent être seules déclarées impropres à la consommation. » O. Pleuropneumonie contagieuse des bêtes bovines. *La note, à laquelle il était renvoyé, est remplacée par la disposition suivante :* « Lorsque la viande des bêtes bovines atteintes de pleuropneumonie contagieuse n'est pas rebutée par application de l'une des prescriptions contenues dans le présent tableau, elle peut être livrée à la consommation. Toutefois, les issues, excepté la tête, y compris la langue, ainsi que le cœur, le foie. les rognons, le suif et la peau, seront détruites. » *Il y a lieu, enfin, de compléter le tableau par la mention suivante :* « W. Entérite infectieuse des veaux. X. Pneumo entérite septique ou pleuropneumonie septique des veaux. Néanmoins, la viande pourra être livrée à la consommation quand la maladie est peu grave et qu'il n'existe ni altérations musculaires ni lésions étendues des viscères. »

A peine promulgué, cet arrêté soulève de vives protestations dans les sociétés et les journaux vétérinaires. M. Degive le déclare encore plus défectueux que l'*Annexe B* de 1891. Il se demande comment des distinctions, d'un caractère aussi arbitraire et aussi antiscientifique que celles relatives aux viandes d'animaux tuberculeux, ont pu être inspirées ou agréés par le collège des inspecteurs vétérinaires. Pourquoi n'avoir pas refondu la liste au lieu d'obliger les inspecteurs à confronter les prescriptions de 1894 avec le texte de l'*Annexe B*, chaque fois qu'ils auront à les exécuter? (69).

Au lieu d'avoir la précision qui devrait être la *qualité primordiale* du Code des inspecteurs de boucherie, dit M. Brouwier, l'*Arrêté de 1894* est un véritable dédale et se prête aux interprétations les plus opposées suivant qu'on a le désir de favoriser les intérêts privés ou de servir utilement ceux de l'hygiène publique. (70).

Pour M. Aug. André, de Charleroi, les inspecteurs doivent se conformer non à la lettre, mais à l'esprit des circulaires ministérielles relatives aux saisies, en s'inspirant de leurs connaissances scientifiques et de leur conscience. Pour MM. Danis et Degive, ils sont tenus d'en respecter scrupuleusement les termes. (70).

Dans sa réunion de Bruxelles, le 15 août 1894, la *Fédération médicale vétérinaire* critique fortement les mesures relatives aux animaux tuberculeux (Brouwier, Degive, Bastin, Eraers, etc.), aux viandes infiltrées et aux viandes ecchymo-

sées (Bastin, E. André, etc.). A l'unanimité, sur la proposition de M. Degive, elle prend la délibération suivante :
« *Etant d'avis que les viandes provenant d'animaux tuberculeux, quel que soit le degré de la maladie, ne devraient
être livrées à la consommation qu'après avoir été convenablement stérilisées, l'Assemblée émet le vœu que le Gouvernement prenne les mesures nécessaires pour que la stérilisation de ces viandes soit organisée sur la plus large
échelle possible.* » — Elle décide ensuite, à l'unanimité, de
demander le retrait de la *Circulaire du 23 juillet 1894.* (70).

L'*Arrêté ministériel du 30 septembre 1895* vient donner
une satisfaction partielle à la *Fédération médicale vétérinaire belge.*

Viandes tuberculeuses. — Stérilisation. (71).

Le Ministre de l'Agriculture et des Travaux publics. — Vu
l'*Arrêté royal du 9 février* 1891, portant règlement général sur le
commerce des viandes ; Vu le *tableau B* annexé à l'*Arrêté ministériel du 28 avril* 1891, modifié par l'*Arrêté du 23 juillet* 1894,
et indiquant les cas dans lesquels la viande des animaux de boucherie doit être déclarée impropre à la consommation ; Attendu
qu'il résulte des expériences tentées dans le pays aussi bien qu'à
l'étranger que la viande provenant d'animaux atteints de tuberculose peut impunément être consommée lorsqu'elle a été, pendant
le temps nécessaire, soumise à une haute température ; Vu l'avis
de la commission chagée de l'examen des appareils destinés à la
stérilisation des viandes de boucherie et de l'inspection vétérinaire ;

ARRÊTE :

Article unique. — Le litt. B. 1° de la disposition du *Tableau B*
annexé à l'*Arrêté ministériel du 28 avril* 1891, modifié par celui
du 23 juillet 1894, ayant trait à la tuberculose, est complété comme
suit : « En cas de rejet total par application des prescriptions reprises sous les litt. *a*) à *e*) qui précèdent, la viande pourra être
admise à la consommation publique après avoir été soumise, sous
la surveillance d'un expert vétérinaire, à une température de 110° C.
pendant trois heures au moins, dans un appareil stérilisateur agréé
par le Ministre. Le certificat, délivré par l'expert en vertu de l'article 5 de l'*Arrêté royal du 9 février* 1891, devra porter la mention que la viande peut être livrée à la consommation après stérilisation.

Bruxelles, le 30 septembre 1895.   LÉON DE BRUYN.

CHAPITRE V

Prescriptions légales et réglementaires relatives aux saisies de viandes en Bulgarie.

Pour remédier aux défectuosités des prescriptions légales promulguées de 1880 à 1889, M. Kvatchkoff, vétérinaire départemental à Choumla, présentait en 1893 au Gouvernement bulgare un Projet de règlement de l'inspection des viandes, calqué en beaucoup de points sur celui de Lyon 1884 et renfermant le tableau suivant des motifs de saisie. (72).

Interdiction de tuer des veaux et des porcelets de moins d'un mois et des agneaux de moins de trois semaines.

Cas de destruction totale : a) Tuberculose généralisée sur les organes thoraciques et abdominaux ; b) tuberculose à un degré quelconque en cas de maigreur. c) Ladrerie au-dessus de 20 à 30 grains. d) Peste bovine ; e) charbon (bactérien et bactéridien) ; f) rage ou morsure rabique même récente ; g) morve ; h) mort naturelle ; i) trichinose ; j) septicémie et pyémie ; k) maigreur extrême ; l) état fœtal (mort-nés). — Au dessous de 20 à 30 grains, la viande ladre peut être utilisée après salaison opérée en présence d'un agent.

Cas de destruction partielle : m) Lésions viscérales aiguës, chroniques et parasitaires ; n) lésions traumatiques. o) Rouget du porc (saisie partielle ou totale, selon les cas à apprécier par l'inspecteur. p) Avarie des salaisons et conserves.

Un nouveau *Règlement de l'inspection des viandes en Bulgarie* a été promulgué le 24 *juin* 1894, grâce à l'initiative prise par M. Kvatchkoff (73). Les prescriptions suivantes sont à citer (Résumé) :

Art. 11. — Interdiction de l'abatage ou saisie totale dans les cas suivants : 1° Peste bovine (animaux malades ou suspects) ; 2° charbon sous toutes ses formes et dans toutes les espèces ; 3° rage ; 4° clavelée ; 5° charbon symptomatique ; 6° actinomycose généralisée ; 7° diphtérie ; 8° rouget du porc ; 9° pneumo-entérite infectieuse du porc ; 10° ladrerie du bœuf ; 11° ladrerie du porc ; 12° trichinose ; 13° urémie ; 14° septicémie ; 15° pyémie ; 16° ictère grave ; 17° cancer généralisé ; 18° tuberculose ; 19° agonie (animaux à l') ; 20° phlébite ombilicale ; 21° état avancé de gestation ; 22° empoisonnements ; 23° médication par l'assa fœtida, l'éther ou l'essence de térébenthine ; 24° trop jeune âge (veaux et porcelets ayant moins d'un mois ; agneaux ayant moins de 3 semaines) ; 25° maigreur sans aucune considération de sa cause ; 26° surmenage, traumatisme et mauvais traitements.

Art. 12. — L'abatage peut être autorisé dans les cas suivants sous réserve de saisir s'il y a lieu : a) maladies apyrétiques, hernies, renversement du rectum, renversement de l'utérus, diarrhée, météorisation et hématurie ; b) maladies parasitaires telles que distomatose, tournis, bronchite vermineuse, échinococcose, actinomycose localisée ; c) maladies infectieuses telles que fièvre aphteuse, gale et péripneumonie contagieuse du bœuf.

La saisie totale peut avoir lieu en outre : 1° quand les maladies du § a) n'ont pas été constatées pendant la vie des animaux : 2° quand les maladies des §§ a), b), c) sont reconnues graves par l'inspecteur ; 3° quand il s'agit d'animaux morts ; 4° quand la viande des bêtes bovines renferme des sarcocystes de Miescher ; 5° quand les animaux sont tués par la foudre ; 6° quand la viande — d'un animal même reconnu sain — paraît impropre à la consommation en raison de ses caractères physiques.

Art. 13. — L'abatage par nécessité est permis dans les cas suivants ; a) blessures graves ; b) fratures osseuses ; c) météorisme ; d) asphyxie consécutive à la déglutition de corps étrangers ; e) parturition laborieuse ; f) renversement de la matrice. La viande ne peut être mise en vente que si l'abatage a lieu 6 à 12 heures après le début de l'un des accidents précités.

CHAPITRE VI.

Prescriptions légales et réglementaires relatives aux saisies de viandes en Danemark. (74).

Instructions de la Commission sanitaire *indiquant aux vétérinaires les décisions qu'ils doivent prendre en ce qui concerne les viandes.* 1894.

« La viande doit être considérée comme corrompue et insalubre, par conséquent comme impropre à l'alimentation de l'homme, dans les cas suivants :

« I. Si la putréfaction s'en est emparée de façon à lui donner une mauvaise coloration, une teinte foncée ainsi qu'une mauvaise odeur et à la rendre verdâtre et visqueuse ; si le tissu cellulaire sous-cutané, le tissu intermusculaire et la surface des viscères sont sur une grande étendue infiltrés de sérosité, de sang ou de matière gélatiniforme ; si la graisse a une consistance gélatiniforme, est verte ou présente une autre mauvaise couleur. Lorsque les lésions précitées ne se remarquent que sur une faible étendue, la viande peut servir à l'alimentation de l'homme, à condition que les parties altérées soient complètement enlevées. »

« II. Si un animal est crevé ou a été abattu par nécessité à la suite d'une des maladies suivantes :

« 1° Typhose ou fièvre putride, en tant que le sang est dans un état très avancé de décomposition, se montre sombre, sirupeux ou peu consistant ou sans caillot ferme. Il y a lieu de compter dans ce cas : a) le charbon bactéridien ; b) la peste bovine : c) la pneumonie maligne du gros bétail à un haut degré : d) la pneumonie maligne du cheval et la fièvre gangréneuse ; e) la dysenterie ; f) la clavelée. »

« 2° Hydrophobie (rage du chien) ; 3° tétanos à un haut degré ; 4° maladies de consomption avec un grand amaigrissement et infiltrations séreuses ; anémie à un haut degré ; gale à un haut degré. »

« 5° Septicémie et pyémie ; cachexie à un haut degré, observée, par exemple, à la suite d'inflammations gangréneuses, de suppurations étendues, de rétention de l'arrière-faix, de fièvre catarrhale maligne, de décubitus prolongé dû à la fièvre aphteuse ou à d'autres causes. 6° Urémie. »

« 7° Néoplasies malignes et dégénérescence comme le cancer étendu (y compris le crapaud aux quatre membres), la mélanose et la morve. A ajouter la tuberculose au cas où elle n'est pas localisée à quelques organes et que l'animal soit ou non amaigri. »

« 8° Ladrerie ou trichinose. Si un animal est affecté de parasites tels que distomes, échinocoques, la viande peut en être utilisée pour la consommation, à condition que les organes malades soient saisis. »

« 9° Empoisonnement par les poisons métalliques ou par les alcaloïdes végétaux. »

« III. Si, peu de temps avant l'abatage, un animal a ingéré des médicaments susceptibles de donner à la viande soit une mauvaise odeur, soit un goût désagréable, ou si, pendant longtemps, avant l'abatage, un animal a été traité avec des préparations mercurielles ou arsenicales ou à la noix vomique. »

« IV. Si un animal a péri par asphyxie, ou par submersion, ou par écrasement, ou par la foudre, et n'a pas été saigné après avoir succombé et si la cause de sa mort n'a pas été constatée par un vétérinaire. »

CHAPITRE VII.

Prescriptions légales et réglementaires relatives aux saisies de viandes en Espagne. (75).

Ordonnance royale du 15 novembre 1796 sur la police de la santé publique. (Résumé.) (75 a).

(Il est interdit de livrer à la consommation les animaux atteints de maladies contagieuses, clavelée, tournis ou autres affections.)

Dans son *Traité général des viandes* publié en 1832 et dédié à la Municipalité de Madrid, le vétérinaire Ventura de Pena y Valle a exposé un projet de règlement d'inspection alimentaire en 36 articles (76). Voici le résumé de quelques-uns de ceux-ci :

(Dans le but de conserver les espèces ovine et bovine, il est interdit d'abattre : §§ 1 et 2 les ovins avant l'âge de 3 ans et les bovins avant celui de 6 ans, sauf (en cas d'abondance) les agneaux du 1er avril au 30 juin et les veaux de lait ne dépassant pas le poids net de 80 livres ; § 3 les brebis et les vaches en état de gestation ou d'allaitement ; § 4 les agneaux nouveau-nés du 1er décembre au dernier jour de février, avec d'autant plus de rigueur qu'on les fait passer pour des chevreaux ; les chevreaux et les porcs du 1er mars au 30 novembre, la durée de la prohibition relative à ces deux espèces d'animaux pouvant être restreinte dans les pays à température froide.)

(§ 7. Pendant les mois chauds (juin, juillet et août) coïncidant avec l'époque du rut, il est défendu d'abattre des vaches, taureaux, brebis et béliers en chaleurs, car ces viandes ont alors des sucs libidineux et âcres ; on ne peut tuer à ce moment que des bœufs et des moutons.)

(§ 10. Toute bête, grande ou petite, doit entrer à pied à l'abattoir, puis être inspectée vivante et abattue. Sous aucun prétexte, les animaux morts ne sont reçus dans cet établissement.)

(§ 11. Aucune grosse bête ne doit être conrue, frappée ni poussée avec des chiens avant d'être abattue ; elle doit, au contraire, être sacrifiée après un repos complet. En temps de peste ou de chaleur excessive, les animaux doivent se reposer 3 jours dans une étable obscure et prendre un bain avant l'abatage.)

(§ 12. Toute bête abattue doit être bien saignée, écorchée proprement, suspendue ensuite à l'air frais et sombre, pendant

6 heures au moins après l'abatage, pour amener la dessication de la viande par l'évaporation du sang et des humeurs.)

(§ 13. Dans les boucheries, tous les moutons abattus conserveront, fixée au ventre ou au flanc, la marque indiquant leur sexe. Si ce signe manque ou est artificieusement attaché, la viande doit être considérée comme suspecte et hors la loi.)

(§ 15. A l'époque où la vente de l'agneau sera autorisée, on ne débitera que des animaux mâles d'un poids minimum de 16 livres en viande et portant la marque de leur sexe. La viande en sera séparée de celle de mouton, pour qu'il n'y ait pas confusion entre les deux espèces ; elle ne sera pas mélangée non plus avec la chair d'agnelle, de brebis et de chèvre.)

(§ 19. Toute viande doit être vendue fraîche, bonne, avec le rognon couvert, la moelle osseuse ferme et les viscères indemnes)

(§ 20. Afin d'empêcher la mise en doute de la bonne foi au sujet des viandes exposées en vente, il est interdit d'exposer sur une même table la chair de veau de lait et celle de veau d'herbe ou sauvage, ou celle de mouton avec celle de veau, agneau et brebis. La viande de vache pourra se vendre avec celle de mouton, et celle de veau de lait avec celle de chevreau. Il y aura à chaque table un écriteau indiquant en gros caractères l'espèce de viande mise en vente.)

(Défense de débiter : § 22 des avortons de vache, brebis, chèvre ou truie ; § 24 des viandes enduites de sang étranger.)

(§ 25. Tout vendeur voyant de la viande corrompue dans son débit doit l'enfouir sans en donner ni aux pauvres, ni aux chiens, pour ne pas causer la peste aux premiers et la rage aux seconds.)

(§ 26. Comme l'espèce porcine est très influencée par une alimentation bonne ou mauvaise, les cochons n'iront pas à la voirie, ni sur les fumiers manger des denrées pourries.)

(§ 33. Tous les chevaux crevés devront être brûlés ou enterrés, sans qu'on puisse les garder pour les donner à manger aux chiens et aux porcs.)

Ce projet de règlement de Ventura paraît avoir été très apprécié en Espagne, car on en retrouve les principales dispositions dans l'Ordonnance royale suivante de 1859, ainsi que dans un grand nombre de règlements municipaux des abattoirs espagnols.

Ordonnance royale du 24 février 1859 portant règlement pour l'inspection des viandes dans les provinces. (Résumé.) (75 *l*).

(§ 6. Afin qu'une viande ne soit pas frauduleusement vendue pour une autre, les agneaux de moins d'un an (qu'ils soient de lait ou sevrés) ne recevront pas la même estampille que les brebis ; l'estampillage sera également différent pour les individus correspondants de l'espèce caprine. La tête des jeunes femelles ovines et caprines de plus d'un an (*primales*) ne sera pas coupée à l'abattoir.)

(Il est interdit d'admettre aux abattoirs : § 4 des animaux incapables d'aller à pied dans ces établissements, sauf ceux empêchés de marcher par un accident dûment constaté, tel qu'une paralysie, une fracture ou un cas analogue ; § 16 les animaux morts (sous aucun prétexte) ; § 17 les animaux portant des morsures récentes de chiens, de loups ou d'autres carnivores.)

§ 18. « Il est défendu de faire faire des exercices tauromachiques aux animaux destinés à être abattus, de les faire pousser par des chiens ou de les maltraiter avant de les tuer ; il faut, au contraire, les abattre complètement reposés... »

Une *Ordonnance royale du 16 juillet 1878* invite les consommateurs à ne manger la viande de porc ou ses préparations qu'après une forte cuisson, en raison des dangers de la trichinose. (75 c).

J'établis ci-dessous la liste des nombreux arrêtés municipaux dont j'ai pris connaissance. J'en résumerai successivement les prescriptions relatives aux saisies, tantôt en bloc, tantôt séparément, pour chaque localité. La plupart des règlements d'abattoirs et des ordonnances municipales, postérieurs à l'Ordonnance royale précitée du 24 février 1859, reproduisent plus ou moins complètement les indications de ce document. Ce dernier y est même parfois entièrement intercalé. Parmi les règlements municipaux ci-dessous énumérés, beaucoup renferment des articles calqués sur ceux du projet de règlement de Ventura.

Règlement des abattoirs des villes de : Valencia, 20 septembre 1858. Teruel, 31 mars 1860. Almansa, 25 juillet 1860. Madrid, 14 mars 1863. Barcelone, 20 février 1877. Sueca, 30 août 1877. Valladolid, 8 juin 1877 et 4 janvier 1878. Lérida, 25 octobre 1878. Léon, 30 juin 1879. Jativa 1881 a) hiver, b) été. Ségovie, 6 avril 1883. Jerez de la Frontera, 24 novembre 1883. Ciudad-Réal, 29 novembre 1883. Pampelune, 13 mars 1884. Bilbao, 4 janvier 1885. Cordoue, 10 février 1885. Séville, 12 et 13 mars 1886. Malaga, 5 avril 1886. Burgos, 9 juillet 1886. Santiago, 6 septembre 1887. Saragosse, 22 septembre 1887. Alicante, février 1888.

Saint-Sébastien, 25 novembre et 4 décembre 1889. Tarragone. 1889. Castellon de la Plana, 25 février 1890. Tolède, 20 octobre 1890. Vitoria, 23 mars 1892. Jaen, 15 juin 1892. Salamanque, 1ᵉʳ juillet 1892. Le Ferrol, 7 avril 1893. Carthagène, 8 avril 1893.

Ordonnances municipales des villes de : Santander, 20 septembre 1851. Mahon, 17 février 1858. Albacète, 27 mai 1876. Palma de Majorque, 22 septembre 1877. Reuss, 22 février 1878. Jerez, 8 avril 1878. Villarramiel, 7 novembre 1890. Madrid, 12 mai 1892.

Règlement sur l'abatage des bêtes et la vente de la viande à l'île de Puerto-Rico, 19 février 1886.

Règlements des marchés des villes de : Valladolid, 9 février 1883. Jerez, 20 novembre 1886. Le Ferrol, 22 mars 1893.

Règlement sur l'inspection de la salubrité et l'approvisionnement de Burgos, 16 février 1886.

Règlement du service vétérinaire de Vitoria, 23 mars 1892.

L'abatage des animaux maigres est interdit à Jerez 1883 § 94, à Ségovie 1883 § 14, à Cordoue 1885 § 38, à Alicante 1888 § 6, à Jaen 1892 §§ 16 et 45, au Ferrol 1893 avril § 16, et à Carthagène 1893 § 48. A Barcelone 1877 § 36 (*antigua costumbre del espurgo* ou *ancienne coutume du nettoyage*) et à Salamanque 1892 § 27, lorsque les animaux sont dépourvus de graisse, on doit enlever et saisir le cercle cartilagineux des fausses côtes ainsi que les parois du bas-ventre ; quand l'amaigrissement est excessif, on retire en outre toute la colonne vertébrale.

Les fœtus trouvés dans l'utérus des femelles abattues sont saisis à Sueca 1877 § 40 (interdiction de les sortir de l'abattoir) et à Tolède 1890 § 14. Ils sont brûlés à Jérez 1883 § 97, après avoir été dépouillés, si la peau en est demandée. Ils sont compris dans les issues à Madrid 1863 § 145, à Albacète 1876 § 181 (fœtus remis aux propriétaires), à Reuss 1878 § 148, à Lérida 1878 § 96, à Ségovie 1883 § 33, à Bilbao 1885 § 33, à Cordoue 1885 (bovins et porcins) §§ 45 et 53, à Séville 1886 § 32, à Burgos 1886 § 15, à Malaga 1886 § 44, à Jaen 1892 § 44. Ils n'y sont compris que quand ils ont du poil, à Barcelone 1877 § 89, et du poil ou de la laine, à Saragosse 1887 § 138 ; ils sont saisis en cas contraire dans ces deux villes.

Il est interdit d'extraire les fœtus par anticipation : *a*) en faisant violence aux femelles présentées en état de gestation, aux abattoirs à Albacète 1876 § 181 ; *b*) en bâtonnant ces femelles ou en leur faisant quelque autre violence, à Barcelone 1877 § 89, à Reuss 1878 § 148, à Ségovie 1883 § 33 et à Burgos juillet 1886 § 15 ; *c*) en les maltraitant d'une manière quelconque, à Saragosse 1887 § 138. Il est interdit de maltraiter, avant l'abatage, les femelles en état de gestation, à Tolède 1890 § 14.

Pendant certains mois de l'année considérés comme étant le temps du rut et indiqués ci-dessous, il est interdit d'abattre les animaux suivants :

I° Les vaches en chaleurs : *a*) en mai, juin et juillet, à Tolède 1890 § 12 ^{3e} ; *b*) en juin, juillet et août, à Albacète 1876 § 180, à Barcelone 1877 § 83, à Palma 1877 § 69, à Reuss 1878 § 141, à Ségovie 1883 § 30, à Burgos 1886 § 11, à Saragosse 1887 § 140, à Tarragone 1889 § 108, à Castellon 1890 § 24 ;

II° Les taureaux : *a*) en mai, juin, juillet et août, à Saint-Sébastien 1889 § 48 (*) ; *b*) en juin, juillet et août, à Albacète 1876 § 180 ;

III° Les taureaux et les béliers : *a*) en mai, juin et juillet, à Tolède 1890 § 12 ^{2e} (**) ; *b*) en mai, juin, juillet, août et septembre, à Saragosse 1887 § 63, à Tarragone 1889 § 49 ; *c*) du 15 mai au 30 septembre, à Carthagène 1893 § 48 ; *d*) en juin, juillet et août : à Madrid 1863 § 143, à Barcelone 1877 § 83, à Palma 1877 § 69, à Reuss 1878 § 141, à Ségovie 1883 § 30, à Burgos 1886 § 11, à Saragosse 1887 § 140, à

(*) A Saint-Sébastien, les bovins mâles ne sont considérés comme taureaux que s'ils ont deux ans accomplis. Le débit des taureaux n'est permis dans tous les autres mois de l'année qu'à l'endroit désigné par l'autorité et avec un écriteau portant les mots : *Viande de taureau.*

(**) A Tolède, les mâles sont considérés comme taureaux et béliers à partir de l'âge de deux ans.

Tarragone 1889 § 108 (*), à Castellon 1890 § 24, à Jaen 1892 § 6 (**).

Les règlements municipaux ci-dessus visés donnent la faculté d'abattre aux époques précitées (rut) : 1° des vaches non en chaleurs et des bœufs, à Albacète ; II° des vaches non en chaleurs et des moutons, à Reuss ; III° des bœufs et des moutons, à Carthagène (toute l'année (§ 51) et à Jaen ; IV° des vaches non en chaleurs, des bœufs et des moutons : à Barcelone, Palma, Ségovie, Burgos, Saragosse, Tarragone, Castellon et Tolède.

Santander 1851-1861. (§ 310. On ne peut vendre que des viandes saines, de bonne qualité et régulièrement grasses. — § 318. Défense d'abattre des vaches en chaleur, des vaches ayant vêlé depuis moins de 4 mois, des taurillons âgés de plus d'un an, des bouvillons châtrés depuis moins de six mois, des béliers, des b ebis et des chèvres, et en général des animaux provenant d'un troupeau envahi par une maladie épizootique ou enzootique. — §§ 335-336. Les agneaux et les chevreaux peuvent être abattus toute l'année, pourvu qu'ils ne soient pas âgés de plus de huit mois. — § 366. Défense de débiter des animaux récemment nourris de fenugrec, à cause de l'odeur désagréable communiquée à la viande par ce fourrage.)

Mahon 1858. (§ 166. Défense d'abattre des animaux malsains. — § 167. Défense de vendre des viandes rendues impropres à la consommation par des maladies internes constatées après l'abatage. — Le § 161 interdit aux marchands de bestiaux de vendre des bêtes pour la boucherie avec stipulation de non garantie, en cas d'une maladie quelconque. — § 186. Défense d'abattre des bêtes caprines du 20 juin au 20 septembre. Le chef de la police municipale peut prolonger ou restreindre cette période selon les exigences de la température.)

Valencia 1858. (§ 15 En temps de rut, l'inspecteur appréciera au point de vue de la consommation le degré d'influence exercée sur la viande par l'excitation sexuelle des bestiaux.)

Téruel 1860. (§ 20. Défense d'abattre des animaux qui ne se trouvent pas en bon état de santé, qui sont infectés de clavelée ou d'autre maladie. — § 21. Interdiction d'abattre des brebis

---

(*) A Saragosse et à Tarragone, l'abatage des taureaux et des béliers est respectivement l'objet de deux prescriptions différentes indiquées aux alinéas *b* et *d* du paragraphe III.

(**) A Jaen, les mâles sont considérés comme béliers après 18 mois, et comme taureaux après 3 ans, à l'exception des taureaux de courses.

prêtes à agneler ou ayant mis bas récemment. L'abatage peut avoir lieu toute l'année pour les agneaux *primaux* (sujets ayant plus d'un an) et pour les brebis ; il n'est autorisé qu'en mai et juin pour les agneaux de moins d'un an.)

Albacète 1876. (§ 180. L'abatage est permis en tout temps pour les moutons, agneaux et brebis. Il est interdit pour les brebis en état de gestation du 16 novembre au dernier jour de février. Il est autorisé pour le bouc du 1er novembre à la fin de mai. Les agneaux du dernier agnelage peuvent être abattus tant qu'il y en a jusqu'à la fin de juin. — § 186. Saisie des viandes nuisibles à la santé. — § 213 Défense de vendre des viandes présentant le moindre signe de provenance d'une bête malade, celles ayant un mauvais aspect faute de propreté, et celles dont l'odeur indique un commencement de corruption.)

Barcelone 1877. (§ 84. L'abatage des brebis et des chèvres est interdit en tout temps.)

Sueca 1877. (§ 6. Défense d'abattre aucune bête en état de gestation en octobre, novembre, décembre, janvier et février. Défense d'abattre aucune bête en état de lactation. — § 7. On ne peut abattre que des agneaux gras, bien portants, à dentition terminée, c'est-à-dire caractérisée par la présence de 8 incisives de lait. — § 8. On est tenu de débiter les chèvres dans des étaux désignés à cet effet. — § 28. Les bêtes bovines et ovines, insuffisamment engraissées, doivent se vendre dans un lieu à part, avec l'écriteau : *Viande maigre*. — § 29. On ne peut abattre que des porcs entièrement sains, bien engraissés et pesant au moins soixante kilogrammes. Il est interdit de débiter des porcs affectés de ladrerie ou atteints d'une autre maladie dangereuse.)

Palma 1877. (§ 78. Il est interdit d'abattre des truies en état de gestation et des verrats. — § 80. Les porcs suspects d'une façon quelconque et les porcs ladres sont placés au dépôt d'observation. — § 81. Il est défendu de livrer à la consommation des porcs engraissés avec des tourteaux d'amandes, de la viande, du poisson ou une autre nourriture nuisible, car leur chair est malsaine. — § 89. Défense de vendre des viandes et des saucissons corrompus. — § 90. La viande fraîche, invendue le soir, ne peut se vendre le lendemain que si elle n'est pas pourrie, mais seulement dans un étal à part et avec un écriteau indiquant cette particularité. — § 95. Il est interdit de farder les têtes avec du sang frais, de donner une belle apparence à la viande en y ajoutant de la graisse ou du suif, enfin d'employer tout autre moyen quelconque propre à tromper l'acheteur. — § 96. Il est défendu de vendre des poumons soufflés, remplis d'eau ou présentant la moindre altération.)

Valladolid 1877-1878. (§ 21. Saisie des animaux affectés de maladies préjudiciables à la santé publique. — § 79. Les brebis stériles ne peuvent être abattues qu'en septembre et octobre.)

Valladolid 1883. (§§ 11 et 12. La chèvre, la brebis et l'agneau doivent se débiter dans un étal spécial, avec un écriteau indiquant la nature de la viande, afin d'éviter que cette dernière puisse être confondue avec celle des animaux des autres espèces. — § 13. Il est défendu de vendre des viandes qui ne sont pas en état parfait de conservation.)

Reuss 1878. (§ 154. Défense de vendre des viandes corrompues ou malpropres. — § 159, 160, 161. Les chèvres, boucs et brebis ne peuvent être abattus que du 20 septembre au 20 juin. Ils ne doivent être débités que dans des étaux spécialement désignés à cet effet, après autorisation de la municipalité, afin que la viande de ces animaux ne puisse être confondue avec celle de mouton. — § 160. Défense d'abattre des chèvres malsaines et mal nourries, ainsi que des chèvres destinées à l'élevage. — § 167 et 168. Les porcs atteints de maladies nuisibles sont saisis. Les cochons ladres ainsi que ceux dont on croit utile de prohiber la vente à l'état frais pour quelque autre motif, afin d'empêcher la répugnance que leur mauvaise couleur pourrait causer au public, sont mis au dépôt d'observation et salés. Les porcs suspects restent deux mois en observation, après quoi ils sont livrés à la consommation si leur chair n'est pas alors jugée nuisible ; ils sont saisis en cas contraire.)

Jerez 1878. (§ 243. Il ne peut être vendu que des viandes saines, fraîches et non malpropres. — § 245. La viande et les issues des taureaux tués aux courses du cirque ne peuvent être vendues qu'en basse boucherie et sous la surveillance de la police au marché.)

Jerez 1883. (§ 98. Il est interdit de tuer des mâles non châtrés. Si, après l'abatage, un mâle est reconnu non chatré, la viande en est livrée aux établissements de bienfaisance.)

Jerez 1886. (§ 42. Le bouc et la brebis se débitent en un étal spécial. — § 43. Les taureaux combattus sont débités dans des étaux spéciaux du marché Central. — § 44. Interdiction de vendre des viandes qui ne se trouvent pas en parfait état de conservation.)

Lérida 1878 § 84. Saisie des cochons rendus insalubres par des maladies. — Les porcs ladres sont mis au dépôt d'observation. Les marchands de bestiaux ne peuvent vendre les bestiaux avec stipulation de non-garantie pour ladrerie. — § 90. Les porcs qui, pour un autre motif que cette maladie, ne pourraient être vendus à l'état frais en raison du dégoût que leur vilaine couleur pourrait causer au public. sont également placés au dépôt d'observation. — § 92. L'abatage des truies en état de gestation est interdit.)

Léon 1879. (§ 51. L'abatage des brebis stériles ne peut avoir lieu qu'en septembre et octobre.)

Jativa. Hiver de 1881. (§ 3. On ne peut abattre que des animaux en bon état de santé, de chair et de graisse. — § 9. Défense d'abattre *a*) des femelles prêtes au part, *b*) des mâles entiers ayant été en contact avec des femelles de leur espèce, *c*) des mâles en chaleur. — § 10. On ne peut abattre que des agneaux en bon état de chair et ayant au moins 6 incisives de lait. Interdiction de souffler les agneaux pour les dépouiller. — § 11. Défense de livrer à la consommation des porcs ladres ou trichinés. — § 16. Interdiction d'abattre : *a*) des brebis en état de gestation ou pendant l'allaitement ; *b*) toutes les brebis quelles qu'elles soient en juillet, août et septembre.)

Jativa. Eté de 1881. (§ 6. La viande de porc invendue le jour de l'abatage ne peut se vendre le lendemain qu'après salaison. — § 7. Défense de fabriquer du boudin d'oignon, de tuer des porcs affectés *d'arestin* (maladie vésiculo-ulcéreuse de la peau), d'abattre des chevreaux autres que ceux de lait. — § 11. La viande de bouc ne peut se débiter au même étal que celle de la brebis.)

Ségovie 1883. (§ 7 à 12. Refus des viandes malsaines et rejet des animaux malades. — § 33-34. Les agneaux ne peuvent être abattus chaque année que de Pâques au 29 juin. Il faut que tous proviennent du dernier agnelage et soient des mâles, sans jamais être des femelles ni des *primaux* ou agneaux d'un an fait. Les marques naturelles de leur sexe doivent rester sur la viande. — § 35. Le mouton et la brebis doivent être débités séparément et par des personnes différentes, pour éviter que le public prenne ces viandes l'une pour l'autre.)

Ciudad-Réal. 1883. (§ 12. Défense d'abattre aucune bête insalubre.)

Pampelune 1884. (§ 9. Défense d'abattre des femelles bovines de 7 mois à 3 ans et des femelles ovines nommées *primales.* — § 10. Les bovins dont la viande est faiblement nutritive, mais saine, doivent être débités à un étal spécial du marché avec indication de leur état par une estampille particulière ; il en est de même des moutons et brebis de qualité inférieure.)

Bilbao 1885. (§ 32 et 37 Les taureaux tués à l'épée aux courses de taureaux sont les seuls animaux qui peuvent être introduits morts à l'abattoir (*), mais seulement à la suite d'une inspection préalable après avoir été bien préparés ; ils ne doivent être débités

---

(*) A *Séville* 1886 § 9, les taureaux tués aux courses sont livrés à la consommation sans avoir été préparés à l'abattoir, mais après inspection vétérinaire. A Barcelone 1877 § 80, à Cordoue 1885 § 8 et au Ferrol avril 1893 § 11, ces taureaux peuvent être introduits aux abattoirs. A Jerez 1883 § 91, on admet aux abattoirs les animaux menacés d'asphyxie à la suite de l'arrêt — dans l'œsophage — d'un corps étranger dégluti ,

que dans des lieux indiqués par l'autorité et non dans les boucheries ordinaires.)

Cordoue 1885. (§§ 15 et 16. Toute bête, sacrifiée pour cause d'usure ou d'accident consécutif au travail agricole, doit être débitée à part, dans un étal spécial, avec un écriteau en gros caractères indiquant la provenance de la viande et en certifiant la bonne qualité. En certains cas, quand des animaux de ce genre sont dans de mauvaises conditions pour la vente à l'état frais, la viande peut en être remise au propriétaire pour être salée. — § 17. Il est interdit en tout temps d'abattre des boucs dont la parfaite castration n'est pas démontrée par l'atrophie complète des deux testicules et l'on doit brûler la viande des boucs dont la non-castration n'est reconnue qu'après l'abatage. Cette prohibition est également applicable aux bêtes caprines provenant de la montagne de Guadalupe, en raison de la mauvaise qualité notoire de la viande de ces animaux. — § 23. Saisie des parties altérées par des coups ou des accidents. — § 31. Les viandes destinées aux boucheries doivent provenir d'animaux robustes, qui se trouvent dans des conditions propres à la consommation, et qui ont un poids de viande non inférieur à huit kilogr. en ce qui concerne les ovins et les caprins. — §§ 40 et 41. Quand elles sont devenues impropres aux travaux agricoles et qu'elles sont de bonne qualité, les bêtes des cultivateurs du territoire rural de Cordoue peuvent être abattues dans la proportion d'un quart au plus de la consommation hebdomadaire, à condition qu'elles soient débitées avec un rabais de 2 centimes par kilogr. sur le prix minimum. Il peut en être abattu davantage, si des circonstances extraordinaires le permettent et si l'excédent d'os ne dépasse pas 10 kilogr. ; dans ce cas l'inspecteur vétérinaire fixera un rabais sur le poids, pour qu'aucun préjudice ne soit causé au public. — § 42. Les étaux régulateurs doivent être approvisionnés de bêtes ayant une proportion de trois quarts de viande pour un quart d'os. — § 43. Une augmentation d'os, au dessus de la quantité de 25 0/0 fixée à l'article 42 et motivée par l'atrophie d'un membre constatée après l'abatage, entraîne une déduction proportionnelle sur le quartier correspondant à ce membre, à moins que le déchet ne soit compensé par l'état général de la viande. — § 44. La partie osseuse, objet de la déduction, reste adhérente à la région afin d'empêcher que son extraction donne mauvais aspect à la viande, mais elle est rapportée à l'abattoir dans les 48 heures. — § 55. La graisse des porcs saisis pour trichinose ou pour ladrerie peut servir à un usage industriel.

Séville 1886. (§ 18. Défense d'abattre des boucs dont la parfaite castration n'est pas démontrée par l'atrophie complète des deux testicules. L'abatage du bétail sauvage, y compris les bêtes des troupeaux destinés aux courses de taureaux, est interdit en juin, juillet, août et septembre. — §§ 22 et 23. Saisie partielle en cas d'atrophie locale d'un quartier, de plaies ou contusions. Défense d'abattre un animal en cas d'atrophie d'un quartier procédant d'un état général du sujet.)

Burgos 1886 *février*. (§ 18. Défense d'abattre des bêtes courues, combattues ou maltraitées, des bêtes présentant des plaies récentes, des animaux gravement atteints d'une maladie contagieuse manifeste ou morts à la suite de quelque autre accident.)

Burgos 1886 *juillet*. (§ 16. Il est interdit de vendre des viandes présentant le moindre signe de provenance de bête malade ou offrant un mauvais aspect faute de propreté. Celles dont l'odeur indique un commencement de décomposition doivent être enfouies par les vendeurs et ne peuvent, sous aucun prétexte, être distribuées aux pauvres. — § 19. Le débit des brebis et des chèvres n'est permis tous les ans que le samedi de chaque semaine du 29 septembre à la Noël, dans un lieu indiqué par la municipalité et non dans un autre)

Malaga 1886. (§§ 41-42. Il est défendu d'abattre des boucs entiers ou même récemment châtrés. Quand après l'abatage il est reconnu qu'un bouc est cryptorchide au lieu d'être châtré, il y a lieu de le détruire.)

Saragosse 1887. (§ 4 *en* Saisies partielles pour coups de corne, traumatisme et contusions ainsi que pour altérations viscérales — § 51. Les viandes des animaux mis au sel par mesure de salubrité demeureront en observation dans un local spécial de l'abattoir, durant le temps que les inspecteurs jugeront nécessaire pour la salaison, mais pas moins de 8 jours, après quoi elles seront saisies si elles sont reconnues insalubres. — § 63. Il est interdit d'abattre des bêtes infectées de clavelée, ou d'autre maladie rendant la viande malsaine d'après l'appréciation des vétérinaires inspecteurs. L'abatage des chèvres et des boucs est prohibé en juin, juillet et août, parce que l'usage de la chair de ces animaux est notoirement nuisible en tout temps et spécialement dans la saison de chaleur. — § 68. Les animaux incapables d'entrer à pied à l'abattoir et ceux morts de suffocation, ou à la suite d'un autre accident, ne sont admis dans l'établissement précité et préparés pour la consommation qu'en cas de salubrité. — § 69. Défense d'abattre des bêtes reconnues débiles. — § 70. L'abatage des agneaux de moins d'un an jusqu'à deux ans ne peut avoir lieu qu'en mai et juin. — §§ 120, 121, 122, 123 et 124. La viande *grossière* comprend celle de mouton galicien, asturien ou mérinos, celle de brebis, de bélier même châtré et de bouc, celle offrant une

mauvaise couleur, celle des animaux châtrés tard ou des animaux
vieux et enfin toutes celles que les inspecteurs peuvent considérer
comme telles d'après la science et l'expérience. Elle doit se vendre
dans des étaux complètement séparés de ceux servant à la vente
du mouton *fin*, de l'agneau, de la vache et du veau. Les étaux de
viandes *grossières* sont indiqués au public par une enseigne
rouge, tandis que les étaux ordinaires ont une enseigne *blanche*.
Les caractères des mots désignant les viandes et les chiffres indiquant les prix ont une longueur de 4 centimètres. Le papier sur
lequel ils sont insérés ne doit pas couvrir toute l'enseigne de façon
à en cacher la couleur. — § 142. Les femelles de toutes les espèces
doivent être mises au sel, si elles sont abattues à la dernière période
de la gestation. Les vaches atteintes de tuberculose sont retirées de
la consommation comme insalubres. — § 143. Tout cochon trichiné
est saisi. Les porcs affectés de ladrerie subissent la salaison, ou
sont détruits selon le degré du mal à l'appréciation des vétérinaires
inspecteurs. — § 2 additionnel. Contrairement aux dispositions du
règlement, les agneaux vivants peuvent entrer à Saragosse du
Samedi-Saint au mardi de la Pentecôte.)

Alicante 1888. (§ 6. Défense d'abattre des animaux malades,
des animaux maigres, des animaux en chaleurs et des verrats.
Défense d'abattre des femelles prêtes au part, ainsi que celles ayant
mis bas et dont les produits ne sont pas encore propres à être
livrés à la boucherie. — § 8. Défense d'abattre des agneaux et des
chevreaux en mauvais état de chair et n'ayant pas encore leurs
8 incisives de lait.)

Saint-Sébastien 1889. (§ 49. Il est défendu, en tout temps,
d'abattre des verrats et des béliers pour la consommation publique.
— § 50. Le soufflage des bêtes et de leurs issues ne peut avoir lieu
qu'avec un soufflet et non avec la bouche.)

Tarragone 1889. (Les articles 4°, 49, 54, 55, 56, 95, 96, 97, 98,
99 et 110, sont respectivement les mêmes que les articles 4²°, 63,
68, 69, 70, 120, 121, 122, 123, 124 et 142 de Saragosse. V. p 139.)

Castellon de la Plana 1890. (§ 9. Il ne peut être abattu que des
animaux en complet état de santé. — § 12. Interdiction absolue
d'abattre des bêtes en état de gestation. § 20. Les porcs ladres sont,
soit détruits par la crémation, soit arrosés de pétrole, de benzine
ou de quelque autre substance en rendant la consommation
impossible.)

Tolède 1890. (§ 4². Il est interdit d'abattre des animaux atteints
de maladies enzootiques, épizootiques ou contagieuses. — § 12 2° Les
agneaux ne peuvent être abattus que du Samedi-Saint au 29 juin
de chaque année, sans préjudice des autorisations d'abatage que la
municipalité peut accorder pour des raisons spéciales avant et

après cette période. 3° Défense de tuer des agneaux *primaux*, c'est-à-dire de plus d'un an. 4° Défense de tuer des bêtes malades, exténuées ou ne réunissant pas les conditions sanitaires indispensables et un bon état de viande. — § 13. Nul ne peut sacrifier des brebis, agneaux, chèvres, boucs et chevreaux, sans une autorisation spéciale de la municipalité. — § 27. Les bêtes exclues de l'abatage pour mauvais état des viandes ou pour maladie curable et non contagieuse, seront remises aux propriétaires après avoir été marquées, afin de pouvoir être reconnues à première vue si elles sont représentées avant leur guérison. Les animaux offrant des caractères de maladies contagieuses seront détruits.)

Villarramiel 1890. (§ 143. Défense de vendre des viandes de bêtes malades ou des viandes malpropres. — § 147. Défense de vendre des viandes malsaines et corrompues.)

Vitoria 1892. (*Abattoir*.) (§ 20. Les bêtes arrivées fatiguées à l'abattoir doivent rester en observation durant un temps convenable laissé à l'appréciation de l'inspecteur vétérinaire. — § 47. Il est absolument interdit de vendre de la viande de brebis et de chèvre aux étaux où l'on débite du mouton, aussi bien en dedans qu'en dehors de ces établissements. — (*Service vétérinaire*.) § 21. 1° Les inspecteurs vétérinaires sont tenus de dresser un tableau de toutes les maladies qui rendent les viandes et les poissons nuisibles à la santé.)

Madrid 1892. (§ 249. Défense de vendre de la graisse de porc impure, altérée, rance ou mélangée d'autres graisses, paraissant — d'après son odeur, sa saveur ou tout autre caractère — être extraite de débris de jambon, ou provenir d'animaux soit malades, soit nourris avec des substances insalubres ou de mauvais goût. — § 262. Défense de vendre de la graisse de bœuf impure et mélangée d'autres graisses propres à l'altérer ou à la rendre malsaine. — § 458. Toute bête atteinte de maladie contagieuse n'est pas admise à l'abattoir.)

Jaen 1892. (§ 5. Il est interdit d'abattre des agneaux âgés de moins d'un an et pesant en viande moins de 7 kilogrammes. Il est permis de débiter des chevreaux et des agneaux de lait, pourvu que leur poids de viande ne dépasse pas 4 kilogrammes, avec la tête et les 4 pieds, à l'exception de toute la ventraille. — § 7. Le bétail *grossier* ne peut être abattu sans avoir eu un mois de pâture sur le territoire de Jaen. — § 16. Il y a lieu de refuser les viandes provenant d'animaux malades ou d'animaux non convenablement engraissés et celles offrant un aspect répugnant. Les fractures, luxations, contusions ou autres lésions analogues motivent des saisies partielles. — § 38. Les viandes et les issues des bêtes combattues à la *Plaza de Toros* de la ville ne peuvent être vendues qu'avec l'autorisation de la municipalité, après l'examen de l'inspecteur de l'abattoir, et seulement en des lieux déterminés par le maire, avec une enseigne indiquant la provenance de ces viandes. — § 43. Il est interdit d'abattre des animaux présentant des plaies suppurantes produites par des causes quelconques. — § 45. Les bêtes bovines refusées sur pied comme trop maigres sont marquées au feu à la région scapulo-humérale droite, afin d'éviter qu'elles soient représentées à l'abattoir avant d'être engraissées.

Salamanque 1892. (§ 29. Défense absolue d'abattre des animaux présentant des symptômes morbides externes ou des éruptions cutanées. — § 30. Les animaux doivent être saisis, lorsqu'ils sont malsains pour cause de maladies contagieuses ou infectieuses reconnues à l'abattoir. — § 33. Il y a des marques différentes pour distinguer les viandes de vache, veau, bouvillon ou taureau, de celles des vieilles bêtes bovines (*cotrales*); de même pour distinguer les bêtes paisibles des bêtes sauvages.)

Le Ferrol mars 1893. (§ 10. Défense de vendre des viandes préjudiciables à la santé. Les viandes corrompues doivent être enfouies. — Avril 1893. § 9. Défense d'abattre des animaux malades ou en mauvais état de chair. — § 11. Saisie partielle en cas de calculs et kystes viscéraux, de traumatisme musculaire. — § 16. Il est interdit d'abattre aucune bête maigre et de sacrifier des vaches; il est défendu de tuer des génisses de plus de deux ans et des taurillons non châtrés.)

Carthagène 1893. (§§ 12-13. Saisie des viandes avariées, des saucissons et des conserves de viandes n'étant pas dans de bonnes conditions de salubrité. — § 48. Défense d'abattre des femelles dans un état avancé de gestation et des femelles à la période de lactation. Interdiction de tuer des animaux maigres ou amaigris. — §§ 49-50. Défense d'abattre des agneaux dont les huit incisives de lait ne sont pas rasées. Ces animaux doivent après l'abatage conserver adhérentes aux parties naturelles les marques de leur identité. Après la première mue, ils sont considérés comme *primaux* et les têtes peuvent en être enlevées à l'abattoir. — § 52. Quand, en cas d'épizooties ou d'autres motifs spéciaux, les autorités jugeront à propos, d'accord avec les vétérinaires, de laisser débiter des animaux d'autres espèces que celles autorisées par le règlement, la viande de ces animaux recevra une estampille spéciale et se vendra à moindre prix dans les lieux désignés à cet effet par les autorités, à condition qu'elle soit salubre.

Ile de Puerto-Rico (*Antilles*) 1886. (§ 5. Un vétérinaire inspecteur visitera les bêtes présentées dans chaque abattoir. Il refusera toutes celles offrant des symptômes de maladie externe ou interne, les animaux vieux, les veaux nés depuis moins de six semaines, les femelles en état de gestation, les bêtes en chaleurs, les animaux châtrés depuis moins de huit mois. Tous les bestiaux doivent entrer à pied à l'abattoir à moins d'être empêchés de marcher par un accident fortuit. Il faut que ce fait soit dûment prouvé; il appartient, en outre, au vétérinaire et au directeur de l'établissement de décider conjointement si cet accident ne met pas obstacle à l'admission du sujet. — § 19. Aucune viande ne peut se vendre 16 heures après l'abatage, à moins d'être convenablement préparée par les moyens connus)

En novembre 1896, un *projet de règlement pour l'inspection de salubrité des denrées alimentaires tirées du règne animal* a été présenté au Ministère du Gouvernement par MM. Remartinez et Moraleda, vétérinaires à Madrid. Il a été renvoyé par le Ministre au *Conseil de Santé* qui a chargé M. Santiago de la Villa, professeur à l'Ecole vétérinaire de Madrid, de faire un rapport à son sujet. Voici le résumé de quelques articles de ce document. (77).

(§ 5. Tous les animaux de boucherie doivent entrer à pied à l'abattoir et présenter manifestement un état de santé satisfaisant, d'après l'appréciation du vétérinaire-inspecteur. On pourra, néanmoins, y admettre ceux fortuitement empêchés de marcher par une fracture, une luxation ou une autre cause analogue n'influençant nullement la santé générale du sujet et ne paraissant pas frauduleusement cacher quelque maladie. Ces animaux seront marqués au fer chaud, afin que l'inspecteur pratique une autopsie minutieuse de tous les organes et de toutes les humeurs. — § 7. Refus des bêtes offrant des morsures récentes de chiens, loups ou autres carnivores. — § 8. Refus des bêtes mortes pour quelque cause que ce soit. — § 9. Défense de maltraiter inutilement les animaux en les conduisant à l'abattoir. Il faut, au contraire, les amener doucement pour prévenir l'accumulation du sang dans les réseaux capillaires. — § 11. Les bêtes doivent être abattues quand elles sont complètement reposées, sans au préalable avoir été martyrisées ni avoir été l'objet d'exercices tauromachiques. — § 14. L'inspection après l'abatage a pour but de rechercher s'il existe intérieurement des infiltrations muqueuses, des tumeurs, des épanchements ou des collections purulentes. — § 15. La saisie est totale ou partielle, selon que les altérations précédentes sont localisées ou généralisées. Les lésions même localisées de tuberculose, de charbon et de typhus, entraînent la saisie totale des animaux. — § 17. Quand la viande d'un animal, sans être absolument impropre à la consommation publique, constitue un aliment de

qualité inférieure ou infime selon l'appréciation de l'inspecteur,
elle reçoit une estampille spéciale. Elle doit être vendue à bas
prix et séparée des viandes tout à fait bonnes, avec un écriteau
indiquant son état. — § 19. Aucun porc ne peut être livré à la
consommation sans avoir été préalablement, à la suite d'un
examen microscopique, reconnu exempt de trichinose et de cysticercose. — § 20 En cas de trichinose, le porc doit être détruit de
façon à ne servir à l'alimentation de l'homme ni en totalité, ni en
partie. — § 21. En cas de cysticercose étendue, le porc est détruit
en entier. En cas de cysticercose restreinte, la viande du porc peut
être vendue à condition qu'un écriteau apposé à l'étal indique
clairement et distinctement au public : 1° Le défaut de salubrité de
cette viande ; 2° la maladie à laquelle les consommateurs sont
exposés en la mangeant ; 3° la nécessité de ne pas s'en nourrir
sans l'avoir préalablement soumise à une température très élevée
et soutenue. Quand la chair ladre ne peut être utilisée avec les
précautions précitées, l'autorité municipale a la faculté de la
retirer de la consommation publique et de la faire détruire après
avoir pris l'avis du vétérinaire-inspecteur.)

CHAPITRE VIII.

Prescriptions légales et réglementaires relatives aux saisies de viandes en Grèce. (78).

Règlement de février 1896 sur le service des abattoirs et l'inspection des viandes en Grèce. (Résumé.) (78 a).

Elaboré par M. le Dr Pilavios, vétérinaire principal de
l'armée, ce règlement a été adopté par le *Ministre de l'Intérieur* après avoir été soumis au *Conseil supérieur de santé.*
Il contient une nomenclature détaillée des viandes impropres
à la consommation.

Art. 11. — *Maladies générales et maladies contagieuses entraînant la saisie totale des animaux :* 1° Charbon symptomatique et
fièvre charbonneuse ; 2° peste bovine ; 3° fièvre aphteuse et piétin
en cas d'amaigrissement ; 4° rage ; 5° tuberculose généralisée
(caractérisée par l'infection de plusieurs organes et ganglions) ;
6° pneumo-entérite infectieuse et rouget du porc ; 7° trichinose et
ladrerie.

Art. 12 et 13. — *Affections locales motivant la saisie partielle
de. animaux, c'est-à dire la destruction de tous les organes
présentant les lésions suivantes :* 1° Diverses maladies inflamma-

toires aiguës ou chroniques; 2° suppuration (abcès, cavernes, etc.);
3° tumeurs diverses (néoplasies, tubercules, kystes, calculs, etc.);
4° parasites (trématodes, nématodes, hydatides, etc.). Ces animaux
ne sont exclus en totalité de la consommation que lorsque les
affections précitées ont altéré la viande et provoqué une cachexie
avancée.

Art. 22. — Du 1er avril au 30 septembre, il est défendu d'abattre
des porcs pour en livrer la viande à la consommation.

Art. 23. — Il est interdit d'abattre des animaux trop jeunes,
notamment ceux âgés de moins de 40 jours et pesant moins de
cinq kilogr.

CHAPITRE IX
Prescriptions légales et réglementaires relatives aux saisies de viandes en Italie.

Le 6 août 1784, un règlement sanitaire prohibe dans tout
le Piémont la consommation des ruminants morts de
quelque maladie que ce soit ou même simplement tués malades; il autorise le débit des animaux frappés par certains
accidents (79).

Parmi les règlements municipaux d'inspection de boucherie édictés en Italie depuis le commencement de ce siècle,
il s'en trouve beaucoup qui indiquent les cas de saisie, le
plus souvent d'une façon incomplète.

Le *Règlement de l'abattoir de Rome, établi en 1825* par
le professeur vétérinaire Metaxa (*), mérite une mention
toute particulière. Voici quelques extraits résumés de sa
nomenclature très détaillée des motifs de refus des animaux
de boucherie (80):

EXCLUSION ABSOLUE : Fœtus, bêtes extrêmement maigres, veaux
de moins de 125 livres (*laitons*) et de moins de 150 livres (*brou-
tards*); verrats; truies non châtrées, surtout en état de gestation;
charbon sous toutes ses formes; rage; toutes les maladies fébriles,
contagieuses ou non; ladrerie étendue; mal rouge et scrofulose
avancée du porc; maladies inflammatoires; maladies chroniques

(*) A Rome, l'inspection des viandes s'est faite jusqu'à la promulgation du *Décret du
3 août 1890* selon « les règles données par le célèbre Metaxa, modifiées ensuite suivant
les progrès accomplis dans le champ de la science ». (*Communication de M. Raspoli,
maire de Rome. 19 juillet 1893*).

altérant la viande (ictère, hydropisie, etc.). Un certain nombre de maladies sans fièvre, d'affections locales et d'accidents divers sont indiqués comme n'entraînant pas le rejet des animaux. La ladrerie porcine restreinte motive la salaison de la viande.

Ce n'est que bien après son unification que l'Italie a été pourvue d'une réglementation gouvernementale complète de l'inspection des viandes. Pendant longtemps elle n'a connu que les *Décrets royaux du 8 juin 1865* et du 6 septembre 1874 (*Règlements sur la santé publique*), prohibant la vente des viandes pourries et des viandes d'animaux morts de maladies (81).

Les choses étaient en cet état, lorsque les deux questions suivantes furent portées à l'ordre du jour du *Congrès vétérinaire de Bologne*, en septembre 1879 ; 1° *De l'organisation du service vétérinaire dans les abattoirs des grandes villes et du meilleur moyen de régler et de rendre obligatoire l'inspection des viandes dans toutes les communes* : Rapporteur MM. G. Poli et G. Franceschi, vétérinaires municipaux à Milan ; 2° *De la nécessité de formuler un guide uniforme pour les vétérinaires des abattoirs d'Italie au sujet des altérations anatomo-pathologiques qui doivent faire exclure de l'alimentation les viandes des animaux abattus* : Rapporteur M. Guzzoni, professeur à l'École vétérinaire de Milan (82).

Guzzoni déclare qu'il s'est inspiré des travaux de Zundel, L. Baillet, H. Bouley et Nocard pour la rédaction de son rapport. Comme celui-ci est, en beaucoup de points, calqué sur ces auteurs, notamment sur le mémoire H. Bouley et Nocard, et qu'il se trouvera répété avec quelques modifications dans le rapport de Guzzoni au *Congrès vétérinaire de Milan* en 1881, je me borne à résumer la discussion dont il fut l'objet.

Ortolani réclame la prohibition absolue des viandes ladres et l'indication de la durée de la prohibition estivale de l'abatage des porcs ; avec Bizzi, il demande qu'on laisse consommer les fœtus par ceux qui s'en délectent Ciucci veut la saisie ou la vente en basse boucherie, selon les cas, des animaux nourris de fenugrec, la saisie des animaux frappés par la foudre et de ceux récemment mordus par des sujets enragés. Guzzoni proteste contre cette dernière motion, en disant que le virus rabique n'a pas encore eu le temps de se propager à ce moment.

Romaro et Finocchi déclarent qu'une liste uniforme des saisies pour tous les abattoirs d'Italie est indispensable, notamment dans les petites localités, dépourvues de règlements spéciaux explicites, et où les bouchers ont l'habitude d'accuser les inspecteurs de leur saisir des viandes par méchanceté, par caprice. Une commission mixte de professeurs et de praticiens, nommée par le Congrès, devrait établir un projet de règlement à ce sujet, en prenant pour base le rapport Guzzoni.

Sur la proposition de Romaro et de huit de ses confrères la motion suivante est adoptée : « *Le Congrès, pénétré de l'importance du rapport du professeur Guzzoni, demande qu'une commission de 5 professeurs et de 5 praticiens, choisis dans son sein par le président, soit chargée de présenter au Ministre de l'Intérieur, dans le plus bref délai possible, un projet de règlement sanitaire sur l'abatage et le commerce des viandes.* »

En septembre 1881, à Milan, M. Guzzoni, président-rapporteur de la commission nommée au *Congrès de Bologne*, présente au *IIe Congrès Vétérinaire* italien un rapport portant le même titre que celui de 1878. Je donne ci-dessous un extrait tantôt textuel, tantôt résumé, de la partie de ce document (projet de règlement) intitulée *Règles directrices pour les vétérinaires des abattoirs d'Italie* (83) :

7º (Sont classées de basse boucherie et marquées de l'estampille C B M : les viandes maigres ; les viandes saigneuses ; les viandes d'animaux émaciés, très vieux, fatigués par la marche, épuisés par un travail excessif ou l'allaitement prolongé ; celles d'animaux morts accidentellement (de suffocation, submersion, hémorragie, fractures, plaies, chutes, tympanite, apoplexie, etc.) ; celles d'animaux sacrifiés atteints de maladies non transmissibles à l'homme, n'altérant pas intimement le tissu musculaire, mais diminuant leurs propriétés alimentaires sans les rendre insalubres.

Ces viandes doivent être vendues dans les 24 heures, dans des étaux spéciaux, avec l'indication « viandes de basse boucherie ». (*Carni di bassa macelleria*.)

10° (Les animaux en état de fièvre ou de maladie mal caractérisée ne sont abattus, que si la lésion fonctionnelle ou anatomique ne rend pas les viandes nuisibles. Si, après l'abatage, les principaux viscères ou les viandes paraissent altérées et nuisibles, la saisie peut être totale ou partielle.)

13° (L'abatage des porcs peut être permis toute l'année.)

17° (Les veaux mort-nés ainsi que les fœtus même à terme, trouvés dans la matrice des vaches abattues, sont absolument exclus de la consommation.)

18° (Il est interdit d'abattre les veaux de moins de 3 semaines, les agneaux et les chevreaux trop jeunes (viande molle, gélatineuse, aqueuse, peu nutritive et laxative.)

19° (Refus absolu des viandes pâles, lavées, très friables, infiltrées, visqueuses (cachexie ictéro-vermineuse, hydropisie générale) et des chairs jaunâtre-verdâtre (ictère). Vente en basse boucherie quand ces maladies, tout à fait au début, n'ont pas provoqué les altérations précitées. Saisie de la totalité ou d'une partie du foie en cas de distomatose hépatique sans ictère et sans hydroémie.)

20° (La consommation est permise, si la rétention d'urine n'est pas accompagnée d'odeur urineuse de la viande. Saisie totale en cas d'urémie.)

21° (La consommation est permise, si l'hématurie est l'expression d'une affection locale des organes urinaires. Saisie totale en cas d'hématurie infectieuse, typhoïde ou charbonneuse.)

22° (Le rhumatisme articulaire ou musculaire, la goutte, l'ostéoclastie, le rachitisme, l'arthrite des jeunes animaux, etc., n'empêchent pas la consommation, sauf en cas d'extrême amaigrissement et de complications graves.)

23° (Le charbon, la morve, le farcin et autres maladies contagieuses transmissibles à l'homme, entraînent la saisie de la viande et sa dénaturation par crémation ou ébullition.)

24° (Les animaux atteints de peste bovine peuvent être débités, mais seulement en basse boucherie, à condition d'être abattus avant que la maladie ait produit de profondes altérations physiques et chimiques de la viande.)

25° (Les animaux affectés de cocotte peuvent être consommés, s'ils ne sont pas trop exténués par la douleur et une diarrhée irréductible.)

26° (Les animaux atteints de péripneumonie contagieuse ne sont refusés que s'ils sont abattus à la 3° période de la maladie, caractérisée soit par la gangrène ou un séquestre pulmonaire, soit par un abondant exsudat thoracique (viande infiltrée, visqueuse, susceptible de provoquer des troubles gastriques et de la diarrhée.)

27° (Saisie des animaux morts ou tués enragés. Autorisation du débit en basse boucherie des animaux sacrifiés aussitôt après la morsure d'un sujet enragé, c'est-à-dire avant la manifestation des signes extérieurs de la rage.)

28° (La variole porcine, identique à la variole humaine, entraîne le rejet absolu des viandes. La variole ovine ne motive la saisie que dans les cas graves où la maladie est confluente.)

29° (Saisie des animaux affectés de septicémie et de pyémie.)

30° (La consommation ne peut avoir lieu, en cas de coryza gangréneux ou fièvre catarrhale, que si la maladie est localisée ou peu développée, sans complication de gangrène ou de septicémie.)

31° (*Tuberculose* ou *phtisie perlée*. Saisie totale dans chacun des cas suivants : 1° complication de cachexie ; 2° invasion tuberculeuse ganglionnaire ; 3° ramollissement et caséification de tubercules ; 4° généralisation tuberculeuse dans le corps. La viande est surtout nuisible quand il y a des tubercules pulmonaires caséeux, car ceux-ci sont toujours accompagnés de tuberculose ganglionnaire. En cas de localisation de la maladie, la viande peut être consommée à l'exception des parties envahies par l'élément tuberculeux.)

32° (Saisie totale en cas de : 1° cancer généralisé ; 2° cancer localisé avec ramollissement et ulcération.)

33° (Saisie des animaux morts empoisonnés par des toxiques à action générale, et des animaux longtemps traités par des médicaments héroïques. Saisie bornée aux intestins, au foie et à la rate en cas de poisons à action locale.)

34° (Les maladies locales, sans altération générale ni émaciation, ne rendent pas la viande inutilisable ; le contraire a lieu quand elles sont compliquées de pyémie, icorémie, septicémie. L'inspecteur fait ces distinctions en cas de métrite, métro-péritonite, etc., consécutives à la parturition ; de pleurésie, pneumonie, péritonite, entérite, etc.)

35° (En cas de trichinose — à rechercher par l'examen microscopique de tous les porcs — la viande ne peut être vendue qu'en basse boucherie, après cuisson parfaite et surveillée.)

36° (Application aux porcs ladres des prescriptions de 1879 du *Conseil supérieur de santé*.)

37° (La viande des bovins ladres ne peut être vendue que cuite.)

38° (Le tournis, la bronchite et la pneumonie vermineuse, l'helminthiase intestinale, la gale, etc., entraînent seulement la saisie des parties altérées, sauf en cas d'émaciation ou de consomption nécessitant la saisie totale.)

39° (Saisie des viandes altérées par les influences atmosphériques.)

40° (Saisie des viandes putréfiées susceptibles de provoquer le *botulisme* ou l'intoxication septique.)

41° (Saisie des salaisons et saucissons incapables de se conserver ultérieurement.)

Le rapport de M. Guzzoni fut l'objet d'une longue discussion que je résume ci-dessous : N. Lanzillotti, G. Poli, Zoccoli, Mattozi et Bosi se déclarent partisans d'une liste uniforme des saisies. G. Poli dit que cette liste diminuera la responsabilité des inspecteurs ; Bosi demande qu'elle soit un simple guide pour les cas difficiles et non un règlement obligatoire. Massa la trouve inutile et désire que les inspecteurs aient toute liberté pour accepter ou rejeter les viandes. Le *Congrès de Bologne*, fait remarquer Guzzoni, en a reconnu la nécessité et a décidé d'en formuler le modèle ; il n'y a donc plus lieu de discuter sur son opportunité. La nomenclature réglementaire des saisies, dit M. Lanzillotti, est un besoin reconnu par la profession vétérinaire. Elle n'est pas du ressort des municipalités. Il appartient au Ministre de l'Intérieur d'instituer une liste uniforme des saisies pour tous les abattoirs d'Italie, car ce n'est pas édifiant de voir la même viande refusée dans une ville et acceptée dans une autre.

Mattozi demande la consommation des porcs faiblement ladres après salaison ou ébullition. G. Poli réclame la saisie des animaux mort-nés, des fœtus trouvés dans l'utérus des femelles abattues et des veaux âgés de moins de 3 semaines. Romano, de Capitani et Tampelini demandent que les mots *mûrs* ou *en maturité* soient substitués à l'expression *âgés de 3 semaines* pour l'admission des veaux. Bosi et Morano veulent au contraire que les inspecteurs appuient leur jugement sur un terme fixe et non sur une base incertaine, de façon à éviter toute discussion avec les bouchers.. Ce terme fixe de maturité doit être indiqué par l'âge de 6 à 8 semaines pour Bosi, et par le poids de 80 kilogr. pour Morano. Tampelini trouve insuffisants les critériums fournis par le poids et le nombre de semaines. Pour Massa, en cas de trichinose, l'examen microscopique est inutile ; une bonne cuisson suffit. Plusieurs congressistes demandent sans succès : la saisie des viandes d'animaux abattus après morsures de sujets enragés, la non-consommation des viandes trichinées cuites, la vente en basse boucherie de tous les animaux tuberculeux. Le Congrès adopte la modification suivante proposée par Tampelini et de Capitani :

Art. 18. — *Les veaux, agneaux et chevreaux ne peuvent être abattus que s'ils sont mûrs et en bonne condition de nutrition.*

Les prescriptions suivantes sont pour les vœux précités des vétérinaires italiens une satisfaction aussi tardive qu'incomplète :

En 1885, une *Instruction du Conseil supérieur de santé* permet la consommation de la chair dans certains cas de peste bovine, péripneumonie contagieuse, clavelée, etc. Il la prohibe pour morve, farcin, gourme, typhus des solipèdes, mal rouge du porc, affections charbonneuses, rage, tuberculose avec émaciation, ladrerie porcine étendue, etc. Il la tolère quand il s'agit de trichinose, après cuisson surveillée, et de ladrerie légère, après transformation en saucissons cuits pendant une heure et demie ou après une forte salaison de trois mois. La graisse des porcs ladres peut servir à l'alimentation après la fonte à 100° C. ; leurs poumons, foie, reins et intestins sont utilisables (81).

Le *Décret royal du 9 octobre* 1889 (Règlement général *sur la protection de l'hygiène et de la santé publique*) défend : 1° l'abatage pour la boucherie des animaux affectés de rage, morve, farcin, charbon, variole ou autre maladie transmissible à l'homme. 2° Il interdit la consommation : *a*) des animaux morts de peste bovine, soit d'une autre maladie infectieuse ou inflammatoire ; *b*) des animaux morts par épuisement des forces ou à la suite de mauvais traitements ; *c*) des animaux atteints de trichinose, ladrerie étendue, phtisie perlée généralisée ; *d*) de toutes les viandes offrant des signes de décomposition, même commençante. Il ordonne la saisie des viscères pourvus de lésions locales, morbides ou parasitaires. Il autorise la mise en vente de la viande et de la graisse des bœufs et des porcs légèrement ladres après cuisson prolongée et surveillée. (Art. 103 et 105.) — (81).

Les vœux émis en 1881 au Congrès vétérinaire de Milan sont exaucés, dans une large mesure, par la promulgation du Décret suivant applicable à toute l'Italie (84) :

Règlement spécial pour la surveillance hygiénique des aliments, des boissons et des objets d'usage domestique du 3 août 1890.

Art. 18. - - Ne seront pas admis à l'abatage les bovins, suidés et ovidés n'ayant pas atteint un âge ou un développement physique propre à donner à leurs viandes une valeur nutritive convenable. En règle générale, il sera interdit d'abattre les bovidés et les suidés âgés de moins d'un mois et les ovidés de moins de vingt jours. Seront de même exclus de la consommation les animaux très vieux ou très maigres.

Art. 19. — En outre des viandes d'animaux atteints de maladies spécifiées dans le premier paragraphe de l'article 103 du Règlement général (rage, morve, farcin, charbon, variole ou autres maladies transmissibles à l'homme) et pour lesquelles ledit article 103 détermine le mode de destruction, seront interdites pour l'usage alimentaire les viandes animaux atteints de fièvre puerpérale, de métro-péritonite, de pyémie, de saproémie, de septicémie, de cancer généralisé, d'ictère grave, de cachexie ictéro-vermineuse, de diphtérie, de mal rouge des porcs, d'hydropisie, d'affections graves des reins et de calculs de la vessie et de l'urèthre accompagnés d'empoisonnement urémique ou ammoniacal du sang. Seront de même interdites les viandes d'animaux morts empoisonnés et de ceux dont les chairs auront acquis une odeur et une saveur mauvaises à la suite de l'usage prolongé de médicaments curatifs, tels que camphre, assa fœtida, éther, essence de térébenthine et semblables.

Art. 20. — Ces animaux, ainsi que ceux désignés au deuxième paragraphe dudit article 103, morts de typhus bovin (peste bovine) ou d'une autre maladie infectieuse ou inflammatoire, ayant succombé par épuisement des forces ou à la suite de mauvais traitements, ceux reconnus atteints de trichinose, de ladrerie grave ou de phtisie perlée généralisée, ne devront pas non plus être livrés à la consommation ; il ne pourront être employés qu'à un usage industriel.

Art. 21. — On admettra pour la consommation les animaux dont l'engraissement aura été favorisé par l'ingestion arsenicale à petites doses.

Art. 22. — Les animaux sacrifiés pour météorisme, morts d'hémorragies internes, soit de lésions traumatiques ou accidentelles (fulguration, brûlures d'incendie); ou affectés de gangrène, d'aphtes épizootiques, de tétanos, de pleuro pneumonie exsudative contagieuse, de péricardite ou cardite traumatique, de rhumatisme musculaire ou articulaire, de pleurésie, de pneumonie, soit d'autres maladies externes ou internes, pourront être préparés pour la boucherie après une visite sanitaire rigoureuse.

Art. 23. — Dans ces cas, il appartient au vétérinaire de décider quelles parties des animaux doivent être livrées à la consommation.

Art. 24. — Toutefois, en raison de la perte partielle de leur valeur nutritive première et de leur facile altérabilité, ces viandes devront être vendues rapidement et dans des boucheries spéciales ou basses-boucheries, comme viandes de seconde qualité et ne pouvant être consommées que cuites.

Art. 25. — Les viandes des animaux tuberculeux seront également livrées à la consommation, pourvu que la maladie soit à son premier degré, n'intéresse qu'un organe ou les viscères et qu'il n'y ait pas encore infection secondaire du système lymphatique glandulaire. Elles seront de même vendues dans les basses-boucheries, avec une étiquette indiquant qu'elles ne peuvent être consommées que cuites.

Art. 26. — Les viandes d'animaux tués aussitôt après la morsure de bêtes enragées seront traitées semblablement. Toutefois, la partie mordue sera éliminée et détruite.

Art. 27. — Les viandes d'animaux nourris de tourteaux de colza rances ou de fenugrec, ou d'une autre substance leur donnant une saveur ou une odeur mauvaise non nuisible, devront également être vendues dans les basses boucheries avec indication de leur qualité.

Art. 28. — Les viandes de porcs atteints de ladrerie légère, mises en vente aux conditions exigées par l'article 103 du règlement précité, pourront aussi être transformées en saucissons et vendues seulement après avoir subi l'ébullition dans un local de l'abattoir sous la surveillance de l'autorité sanitaire. Les lards de ces porcs pourront être livrés à la consommation, après une salaison et un séjour d'au moins trois mois dans des locaux convenables des abattoirs publics.

Art. 29. — Dans le cas d'actinomycose limitée à un organe, la partie malade sera détruite. Dans le cas de généralisation, l'animal atteint devra être traité comme à l'article 19.

Art. 30. — Aux termes du dernier paragraphe de l'article 103 cité du susdit règlement, les viscères partiellement envahis par les maladies ou les parasites seront détruits en totalité. On évitera absolument de les laisser manger par d'autres animaux.

Art. 31. — Les animaux de boucherie ayant été maltraités ne peuvent être abattus, avant la guérison des lésions qu'ils ont ainsi contractées. Sont considérés comme mauvais traitements les marches forcées ou accélérées, le mauvais mode de transport par chemin de fer, les jeûnes, les exercices violents et les brutalités.

Art. 34. — L'insufflation aérienne dans le tissu conjonctif sous-cutané, destinée à faciliter le dépouillement, et le gonflement des poumons, ne pourront se faire que par des moyens mécaniques avec de l'air filtré à travers du coton.

Art. 47. — En vertu de l'article 105 du Règlement général, lettre *b*, on ne pourra vendre, distribuer ni même tenir des viandes devenues insalubres par décomposition même commençante, des viandes rougeâtres, phosphorescentes, altérées par les influences atmosphériques ou par la présence de larves d'insectes (mouches, etc.).

Art. 57. — Pendant l'été spécialement, pour la préparation des boudins, des saucissons de foie et des saucisses facilement altérables, on n'emploiera ni les viscères ni le sang vieux, c'est-à-dire conservés plus de vingt-quatre heures après leur extraction du corps des animaux.

Art. 59. (Les saucissons, salaisons, et autres viandes préparées, mises en vente ou en dépôt, reconnues par les officiers sanitaires gâtées ou altérées par des substances nuisibles, seront saisies et détruites).

Art. 65. — Il est défendu : d'insuffler de l'air sous la peau des volailles dans le but de les faire paraître plus grasses ; de les tenir dans l'eau pour les conserver et de les soumettre à une opération quelconque susceptible de cacher un commencement de décomposition.

Art. 66. — On ne pourra mettre en vente pour la consommation les lapins et les cobayes maigres, vieux, atteints de psorospermose ou affectés d'autres maladies.

Art. 68. — Le gibier à plume et à poil devra présenter des traces évidentes d'occision. Celui mort de maladie ou en voie de putréfaction sera exclu de la consommation.

CHAPITRE X

Prescriptions légales et réglementaires relatives aux saisies des viandes dans le Grand-Duché de Luxembourg. (85).

L'inspection des viandes a été instituée dans le Luxembourg par la *Loi du 18 septembre 1892*, puis organisée par l'*Arrêté grand-ducal du 20 décembre 1892* dont l'article 8 est ainsi conçu :

« *Une instruction ministérielle déterminera les cas où la viande, les issues, etc., devront être toujours déclarées insalubres.* »

Promulguée en janvier 1893 par le Directeur général de l'Intérieur, l'Instruction précitée se rapproche beaucoup des prescriptions belges du 28 avril 1891 et du 23 juillet 1894 (V. pp. 119-120 et pp. 122-124). Elle est ainsi conçue :

« Les cas où la viande, les issues devront toujours être déclarées insalubres (art. 8 du *Règlement*), sont déterminés de la manière suivante :

1° Viandes et issues provenant d'animaux : *a*) trop jeunes ; viandes gélatineuses ; *b*) cachectiques, hydroémiques ; viandes maigres, infiltrées ; *c*) qui ont subi une jugulation incomplète ; viandes saigneuses ; *d*) qui ont été empoisonnés par des substances toxiques : préparations arsénicales, cupriques, saturnines, acide phénique, etc , qui ont reçu certains médicaments à saveur et odeur pénétrantes, tels que : ammoniaque, éther sulfurique, camphre, assa fœtida, noix vomique, pétrole, essence de térébenthine, etc.

2° Viandes fraîches ou leurs diverses préparations mentionnées à l'art. 17, volaille, gibier, lapins domestiques, poissons mentionnés à l'art. 16 du *Règlement sur le commerce des viandes*, gâtés ou corrompus.

3° Viandes à odeur, saveur ou aspect repoussant et à consistance anormale.

4° Viandes infiltrées, ecchymosées par suite de traumatismes.

5° Viandes provenant d'animaux morts naturellement ou d'animaux atteints des maladies suivantes :

A) Charbon bactéridien, bactérien ;

B) 1° Tuberculose, dans les cas suivants, quel que soit l'état d'embonpoint de l'animal : *a*) tuberculose thoracique et abdominale, c'est-à-dire siégeant à la fois dans un ou plusieurs organes de la poitrine (poumons, plèvres, péricarde, ganglions lymphatiques) et dans un ou plusieurs organes de l'abdomen (péritoine pariétal ou viscéral, ganglions, intestins, foie, matrice, rate, reins, ovaires, pancréas) ; *b*) tuberculose soit thoracique, soit abdominale avec présence de tubercules dans une autre partie du corps, en dehors des cavités : ganglions (rétropharyngiens, préscapulaires, inguinaux, mammaires, etc.), mamelles, os, articulations, méninges, testicules, muscles : 2° Tuberculose constatée dans n'importe quelle partie du corps, *quel que soit le nombre de tubercules, lorsque l'animal est en état d'émaciation marquée* ;

C) Morve et farcin ; *D*) Rage et suspicion de rage ; *E*) Trichinose ; *F*) Ladrerie du porc, du veau et du bœuf (en cas de ladrerie, le lard, la graisse ou le suif peuvent être utilisés après avoir été soumis à une température de 100° C.) ; *G*) Clavelée confluente ; *H*) Peste bovine ; *I*) Pyohémie ; *J*) Septicémie ; *K*) Urémie ; *L*) Ictère ; *M*) Arthrite généralisée des jeunes animaux ; *N*) Rouget du porc (lorsque l'affection est au début, qu'il n'y a pas d'infiltration jaunâtre du lard, que les altérations des organes internes sont peu prononcées et que la viande a bon aspect, celle-ci pourra être admise à la consommation) ; *O*) Pleuropneumonie contagieuse des bêtes bovines à un degré avancé ; *P*) Inflammation gangréneuse d'un ou de plusieurs organes viscéraux ; *Q*) Mélanose généralisée ; *R*) Anasarque ; *S*) Fièvre typhoïde du cheval ; *T*) Tétanos ; *U*) Gourme maligne ; *V*) Phlegmon diffus.

CHAPITRE XI.

Prescriptions légales et réglementaires relatives aux saisies de viandes en Portugal. (86).

L'inspection des viandes est régie par des règlement municipaux, qui renferment généralement une nomenclature des viandes impropres à la consommation.

Règlement du 17 *août* 1869 *pour l'examen de santé des bestiaux présentés à l'abattoir de la ville de Lisbonne.*

Art. 1er. — Seront refusés comme impropres à la consommation tous les animaux maigres et exténués, de quelque espèce qu'ils soient.

Art. 2. — Seront également refusés les animaux atteints d'une des maladies suivantes : Espèce bovine : *Asphyxie* ; anasarque ; anémie ; apoplexie ; ascite ; *avortement* ; affections dartreuses et herpétiques généralisées ; cowpox ; congestion ; maladies inflammatoires aiguës et maladies inflammatoires chroniques *à symptômes communs* ; affections charbonneuses, typhoïdes et gangréneuses ; diathèse cancéreuse ; éléphantiasis ; empoisonnement ; embarras gastro-intestinal ; fièvre aphteuse aux 2e et 3e périodes ; fièvre intermittente ; fièvre de réaction ; plaies suppurantes très étendues ; hydrothorax ; hydroémie ; hématurie ; infection purulente ; ictère ; leucorrhée ; métrorragie ; ostéosarcome ; phthiriase ayant envahi la plus grande partie de la peau ; phtisie mésentérique aux 2e et 3e périodes ; phtisie pulmonaire tuberculeuse et calcaire aux 2e et 3e périodes ; pleuropneumonie exsudative ; gale invétérée ; rage ; squirrhe accompagné de symptômes généraux ;

tétanos général ; typhus contagieux. Espèce ovine : En plus des maladies précitées, susceptibles d'attaquer les ovins : la clavelée ; la tremblante ; le piétin, le tournis à la dernière période.

Art. 3, 4 et 5. — Seront également refusés : 1° les mâles adultes de l'espèce bovine entiers ou ceux récemment châtrés, ainsi que les vaches ayant dépassé leur septième mois de gestation ou celles ayant vêlé depuis peu ; 2° les bestiaux dits de demi-viande, c'est-à-dire ayant le système osseux très développé ; 3° les fœtus extraits du ventre de la femelle à quelque époque que ce soit de la grossesse.

Art. 6. — On fera enlever, avec le plus grand soin, et enfouir les parties molles ecchymosées ainsi que les organes présentant des modifications morbides accidentelles, des altérations histologiques ou des lésions vermineuses.

Art. 7. — Toutes les fois qu'après la précédente opération il restera quelque os à découvert, celui-ci sera détaché et inutilisé.

Ces prescriptions pour l'exclusion des animaux et la saisie des viandes et viscères, à Lisbonne, sont répétées semblablement dans le *Règlement de l'abattoir de la ville de Porto, du 27 septembre 1879*, et dans le *Règlement de l'abattoir de la ville de Coïmbre, du 11 décembre 1890* (*), à l'exception de ce qui suit :

A *Porto*, *l'anémie* n'est pas indiquée.

A *Coïmbre*, les cas de refus comprennent en outre : *l'état d'animal entier* ou *récemment châtré* dans toutes les espèces, *l'état avancé de gestation* de toutes les femelles (avec spécification du septième mois de grossesse pour les vaches), la *parturition récente* chez toutes les femelles, *l'actinomycose* ; le seul mot « *tuberculose* » remplace les deux mentions relatives à la *phtisie* ; la *fièvre aphteuse* est mentionnée sans périodes. Un alinéa spécial ordonne en outre le rejet des porcs pour *ladrerie, trichinose, rouget* et *diphtérie*, en dehors des maladies indiquées pour les espèces bovine et ovine. (A *Porto*, il n'y a pas d'alinéa analogue pour l'espèce porcine).

A *Lisbonne*, où les porcs ne sont tués à l'abattoir que depuis quelques années, le *Règlement municipal du 22 oc-*

(*) Le Code de police municipale de Coïmbre du 22 décembre 1873 interdisait de tuer des taureaux, d'abattre des vaches et des petites femelles reconnues en état de gestation, de tuer (en dehors des veaux) des grosses bêtes bovines pesant moins de 176 kilogrammes chacune (art. 107, 4° et 5°). Il ne permettait aux bouchers d'abattre des vaches qu'après avoir tué un nombre triple de bœufs (art. 108).

tobre 1885 relatif à l'abatage de ces animaux contient ceci :
« § 37. *Seront refusés comme impropres à la consommation les porcs maigres ou exténués, ceux atteints de maladies mentionnées au* RÈGLEMENT DU 17 AOUT 1869, *ainsi que ceux affectés de trichinose, ladrerie, rouget et scrofulose.* »

La nomenclature des animaux impropres à la consommation, du *Règlement de l'abattoir de la ville de Guardia, du 12 février 1880* (art. 22, 1° et 2°), ne diffère des articles 1 et 2 de celle de Lisbonne 1869 que par l'absence des parties imprimées en lettres italiques dans l'article 2 de Lisbonne et par l'addition de l'alinéa suivant relatif aux maladies motivant le refus des porcs : « *En plus des maladies précitées, se trouvent les affections charbonneuses et typhoïdes, la ladrerie et la trichinose.* »

Le 6 juin 1896, M. J. V. P. Nogueira, professeur à l'Institut agricole et vétérinaire de Lisbonne, m'a envoyé les renseignements suivants : « Dans le tableau — des cas de refus des animaux — du *Règlement de l'abattoir de la ville de Castello-Branco, du 24 décembre 1884*, en plus des cas indiqués à Lisbonne 1869, on remarque les suivants : *Affections parasitaires internes ; urémie due à des obstructions rénales ou à de la néphrite; dégénérescence graisseuse des muscles des bovins; sclérose médullaire; phosphorescence de la viande.* »

« Dans le *Règlement de l'abattoir de la ville de Faro*, encore à l'état de projet, l'inspecteur a toute liberté pour refuser les animaux, sauf en ce qui concerne la ladrerie où il a l'ordre de saisir la viande et de laisser utiliser le lard. »

Décret du 7 février 1889 portant règlement général de la santé du bétail en Portugal.

D'après l'art. 19, § 1, il est interdit de livrer à la consommation publique la viande des animaux morts d'une maladie contagieuse quelconque, ou abattus atteints de peste bovine, rage, morve, fièvre charbonneuse, charbon symptomatique, mal rouge, phtisie tuberculeuse, clavelée maligne (compliquée de septicémie), diphtérie et choléra des volailles. — L'art. 61 prescrit la dénaturation des graisses, viandes fraîches ou conservées et des préparations de

viandes jugées insalubres ou dangereuses comme étant pourries,
altérées, affectées de maladie contagieuse ou infectieuse.

CHAPITRE XII
Prescriptions légales et réglementaires relatives aux saisies de viandes en Roumanie. (87.)

L'inspection des viandes a d'abord été régie en Roumanie
par le *Décret du 18 avril 1868 sur la Réglementation des
tueries*, sans aucune liste de saisies. Plus tard quelques
villes comme Braïla et Bucharest indiquent pour leurs abattoirs les principaux motifs de refus des animaux.

Toutefois la *Loi sur la police sanitaire vétérinaire du
27 mai 1882* (87ª) donne déjà quelques indications à ce
sujet. Ainsi elle défend de livrer à la consommation les animaux atteints de :

1° Peste bovine (art. 65) ; 2° péripneumonie contagieuse (art. 94) ;
3° clavelée ou état de clavelisation (art. 102) ; fièvre typhoïde du
porc (art. 126) ; rage (art. 134) ; charbon (art 137) ; morve et farcin (art. 119 et 175). D'après l'art. 109, le vétérinaire-inspecteur
a la faculté de permettre ou de défendre qu'on abatte pour la consommation un animal atteint de fièvre aphteuse.

*Règlement de l'abattoir de la ville de Braïla, du 18 novembre 1888.
— (Résumé.) — (88.)*

Art. 15. (Interdiction d'abattre des animaux très maigres. —
Art. 18. Défense de livrer à la consommation les animaux atteints
de tuberculose, charbon, peste bovine et ovine, cysticercose porcine, trichinose, cancer généralisé, rage, gangrène généralisée,
abcès étendus, fièvre puerpérale, fièvre aphteuse. Interdiction de
tuer : des femelles en état avancé de gestation ; des bêtes très fatiguées ou surmenées, ainsi que des veaux âgés de moins de six semaines.)

*Règlement du service vétérinaire de la ville de Bucharest,
du 4 janvier 1889. — (Résumé.) — (89.)*

Les articles 95, 97, 98, et 103 1° et 2°, sont respectivement
semblables aux articles ci-dessous 23, 25, 26 et 32 du *Règlement de 1890 des abattoirs de Roumanie*, sauf les additions suivantes : « Art. 95. ..... Un incinérateur spécial

sera installé à l'abattoir pour appliquer aux viandes saisies le mode de destruction le plus pratique. » — « Art. 103. ..... 3° L'abatage des bêtes en état avancé de gestation est interdit. » — En outre, les mots en lettres italiques des divisions *k)* et *n)* de l'art. 26, du Règlement roumain de 1890, manquent dans les mêmes divisions de l'article 98 du Règlement de Bucharest.

Règlement général pour les abattoirs en Roumanie, du 19 mai 1890. (87 ᵇ).

Art. 22. — ..... Les femelles des grandes et petites espèces reconnues en état avancé de gestation ne sont pas admises à l'abatage.

Art. 23. — Les animaux repoussés comme étant atteints ou suspects de maladies contagieuses, les animaux très maigres présumés atteints de la tuberculose ou d'autres maladies, qui causent un état complet de misère physiologique, seront abattus et, s'ils sont reconnus sains, seront remis aux propriétaires pour être livrés à la consommation. S'ils sont reconnus atteints de maladies contagieuses, ils sont détruits conformément aux dispositions de la loi de Police sanitaire vétérinaire.

Art. 25. — Les animaux non admis à l'abatage comme trop maigres, seront conduits séparément, après l'inspection, dans un lieu spécial pour qu'il leur soit appliqué les dispositions de l'article 23.

Art. 26. — On ne peut livrer à la consommation la viande des animaux atteints des maladies suivantes : *a)* la peste bovine chez tous les ruminants ; *b)* la pleuro-pneumonie contagieuse chez les grands ruminants ; *c)* la clavelée (variole) chez les moutons et chez la chèvre ; *d)* le charbon symptomatique et le charbon bactéridien chez tous les animaux ; *e)* la rage chez tous les animaux ; *f)* la fièvre typhoïde chez le porc ; *g)* la trichinose chez le porc ; *h)* la cysticercose chez le porc ; *i)* la tuberculose chez les ruminants et chez le porc ; *j)* l'infection purulente et la septicémie ; *k)* le carcinome généralisé, l'actinomycose (*les parties atteintes*) ; *l)* la cachexie aqueuse et le marasme ; *m)* la fièvre vitulaire chez les vaches et la fièvre de surmenage chez tous les animaux. *n)* Pour la fièvre aphteuse chez les bêtes à cornes et chez les porcs, l'admission et le refus dépendent de la gravité des cas ; ils sont laissés à la faculté du médecin vétérinaire. *Dans tous les cas les parties malades seront détruites.* — En dehors des maladies précitées, les vétérinaires pourront exclure de la consommation, d'après leur appréciation, les viandes et les viscères des animaux atteints de maladies fébriles en général et des animaux empoisonnés.

Art. 32. — Les veaux et les buffletins, âgés de moins de six semaines, ne peuvent pas être sacrifiés à l'abattoir pour être livrés à la consommation. Les agneaux âgés de moins de 15 jours ne sont pas admis à l'abattoir pour être abattus.

CHAPITRE XIII.

Prescriptions légales et réglementaires relatives aux saisies de viandes en Suisse. (90).

Le *Règlement fédéral du 14 octobre 1887*, sur les mesures à prendre pour combattre les épizooties, s'occupe brièvement du contrôle sanitaire des boucheries et de la destination à donner aux animaux abattus atteints de certaines maladies contagieuses. (*) Des ordonnances spéciales, les unes cantonales, les autres municipales, traitent plus amplement de l'inspection des viandes dans diverses régions de la Suisse et sont généralement pourvues d'une liste des principales causes de saisie. Beaucoup de ces listes, reproduites ci-dessous, sont très détaillées.

Ordonnance sur la vente de la viande dans la ville de Bâle, 24 juin 1871 et 8 juin 1878, (Résumé).

(Il est interdit de tuer des animaux : 1º âgés de moins de 14 jours (§ 2) ; 2º atteints de maladies contagieuses, incurables ou autres (§ 8) ; 3º surmenés ou échauffés (§ 20). Il est défendu de vendre de la viande : 1º malade ou trop jeune (§ 26) ; 2º malade ou corrompue (§ 31).

Le *Règlement de l'abattoir de la ville de Bâle du 1er juillet 1878* empêche de sortir de cet établissement des veaux *non-nés* (§ 8).

Règlement du 10 mars 1873 pour la boucherie de la ville de Fribourg. (Résumé).

Art. 6. — (Les animaux atteints d'une maladie quelconque ne peuvent être livrés à la consommation).

Art. 7. — (La viande des animaux de qualité inférieure doit être débitée à la *petite boucherie*, aux prix fixés par l'inspecteur, en

---

(*) M. Borgeaud, vétérinaire-directeur de l'abattoir de Lausanne, m'écrit le 1 mai 1896 qu'à l'heure actuelle on réclame de tous côtés la centralisation des services d'inspection des viandes, avec une loi générale applicable à toute la Suisse.

présence d'un employé de police et en morceaux n'excédant pas
3 kilos).

Art. 16 et 17. — (La viande d'un animal abattu hors ville par suite
d'accident, reconnue non nuisible par l'inspecteur, ne peut être
vendue qu'à la *petite boucherie* ; par exception, si elle est de qualité
supérieure et n'a pas été avariée, le débit peut en être autorisé à
la *grande boucherie*.

« Art. 24. — Il est défendu aux bouchers d'abattre, pour être livrés
à la consommation publique, des veaux âgés de moins de 3 semaines. »

*Ordonnance du 5 juin 1873 sur l'abatage des bestiaux et la vente des
aliments dans le canton de Zug.* (Résumé).

§ 6. (Tout animal échauffé doit avoir un repos d'au moins
3 heures avant d'être abattu).

§ 8. (Les veaux sains et âgés d'au moins 14 jours peuvent seuls
être tués pour la consommation).

§ 9. (Interdiction d'utiliser la viande dont la couleur et l'odeur
indiquent un commencement de putréfaction).

§ 10. (Autorisation d'utiliser la viande des animaux malades ou
morts accidentellement, quand elle n'est pas nuisible à la santé de
l'homme).

Le *Règlement du 5 juin 1873, pour les inspecteurs des
viandes du canton de Zug,* complète l'ordonnance précitée
en mentionnant les indices de la salubrité ou de l'insalubrité
des viandes avant et après l'abatage.

*Ordonnance du 27 décembre 1873 sur l'inspection de la viande dans
le canton de Saint-Gall.* (Résumé).

Art. 4. — (Défense d'abattre des chevaux, ânes et mulets âgés de
moins de 14 jours).

Art. 5. — (Défense de souffler les animaux autrement qu'avec un
soufflet).

Art. 6. — (*c*) Défense de vendre des saucissons rances, puants, aigres
ou de mauvaise couleur. *d*) Autorisation de débiter aux boucheries
ordinaires, au cas où la viande est normale : 1° les animaux tués
immédiatement à la suite de blessures, coup de foudre, lésions
d'incendie, fractures osseuses, avant le développement de la fièvre,
à condition qu'ils aient été bien saignés et éventrés sans retard ;
2° les animaux porteurs de faibles lésions locales, externes ou internes, n'ayant troublé ni la santé ni l'engraissement (tuméfaction
de la peau, membranes anormales et adhérences de la poitrine et
de l'abdomen, polypes des muqueuses, etc..) sous réserve de la
saisie des parties altérées).

Art. 7. — (La viande n'est pas utilisable pour le saucisson et ne peut être .vendue qu'en un local spécial, avec indication de son état réel, dans les cas suivants : *a*) veaux âgés de moins de 14 jours ; *b*) affaiblissement sénile, infirmités externes, abatage tardif à la suite d'accidents ayant été l'objet d'une médication ; *c*) maladies n'empêchant pas l'usage de la viande quand il n'y a pas de fièvre putride, amaigrissement extrême, décomposition du sang, etc., et que la saignée a précédé la mort ; *d*) tuberculose).

Art. 8. — (La vente de la viande est interdite en cas de : *a*) Trichinose, cysticercose ; *b*) odeur et apparence de putréfaction ; état morbide, viande mouillée, flétrie, décolorée, avec viscosité du tissu cellulaire ; *c*) surmenage ; mort par empoisonnement ; mort naturelle ; manifestation ou suspicion de peste bovine, de rage, de charbon ou d'autre maladie transmissible à l'homme).

Instructions du 19 juin 1875 (renouvelées le 8 juin 1888) pour l'inspection des viandes dans le canton de Coire.

§ 4. Il est interdit de vendre de la viande en cas de : *a*) Putréfaction ; *b*) charbon, rage, morve, ladrerie, trichinose, peste bovine, péripneumonie contagieuse, empoisonnement ; *c*) maladies (avec décomposition des humeurs, fièvre hectique et extrême amaigrissement), particulièrement s'il s'agit de typhus, pyémie, cancer généralisé, tuberculose à un haut degré avec amaigrissement, dysenterie, hydropisie généralisée.

§ 5. La viande ne peut être vendue que conditionnellement et en dehors des boucheries publiques, avec indication de son état aux acheteurs, dans les cas suivant : Fièvre aphteuse (après saisie des parties malades) ; tournis des bovins et ovins (après saisie de la cervelle) ; abatage pour parturition impossible, météorisation, fractures osseuses, maladie de la pierre ; submersion ; asphyxie dans un incendie ; chute mortelle sous réserve d'égorgement immédiat ; étranglement brusque par le licou sous réserve d'éventration immédiate.

§ 7. Les veaux et les chevreaux présentés à l'abatage sont refusés comme trop jeunes, s'ils ne sont pas âgés de 3 semaines au moins et n'ont pas toutes leurs huit dents incisives inférieures.

§ 8. Il est interdit de souffler les veaux et les moutons avec la bouche, dans le but de donner un meilleur aspect à la viande.

Règlement général de l'abattoir et du marché au bétail de la ville de Genève et des boucheries de la ville et de la banlieue, 4 février 1876.

Art. 43. — « Les bestiaux reconnus malsains et leurs dépouilles, ainsi que les viandes reconnues gâtées, corrompues ou nuisibles, seront détruits immédiatement... »

Art. 45. — « Aucun veau, agneau ou chevreau ne peut être abattu ou exposé en vente s'il n'a huit dents. »

Art. 46. — « Il est défendu aux bouchers et à leurs employés de souffler autrement qu'avec le soufflet les animaux qu'ils dépouillent. »

Règlement de police intérieure de l'abattoir et du marché au bétail de la ville de Genève, 12 décembre 1876.

Art. 27. — « Les fœtus trouvés dans les entrailles des animaux abattus doivent être déclarés à l'inspection sanitaire, qui les fait jeter à la voirie... »

Art. 28. — « Aucun animal mort naturellement ne pourra être livré à la consommation. »

Ordonnance des 11 décembre 1876 et 6 juillet 1877 sur l'abatage des bestiaux et la vente de la viande dans le canton de Glaris.

Ce document contient une liste de saisies qui se retrouve plus complète dans le règlement résumé ci-dessous :

Instruction de 1877 pour les inspecteurs des viandes du canton de Glaris. (Résumé).

§ 4 et 6. (Les tuméfactions légères, les blessures musculaires de fraîche date et les fractures osseuses récentes, n'entraînent que la saisie des parties altérées. Les animaux sont indignes de l'étal, mais encore mangeables avec interdiction de débit aux boucheries ordinaires, dans les cas suivants : 1° abcès et tubercules dans quelques viscères ; épanchements dans les cavités splanchniques de liquide trouble et parfois fétide, soit d'une abondante sérosité claire ou jaunâtre ; adhérences anormales des parois de ces cavités aux viscères ; 2° mort — suivie de saignée — occasionnée rapidement par une chute ou d'autres blessures, par la foudre, la météorisation, l'étranglement ; maladie légère et à son début sans décomposition du sang ; abatage consécutif à une parturition laborieuse ; 4° veaux non encore âgé de 14 jours).

§ 7. (Les animaux sont exclus de la consommation en cas de morve, farcin, charbon, rage, typhus, peste bovine et trichinose).

§ 8. (Défense de vendre la viande et les préparations de viande dont l'aspect ou l'odeur décèlent un commencement de putréfaction. La viande n'est pas nuisible si la mauvaise odeur est légère et limitée à la surface, si l'apparence est encore bonne ; mais elle est à rejeter si elle est très puante, gluante et d'un vilain aspect. On doit saisir tout saucisson à odeur de putréfaction même légère, d'un goût rance ou renfermant des fragments de viande verdâtres ou très jaunâtres).

Ordonnance du 24 décembre 1879 sur la vente et l'inspection
de la viande dans le canton de Schaffhouse. (Résumé).

Art. 7 et 8. — (Défense de tuer : 1° des animaux malsains, âgés de
moins de 3 semaines, pourchassés par les chiens, amenés garrottés
à la tuerie, échauffés ou fatigués à l'excès ; 2° des chevaux morveux,
farcineux, ou atteints d'autres maladies contagieuses).

Art. 10. — (Les lésions locales légères, ne troublant ni la santé ni
l'engraissement, n'empêchent pas la viande d'être digne de l'étal.
Les maladies, sans altérations nuisibles à la santé des consommateurs, imposent la vente de la viande dans un local spécial avec
indication de son état réel aux acheteurs. On doit exclure de la
consommation toute viande nuisible à la santé de l'homme, notamment en cas : de putréfaction (indiquée par son aspect et son
odeur), d'apparence morbide de cette viande, de maladies contagieuses ou d'empoisonnement des animaux, de trichinose ou de
cysticercose.)

Art. 12. — (Le soufflage des animaux ne peut avoir lieu qu'avec
un soufflet).

Art. 13. — (Défense de vendre la viande des chevaux malades, notamment en cas d'affections fiévreuses, de suppuration des organes
internes).

Art. 14. — (L'emploi des colorants et des farineux est interdit
pour la fabrication des saucissons).

Règlement de police du 30 *janvier* 1880 *pour le canton*
d'Appenzel-Rhodes Intérieures. (Résumé).

Art. 9. — (La viande d'un animal reconnu malade après l'abatage
ne peut être débitée, que si elle n'a éprouvé aucune altération
nuisible à la santé des consommateurs, et sous réserve d'être
vendue avec indication de son état réel, dans un local spécial
autant que possible. Interdiction absolue de la vente de la viande,
en cas de commencement de décomposition (indiqué par son
aspect ou son odeur), de trichinose, ladrerie, morve ou farcin).

Règlement de l'inspection des viandes, faisant suite à l'Instruction
du 25 août 1880 pour les inspecteurs des viandes du canton
de Thurgovie. (Résumé).

§ 3. (Les cas suivants excluent la viande du débit des boucheries
publiques et de la fabrication des saucissons, pour en imposer la
vente privée sous le contrôle du service d'inspection : a) Lésions
locales et peu étendues des viscères thoraciques et abdominaux
(dégénérescence, abcès enkystés, échinocoques, tuberculose, etc.),
sans aucun trouble de la santé et de l'embonpoint et avec les
caractères normaux de la viande, lorsque les animaux ne se

trouvent pas engraissés et sont ce que l'on nomme des *bêtes à saucisson* (*), à condition toutefois qu'il n'y ait pas de cachexie et que les parties altérées soient saisies ; *b*) mort d'animaux maigres ou gras par suite d'accidents (chute, étouffement, étranglement, etc.) ou de maladies aiguës (*météorisation, asphyxie*, etc.) ne rendant pas la viande immangeable, quand il n'y a ni fièvre ni décomposition du sang ou que les lésions sont localisées à quelques parties à saisir, à condition que par la suppression de la fermentation des organes digestifs, une prompte éventration empêche la viande de contracter une odeur et une saveur dégoûtantes ; *c*) rouget bénin et à faible degré (porc) ; *d*) veaux et chevreaux âgés au moins de 10 jours et n'ayant pas encore 3 semaines, sans état morbide susceptible de les rendre immangeables).

§ 4. (Les viandes et préparations de viandes doivent être saisies dans les cas suivants : *a*) Mauvaise odeur, fermentation, moisissures, présence de vers ou d'œufs de mouches ; *b*) mort naturelle à l'exception des cas *b*) § 3 ; *c*) charbon, morve, glandage suspect, farcin, rage (en cas d'abatage après morsure par un chien enragé, il suffit de retrancher la place et le voisinage de la région mordue) ; *d*) consomption ; pâleur et humidité générales de la viande ou coloration noire du tissu musculaire ; *e*) empoisonnement ; animaux âgés de moins de 10 jours ; *f*) cysticercose, trichinose et rouget malin chez le porc ; cysticercose bovine. — Si les animaux ne sont pas refusés entièrement, les organes pourvus d'altérations pathologiques doivent être saisis avec leurs annexes).

Instruction du 14 juillet 1882 pour les inspecteurs des viandes du canton de Zurich. (Résumé).

§ 8 et 11. (En outre des chairs d'animaux très maigres, toute viande obligée de subir un apprêt particulier (cuisson) pour perdre sa nocuité, ne peut être vendue que dans un endroit spécial et à un prix proportionné à son état, avec une affiche indiquant la cause de la disqualification ainsi que le genre de l'apprêt précité, notamment dans les cas suivants : § 11, *a*) Abatage pratiqué plusieurs heures après un accident, à condition qu'il n'y ait pas encore de fièvre violente ou que la viande ne soit pas devenue insalubre autrement ; *b*) maladie constatée après l'abatage et ne motivant point par elle-même le rejet de la consommation, si elle est à son début, sans fièvre ou suppuration étendue, ni décomposition du sang ou si elle est limitée à quelques parties à saisir, comme

---

(*) Les animaux présentant les lésions pathologiques et la viande normale indiquées au § 3 peuvent, lorsqu'ils sont engraissés, être débités librement dans les boucheries publiques (§ 2).

cela se voit dans la tuberculose bovine ; *d*) rouget bénin du porc ;
e) mort par la foudre immédiatement suivie de l'habillage ; *f*) Cysticercose bovine très restreinte (localisée au cœur) ou caractérisée
par des grains de ladre calcaires).

§ 10. (Les animaux peuvent, sous réserve de la saisie des parties
altérées et nuisibles, être débités librement et sans condition dans
les cas suivants : *a*) Lésions locales légères, externes ou internes,
ne troublant essentiellement ni la santé ni l'embonpoint et laissant
à la viande ses caractères normaux ; *b*) tuberculose bovine localisée
à quelques faibles parties du poumon et de la plèvre, coïncidant
avec de l'embonpoint).

§ 12. (Les animaux doivent être exclus de la consommation dans
les cas suivants : *a*) Mort naturelle ou égorgement effectué peu
avant la mort, sauf en cas d'abatage pour fractures osseuses,
blessures, parturition laborieuse, météorisation brusque, asphyxie
accidentelle (§ 4) ou à l'exception de cas mentionnés au § 11 ; *b*)
âge inférieur à 14 jours ; *c*) empoisonnement ; *d*) charbon, rage,
morve, farcin ; *e*) trichinose et ladrerie porcines ; *f*) maladies
graves et de longue durée, compliquées de fièvre putride, consomption, décomposition du sang et des autres humeurs, épanchement de liquide fétide dans la poitrine et l'abdomen ou gangrène
des viscères ; — tuberculose généralisée ou ayant envahi les ganglions des muscles ; *g*) infiltrations séreuses, sanguinolentes ou
muqueuses du tissu cellulaire sous-cutané ou intermusculaire ; *h*)
sang sirupeux et noir ou séreux et pâle ; *i*) mauvaise odeur (*),
pâleur et humidité ou coloration foncée de la viande ; graisse verdâtre ou ayant une autre mauvaise couleur au lieu d'être blanche
ou jaunâtre. — Les animaux dont la viande est mangeable sont
l'objet d'une saisie partielle, portant sur les organes affectés de
tuberculose, tumeurs, inflammation, suppuration, ulcères, ecchymoses, sur les langues pourvues d'ulcères et de nodosités).

§ 13. (Le public doit être avisé que les viandes de porc importées
ont besoin d'une forte cuisson, parce qu'il est impossible à l'inspection de les garantir indemnes de trichinose).

§ 14. (La peste bovine, la péripneumonie contagieuse, la cocotte, la clavelée et le rouget bénin du porc ne rendent pas la
viande nuisible).

*Règlement des boucheries et des abattoirs de la ville de Sion
(canton du Valais). 10 août 1883.*

Art. 11. — « La viande des taureaux et des vaches taurelières n'est
pas admise à la vente publique sans autorisation. »

(*) Ordonnance du 17 juin 1882 sur la vente de la viande dans le canton de Zurich :
§ 10 (Saisie de la viande dont l'aspect et l'odeur indiquent un commencement de putréfaction.)

Art. 12. — « Les vaches et bœufs destinés à la vente publique ne peuvent être abattus avant l'âge de 2 ans et demi ; le veau n'est pas vendable s'il a moins de 16 jours, si, vivant, il ne pèse pas 50 livres et s'il n'a pas les huit dents bien développées. »

Art. 13. — « Si la viande porte des signes de corruption, ou si elle provient d'un animal atteint d'une maladie qui peut rendre la viande insalubre, elle sera confisquée, enfouie aux frais du propriétaire et par les soins de l'inspecteur, et le vendeur sera passible d'une amende de 20 à 40 fr. »

Art. 22. — Les bêtes abattues ne pourront être enflées qu'avec un soufflet destiné à cet usage.

Ordonnance du 13 mars 1885 sur l'abatage et la vente de la viande dans la ville de Soleure (*). (Résumé).

§ 11 et 15. (Les animaux peuvent, sous réserve de la saisie des parties altérées, être débités aux boucheries ordinaires dans les cas suivants : *o*) égorgement immédiat après fracture osseuse, blessures, part laborieux, météorisation ou étouffement ; *b*) (cas indiqués au § 10 *a*) et *b*) de *l'Instruction de Zurich* 1882, en ajoutant pour la tuberculose « *tant que les ganglions ne sont pas atteints* ». V. p. 167.)

§. 16. (Vente à la *Freibank* de la viande des animaux très maigres, et de celle qui ne peut perdre sa nocuité que par la cuisson comme dans les cas suivants : *a*) abatage fait plusieurs heures après un accident n'entraînant pas la nocuité de la viande ; *b*) abatage au début d'une maladie sans fièvre ni suppuration étendue, ni décomposition du sang, ou limitée à quelques parties à rejeter (tuberculose bovine) ; *c*) rouget bénin du porc ; *d*) cysticercose bovine limitée aux muscles du cou ou avec dégénérescence calcaire.)

§ 17. (Les animaux sont immangeables dans les cas suivants : *a*) Mort naturelle ou saignée pratiquée peu avant la mort, excepté lors d'égorgement dans les conditions indiquées aux § 11 et 15 ; *b*) âge inférieur à 14 jours ; *c*) empoisonnement, charbon, peste bovine, rage et parasites nuisibles ; *d*) trichinose ou ladrerie porcines ; variole ovine ou porcine ; *e*) maladies graves ou longues avec décomposition du sang et des autres humeurs, épanchements de

(*) Une *Ordonnance du 17 novembre 1858 sur l'inspection de la viande dans le canton de Soleure* contient les prescriptions dont voici le résumé : Tout animal, fortement échauffé et fatigué par une course rapide, ne peut être abattu qu'après un repos de 2 à 3 heures dans un endroit frais (§ 12). Le soufflage de boucherie n'est permis qu'avec le soufflet et non avec la bouche (§ 16). La consommation privée est tolérée dans les cas suivants : maladies peu graves avec faiblesse ; cachexie récente sans suppuration étendue ni grand amaigrissement ; hydropisies locales aiguës ou chroniques sans grand amaigrissement ni forte pâleur de la viande ; certains cas de gale, de péripneumonie contagieuse et de fièvre aphteuse ; les autres maladies sans altérations essentielles de la viande et des humeurs (18). Saisie de la viande puante et pourrie (§ 23).

liquide fétide dans la poitrine et l'abdomen ou gangrène des viscères; tuberculose généralisée et consomption complète ; f) infiltrations séreuses, sanguinolentes ou muqueuses du tissu cellulaire sous cutané et intermusculaire; g) sang noir et sirupeux ou pâle, aqueux et clair; h) viande puante, corrompue, ou pâle et mouillée, ou de couleur foncée; graisse muqueuse, verdâtre ou ayant une autre mauvaise couleur au lieu d'être blanche ou jaunâtre)

§ 18. (Saisie partielle des organes affectés de tuberculose, tumeurs, inflammation, ulcères et ecchymoses, des langues portant des ulcères et des nodosités.)

Instruction du 8 juillet 1886 pour les inspecteurs des viandes du canton d'Argovie (*). (Résumé).

§ 7 et 8. (Les animaux sains et gras peuvent être débités librement dans les cas suivants : a) abatage régulier et immédiat pour fracture osseuse, blessures, parturition laborieuse, météorisation brusque, étouffement accidentel ; b) faibles lésions locales, externes ou internes, ne rendant pas la viande anormale, abcès, ulcères et nodosités de peu d'étendue.)

§ 9. (Les animaux doivent être débités à bas prix et dans un local spécial, avec indication de leur état réel et de l'apprêt propre à enlever la nocuité de la viande (§ 6), dans les cas suivants ; a) nécessité de l'apprêt précité; b) animaux maigres et vieux; c) animaux atteints de maladies n'empêchant pas absolument la consommation ; animaux dépecés aussitôt après une mort accidentelle (chute, étouffement).

§ 10. (Les animaux doivent être déclarés immangeables dans les cas suivants : a) Mort naturelle sauf dans les conditions prévues au § 9; b) âge inférieur à 14 jours; c) empoisonnement; d) charbon, rage, morve, farcin; e) trichinose ou ladrerie porcines; f) maladies graves et longues avec fièvre hectique, décomposition du sang et des autres humeurs, épanchements de liquide fétide dans la poitrine et l'abdomen, gangrène des viscères ; tuberculose généralisée, c'est-à dire compliquée d'amaigrissement, d'hypertrophie des ganglions du corps et de ramollissement des tubercules; g) viande putréfiée, pâle et mouillée ou de couleur foncée ; h) graisse visqueuse, verdâtre ou ayant une autre mauvaise couleur. — En outre les animaux mangeables peuvent être l'objet de saisies partielles portant sur des organes offrant de l'inflammation, des tubercules, tumeurs, abcès, ulcères, ecchymoses, sur des langues pourvues d'ulcères et de nodosités).

(*) L'Ordonnance du 22 juin 1886 sur l'inspection et la vente de la viande dans le canton d'Argovie interdit : 1° la vente de la viande dont l'odeur et l'apparence indiquent un commencement de putréfaction (§ 12) ; 2° le soufflage des animaux autrement qu'au soufflet (§ 17).

Ordonnance des 19 et 24 novembre 1888 sur l'inspection des viandes dans le canton d'Appenzel-Rhodes Extérieures.

§. 49. (La viande des bovins affectés de tuberculose avancée ne peut servir à la fabrication du saucisson. La viande des porcs ladres doit être absolument exclue de la consommation.)

§ 50. (Il est interdit de vendre publiquement la viande des veaux âgés de moins de 14 jours ou de l'employer en saucisson.)

§ 51. (Si la viande provient d'un animal mort naturellement ou incomplètement sain, l'acheteur doit en être avisé par le vendeur. Le colportage de la viande indigne de l'étal est interdit.)

Ordonnance du 1er juin 1889 sur l'inspection des viandes dans le canton de Lucerne. (Résumé).

§ 8. (Les affections, externes ou internes, ne troublant pas essentiellement la santé des animaux, n'empêchent pas la vente libre de la viande ; les parties altérées sont seules rejetées.)

§ 9. (Les animaux se trouvant dans les cas suivants ne peuvent être utilisés pour le saucisson ; ils ne doivent être débités qu'en dehors des boucheries publiques et avec indication de leur état réel : *a*) Accidents suivis d'une saignée convenable, avec couleur et odeur normales de la viande ; mort occasionnée par la foudre ou un incendie ; *b*) maladies n'empêchant pas l'usage de la viande, encore à leur début, sans suppuration ni décomposition du sang ; *c*) veaux âgés de moins de 18 jours ; *d*) tuberculose non encore généralisée, c'est-à-dire n'ayant pas envahi divers organes et leurs ganglions afférents (les vendeurs doivent recommander aux consommateurs de faire bien cuire la viande) ; tuberculose de divers organes et de leurs ganglions afférents, sans amaigrissement général (vente de la viande après cuisson) ; *e*) rouget du porc sans gangrène (vente,— après une bonne cuisson ou une salaison de 2 à 4 semaines — de la viande préalablement désossée et découpée en morceaux de 1 à 1 kilog. 1/2.)

§ 10. (Les animaux sont absolument exclus de la consommation dans les cas suivants : *a*) Mort naturelle ; *b*) empoisonnement ; *c*) charbon, peste bovine, morve, farcin, rage ; *d*) trichinose et ladrerie porcines ; *e*) tuberculose généralisée et compliquée d'amaigrissement ; *f*) maladies graves avec fièvre hectique ou putride, décomposition des humeurs, épanchements fétides de la poitrine et de l'abdomen, gangrène, infiltrations séreuses ou muqueuses du tissu sous-cutané et du tissu cellulaire ; *g*) odeur de putréfaction de la viande ; *h*) graisse visqueuse, verdâtre ou ayant une autre mauvaise coloration. — La graisse des porcs ladres ou trichinés est utilisable après fusion.

Ordonnance du 17 août 1889 sur les boucheries du canton de
Lucerne. (Résumé).

§ 9. (Les animaux, fortement échauffés et fatigués par une marche
rapide ou pour d'autres motifs, ne peuvent être abattus avant d'avoir
eu un repos d'au moins 3 heures.)

§ 12. (Le soufflage des animaux ne peut avoir lieu qu'avec un
soufflet.)

§ 17. (Les saucissons ne peuvent contenir que de la viande et les
épices habituelles, sans addition de matière féculente. On ne doit y
faire entrer aucune viande d'animaux tuberculeux.)

Instructions pour les inspecteurs des viandes dans le canton de
Berne, 27 août 1890.

« Art. 13. — Une fois l'inspection terminée, la viande est classée
comme suit : « 1° Viande propre à la consommation; 2° viande
conditionnellement propre à la consommation ; 3° viande impropre à la consommation. La viande propre à la consommation
pourra être mise en vente sur les étaux ordinaires des bouchers.
La viande conditionnellement propre à la consommation doit être
désignée d'après sa qualité et ne sera débitée que sur un étal
destiné à cette vente. L'inspecteur pourvoit à ce que les causes
pour lesquelles la viande ne peut être vendue que comme viande
de qualité inférieure (art. 8 de l'ordonnance), ainsi que le mode
de préparation qui la rend propre à la consommation, soient indiquées au public par une affiche en gros caractères. La viande
déclarée impropre à la consommation est absolument exclue de
la vente. »

« Art. 14. — Est propre à la consommation la viande fraîche, qui
ne présente pas de traces de décomposition et provient d'animaux
bien nourris, chez lesquels on n'a rien remarqué d'anormal lorsqu'ils étaient en vie ni après l'abatage ; de même, la viande d'animaux victimes d'un accident, s'ils ont été abattus conformément
aux prescriptions; en outre, la viande d'animaux légèrement
atteints de maladies externes ou internes, mais dont l'état de santé
n'a pas sensiblement souffert et dont l'engraissement n'a pas été
entravé, à condition que cette viande ait un aspect normal. »

« La viande saine doit présenter une couleur rouge vif et donner
une sensation de fermeté au toucher ; la coupe des parties grasses,
entremêlées de graisse, offrira un marbré rouge et blanc. La graisse
des taureaux, bœufs et jeunes vaches bien engraissées est blanche et
compacte ; celles des vieilles vaches est jaune. Toute viande saine
exhale une odeur douce et fraîche. »

« Art. 15. — Est conditionnellement propre à la consommation la
viande qui ne peut se conserver longtemps et qui doit subir une

préparation spéciale (salaison, fumage, cuisson prolongée) pour pouvoir être employée sans danger dans l'alimentation, savoir : 1° La viande d'animaux victimes d'accidents, si plusieurs heures se sont écoulées depuis le moment de l'accident jusqu'à celui de l'abatage, sans toutefois que la viande paraisse altérée ; 2° la viande d'animaux malades, lorsque la nature de la maladie n'exclut pas absolument la consommation de la viande de l'animal (art. 16, n° 3). »

« Art. 16. — Est impropre à la consommation : 1° La viande d'animaux qui n'ont été saignés que peu de temps avant le moment où ils auraient succombé, à l'exception de ces cas prévus aux articles 14 et 15 ; 2° la viande d'animaux âgés de moins de 3 semaines (art. 12 de l'ordonnance) ; 3° la viande d'animaux qui ont été gravement ou longtemps malades, lorsqu'il y a eu décomposition du sang, épanchement de liquides fétides dans les cavités thoracique et abdominale, gangrène des viscères, ou complet dépérissement ; 4° toute viande qui exhale une mauvaise odeur, qui est corrompue ou pâle et aqueuse, et dont la graisse est gélatineuse, verdâtre ou de couleur suspecte. »

« Est absolument impropre à la consommation et doit être rejetée de l'alimentation comme nuisible à la santé, la viande d'animaux qui étaient atteints de fièvre charbonneuse, de charbon symptomatique, de morve et de farcin, d'hydrophobie, de peste bovine, de péripneumonie contagieuse ou de variole, ou qui ont été empoisonnés, ou qui avaient des maladies parasitaires nuisibles (trichinose, etc.) ainsi que la viande de tout animal mort naturellement. »

« Il est de même interdit de livrer à la consommation la viande qui était originairement de bonne qualité, mais dont l'aspect et l'odeur indiquent un commencement de putréfaction. Toute viande de cette nature doit être immédiatement écartée du débit, sous la surveillance de la police. »

« Art. 17. — La mise en vente de la viande de porc ladre est interdite. Si la viande ladre n'offre que peu de cysticerques, le propriétaire pourra être laissé libre de l'employer pour son propre usage, à condition de prendre les précautions nécessaires (salaison, fumage et forte cuisson). »

Art. 18. — On peut accorder l'autorisation de débiter la viande d'animaux tuberculeux, après l'enlèvement complet de toutes les parties malades, si l'animal vivant était gras et bien portant et à condition que la maladie n'eût encore attaqué que les poumons et la plèvre. Lorsque d'autres organes sont atteints, et dans tous les cas où l'animal est dans un état d'amaigrissement, la viande sera ou mise dans la catégorie des viandes conditionnellement propres à la consommation ou complètement écartée de la vente et de l'alimentation. L'examen d'une viande de cette espèce ne pourra être fait que par deux vétérinaires brevetés. »

Règlement de l'abattoir public de la ville de Lugano (canton du Tessin). 17 novembre 1890. (Résumé).

(Défense d'abattre : 1° des animaux malades et des animaux non mûrs (art. 27 et 28) ; 2° des femelles en état de gestation (art. 42). Destruction du fœtus et de l'utérus des bêtes reconnues pleines seulement après l'abatage. Le soufflage du tissu sous-cutané et du poumon doit avoir lieu avec un soufflet et non avec la bouche.)

Arrêté du 4 décembre 1890 concernant la vente de la viande dans le canton de Vaud.

« Art. 4. — Outre les cas de rage, de morve et de farcin, les vétérinaires doivent empêcher la vente de la viande d'animaux équidés atteints de : lymphangite, tétanos, septicémie, carcinome, mélanose généralisée. Il en est de même pour la vente de la viande provenant d'équidés atteints de maladies aiguës, accompagnées d'état fébrile donnant de la viande fiévreuse, saigneuse, fatiguée, surmenée telles que : la pleurésie, la pneumonie, la péritonite, l'entérite, la métrite, la fièvre typhoïde, la gourme, l'anasarque, l'ictère généralisé. »

« Art. 6. — Lorsque l'inspecteur ou le vétérinaire requis constate que l'animal visité était atteint de peste bovine, charbon sang de rate, charbon symptomatique, rage, rouget du porc, morve et farcin (*Règlement fédéral*), — septicémie, ladrerie du porc et du bœuf (viande renfermant des cysticerques), trichinose, ictère généralisé (jaunisse), coryza gangréneux, pyohémie, tuberculose ayant envahi non seulement les poumons, mais la plus grande partie de la plèvre, du péritoine et des organes contenus dans le ventre, les viandes sont saisies, dénaturées et enfouies. Toutefois, à l'exception des cas de peste bovine, de charbon sang de rate, de rage, de morve et de farcin, la graisse peut être extraite à chaud. Elle ne peut être utilisée pour l'alimentation (Règlement fédéral). »

« Art. 7. — La viande provenant d'animaux atteints de : péripneumonie contagieuse, actinomycose, cystite calculeuse avec rupture de la vessie, tuberculose localisée à un organe et à ses ganglions lymphatiques, peut être vendue après enlèvement des parties atteintes et, dans les cas de tuberculose, de tous les viscères (les estomacs exceptés). Ces parties sont détruites ou enfouies par les soins de l'inspecteur. »

« Art. 8. — La viande provenant d'animaux atteints de : tuberculose ayant envahi plusieurs organes ou la totalité d'un organe, ou une partie de la plèvre costale ou diaphragmatique ou du péritoine, ne peut être vendue que dans un étal spécial, après enlèvement des

parties atteintes. — L'étal spécial doit renfermer un écriteau bien
en vue, destiné à faire connaître aux acheteurs que la viande qui y
est exposée en vente est de la viande de qualité inférieure, provenant d'un animal reconnu atteint de tuberculose, et que la consommation de cette viande offre des dangers si elle n'a pas été
soumise auparavant à une cuisson prolongée ou à la salaison.
L'écriteau porte, en caractères bien visibles, l'inscription suivante :
« La viande offerte en vente dans cet étal est une viande de qualité
« inférieure, dont la consommation, pour n'être pas dangereuse,
« demande une cuisson prolongée ou la salaison. — La viande
« vendue dans l'étal spécial porte une estampille spéciale. »

*Règlement du 29 avril 1892 concernant l'inspection sanitaire
du bétail de boucherie et des viandes dans la commune de
Lausanne.*

Art. 16. — (Saisie totale ou partielle suivant la nature, ou la gravité des maladies.)

Art. 17. — La saisie est partielle quand elle ne porte que sur des
organes ou certaines parties de l'animal. Suivant le cas, les parties
non saisies peuvent être vendues à l'étal ordinaire ou doivent être
vendues dans un étal spécial. »

Art. 18. — L'étal spécial doit renfermer un écriteau bien en vue,
portant en caractères visibles l'inscription suivante : « La viande
« offerte en vente dans cet étal est une viande de qualité inférieure
« dont la consommation, pour n'être pas dangereuse, demande
« une cuisson prolongée ou la salaison. »

Art. 20. — Le service sanitaire a la faculté, suivant la gravité des
cas, de faire saler d'office, à l'abattoir, la viande non saisie d'animaux malades, avant sa mise en vente dans l'étal ordinaire ou
dans l'étal spécial. Cette mesure, plus spécialement applicable dans
le cas de tuberculose, peut exceptionnellement être admise en lieu
et place de l'enfouissement, dans le cas de ladrerie du bœuf, quand
la viande ne renferme qu'un très petit nombre de cysticerques. »

Art. 22. — « La vente, à l'étal du boucher, des parties non saisies
d'un animal tuberculeux peut avoir lieu, quand la tuberculose est
localisée à un organe et à ses ganglions lymphatiques. La saisie
porte, dans ce cas, sur tous les viscères, qu'ils soient ou non
porteurs de lésions visibles à l'œil nu, à l'exception des estomacs. »

Art. 23. — « La vente à l'étal spécial doit être ordonnée quand la
tuberculose a envahi plusieurs organes, — ou la totalité d'un
organe, — ou une partie de la plèvre des côtes ou du diaphragme,
— ou une partie du péritoine. La saisie porte sur toutes les parties
atteintes. Il doit être fait une autopsie minutieuse du sujet pour
découvrir tous les foyers tuberculeux et assurer leur enlèvement. »

Art. 24. — « La saisie totale de l'animal tuberculeux doit être pratiquée quand la tuberculose a envahi non seulement les poumons, mais la plus grande partie de la plèvre, du péritoine et des organes contenus dans le ventre. »

Art. 25. — « La vente à l'étal du boucher peut être autorisée, après enlèvement des parties atteintes : 1° quand la viande provient d'animaux atteints d'actinomycose, — de cystite calculeuse avec rupture de la vessie, — de péripneumonie contagieuse ; 2° dans les cas de lésions traumatiques (ecchymoses, plaies, abcès, inflammations locales, etc.) ; 3° dans les cas d'affections parasitaires localisées à un organe (douves, échinocoques, etc.) »

Art. 26. — « La saisie totale doit être pratiquée : 1° pour les animaux trop jeunes et les mort-nés ; 2° pour les animaux péris ; 3° pour les animaux atteints de l'une des maladies suivantes : peste bovine ; charbon sang de rate ; charbon symptomatique ; rage ; rouget du porc ; morve et farcin ; ladrerie du porc et du bœuf (viandes renfermant des cysticerques) ; trichinose ; ictère généralisé (jaunisse) ; — coryza gangréneux ; septicémie ; pyohémie ; 4° pour les viandes ou produits fabriqués avec de la viande en état de décomposition. »

Art. 30. — « La vente de la viande de cheval doit être interdite quand l'animal est atteint de l'une des maladies suivantes : rage ; morve ou farcin ; lymphangite ; tétanos ; septicémie ; carcinome ; mélanose généralisée. Il en est de même quand l'animal est atteint d'une maladie aiguë, accompagnée d'état fébrile donnant de la viande fiévreuse, saigneuse, fatiguée, surmenée, telle que : pleurésie ; pneumonie ; péritonite ; entérite ; métrite ; fièvre typhoïde ; gourme ; anasarque ; ictère généralisé. »

Art. 31. — (Le veau ne peut être livré à la consommation que s'il est accompagné d'un certificat mentionnant qu'il est âgé de 21 jours au moins.)

Art. 37. — (Défense de débiter des chevreaux « dont les incisives ne sont pas complètement déchaussées ».)

Art. 40. — « Il est interdit de vendre comme produits de la viande des préparations contenant des substances malsaines ou d'une valeur commerciale inférieure à celle de la viande. Il est notamment interdit d'introduire de la farine dans les saucissons, saucisses et autres produits analogues. »

Ordonnance du 19 *avril* 1893 *sur l'inspection de la viande dans le canton de Schwitz.* (Résumé.)

§ 15. (Il est interdit d'utiliser les animaux pour la vente de la viande et la fabrication du saucisson, dans les cas suivants : *a*) empoisonnement ; *b*) charbon, peste bovine, morve, farcin, rage ; *c*) rouget malin, ladrerie à un haut degré et trichinose (chez le porc) ;

d) tuberculose généralisée et avec amaigrissement ; *e*) maladies graves avec fièvre hectique ou putride, décomposition des humeurs, épanchements fétides dans la poitrine et l'abdomen, gangrène ; infiltrations séreuses ou muqueuses du tissu sous-cutané et du tissu cellulaire ; *f*) odeur de putréfaction de la viande ; *g*) graisse visqueuse, verdâtre ou ayant une autre mauvaise couleur ; *h*) veaux âgés de moins de 10 jours.)

§ 16. (Les animaux peuvent être débités, mais seulement en dehors des boucheries publiques et à bas prix, avec indication de leur état réel, dans les cas suivants : *a*) accidents ou mort naturelle si la viande a une couleur et une odeur normales, coup de foudre, par exemple) ; *b*) maladie — n'empêchant pas par elle-même l'usage de la viande — si elle est à son début, sans fièvre, ni suppuration étendue, ni décomposition du sang, ou si elle est limitée à quelques parties à rejeter, par exemple lors de charbon symptomatique, de tuberculose, s'il n'y a pas extrême amaigrissement ni décomposition du sang, sous réserve de saisie des parties altérées, lors de cysticercose bovine, si les grains de ladre sont très rares (limités au cœur) ou à l'état calcaire ; *c*) rouget bénin du porc.)

§ 19. (Aucun saucisson ne doit être additionné de farine de froment, de fécule de pomme de terre ou d'autres substances analogues.)

Réglement sur les boucheries, les abattoirs et le marché au bétail de la commune de la Chaux-de-Fonds (canton de Neuchâtel). 30 *janvier* 1894.

Art. 119. — « La viande des animaux atteints est l'objet d'une saisie totale ou partielle, suivant la nature et la gravité de la maladie. »

« Art. 120. — Suivant les cas, les parties non saisies peuvent être vendues à l'état ordinaire ou peuvent être salées d'office à l'abattoir, aux frais des propriétaires. »

« Art. 121. — La vente à l'étal du boucher des parties non saisies peut avoir lieu : 1° En cas de tuberculose, quand celle-ci est localisée à un organe et à ses ganglions lymphatiques. La saisie porte dans ce cas sur tous les viscères, qu'ils soient ou non porteurs de lésions visibles à l'œil nu, à l'exception des estomacs. 2° Pour les autres maladies : *a*) Quand la viande provient d'animaux atteints d'actinomycose, de cystite calculeuse avec rupture de la vessie, de péripneumonie contagieuse non avancée ; *b*) dans les cas de lésions traumatiques (ecchymoses, plaies, abcès, inflammations locales, etc.) ; *c*) Dans les cas d'affections parasitaires, localisées à un organe (douves, etc.). »

« Art. 122. — La salaison d'office des parties non atteintes doit être ordonnée en cas de tuberculose, si cette dernière a envahi plusieurs organes ou la totalité d'un organe, une partie de la

plèvre des côtes ou du diaphragme ou une partie de péritoine. Il
doit être fait une inspection minutieuse du sujet pour découvrir
tous les foyers tuberculeux et assurer leur enlèvement. »

« Art. 123. — La saisie totale de l'animal doit être pratiquée : 1° En
cas de tuberculose, quand celle ci a envahi non seulement les poumons, mais la plus grande partie de la plèvre, du péritoine et des
organes contenus dans le ventre. 2° Elle doit être également pratiquée : a) pour les animaux trop jeunes et les mort-nés ; b) pour
les animaux péris ; c) pour les animaux atteints des maladies suivantes : Peste bovine, charbon sang de rate, charbon symptomatique, rage, rouget du porc, morve et farcin, ladrerie du porc et
du bœuf, trichinose, ictère généralisé (jaunisse), coryza gangréneux, septicémie, pyohémie. Si les vésicules ladriques ne se
trouvent qu'en très petit nombre, on peut, sur l'avis d'un vétérinaire. soumettre la viande à une cuisson suffisante avant de la
livrer au propriétaire ; cette cuisson doit se faire aux abattoirs. »

« Art. 125. — Les veaux ne peuvent être livrés à la boucherie que
s'ils sont accompagnés de certificats établissant qu'ils ont au moins
seize jours accomplis. Si l'inspecteur a des doutes sur la véracité
du certificat, s'il a des motifs de croire qu'il y a eu substitution ou
si le certificat porte cette mention « âge inconnu », l'âge du
veau est déterminé par la dentition et l'aspect des gencives de
l'animal. »

« Art. 126. — L'inspecteur peut refuser des veaux non qualifiés,
lors même que les certificats établissent qu'ils ont l'âge voulu pour
l'abatage. En cas de contestation entre l'inspecteur et le propriétaire de l'animal relativement à l'âge du veau, le différend est
tranché sans recours par un vétérinaire à la requête de la Direction de police locale. »

- « Art. 129. — Il est défendu aux bouchers et à leurs employés de
souffler, autrement qu'avec le soufflet, les animaux qu'ils dépouillent. »

« Art. 130. — Les fœtus trouvés dans les entrailles des animaux
abattus doivent être déclarés à l'inspecteur, qui les fait enfouir. »

CANTON DE NEUCHATEL. *Avant projet de loi sur l'abatage des
animaux. l'inspection et le commerce des viandes.* — Novembre 1892 (*).

Art. 2. — Il est défendu de tuer aucun veau pour en débiter la
chair : a) si ce veau n'est pas sain ou s'il n'est pas reconnu qualifié,
lors même que le certificat établit qu'il a l'âge voulu pour être
abattu ; b) s'il n'a pas l'âge de dix jours au moins.

(*) Ce projet a été élaboré par M. Gillard, vétérinaire cantonal au Locle. Il a été
publié sous forme de brochure par le Grand-Conseil de la République et Canton de
Neuchâtel. Il est encore à l'étude. (Octobre 1897).

Art. 3. — Si l'inspecteur des abattoirs ou des boucheries a des doutes sur la véracité du certificat, s'il a des motifs de croire qu'il y a eu substitution, ou si le certificat de santé porte cette mention : « *âge inconnu* », l'âge du veau est déterminé par la dentition et l'aspect des gencives de l'animal. Après l'abatage, l'expert prendra encore pour guide les caractères offerts par la graisse, les chairs, les reins et les os. En cas de contestation entre l'inspecteur et le propriétaire de l'animal relativement à l'âge du veau, le différend sera tranché sans recours par un vétérinaire requis par la Direction de police locale. — Les cadavres de veaux reconnus âgés de moins de dix jours devront être enfouis ou détruits par des procédés chimiques.

Art. 6. — Les animaux de boucherie et de charcuterie, morts naturellement en cours de trajet ou abattus à la suite d'accident, soit sur le marché à bestiaux, soit dans les gares de chemin de fer, soit enfin chez les particuliers, devront être transportés au clos d'équarrissage, à l'effet d'y être dépouillés et préparés sous la surveillance des inspecteurs de la boucherie ou d'autres agents sanitaires qui prononceront, s'ils sont vétérinaires, sur la destruction ou la mise en consommation de la viande en provenant. Dans tous les cas, la chair des animaux morts naturellement, sans effusion de sang, sera de droit saisie et détruite aux frais des propriétaires. Dans les cas laissés à l'appréciation des vétérinaires, le lard et le saindoux des porcs péris pourront être fondus pour être affectés à des usages industriels après dénaturation, soit avec du noir de fumée, soit avec du pétrole, soit avec de l'essence de térébenthine ou avec toute autre substance qui laisse une odeur particulièrement accusée.

Art. 17. — Le soufflage des animaux ou des viandes avec la bouche, est sévèrement interdit.

Art. 25. — ... Toute viande (mise en vente) même estampillée, qui ne sera pas dans un parfait état de conservation, sera saisie.

Art. 31. — L'usage de deux estampilles est de rigueur : l'une pour les viandes de première qualité, l'autre pour celles de deuxième qualité. Les viandes de 1re qualité seront estampillées à l'encre rouge et celles de 2me qualité à l'encre bleue.

Art. 33. — Seront reconnues de 1re qualité les viandes provenant d'animaux ayant l'âge, l'embonpoint et l'état de santé voulus. Les veaux âgés de 21 jours et plus pourront seuls être comptés dans cette catégorie. Seront considérées comme viandes de 2me qualité, celles provenant d'animaux atteints de maladies inflammatoires à la première période ; de bêtes bovines grasses affectées à un très faible degré de tuberculose ; d'animaux pas trop maigres et exempts de maladies ; de veaux âgés de 10 à 20 jours, ainsi que les viandes reconnues par un vétérinaire comme méritant simplement cette marque

Art. 34. — La saisie des viandes s'impose : 1° toutes les fois qu'elles sont privées de qualités alibiles ; 2° lorsque leur ingestion pourrait être nuisible à la santé du consommateur ; 3° lorsque sous l'influence de causes connues ou inconnues, elles ont acquis des propriétés qui les rendent immangeables, quoique non nuisibles.

Dans la première classe, sont comprises les viandes provenant d'animaux trop jeunes (viandes gélatineuses) et celles d'animaux très maigres, cachectiques (hydroémiques) ou atteints d'ictère généralisé (jaunisse).

Dans la seconde, les viandes fiévreuses, putréfiées, d'animaux atteints de pyémie, de septicémie (par ex. de pleuropneumonie contagieuse avancée), de peste bovine, de charbon, de rage, de morve, de farcin (soit chroniques, soit aigus), de coryza gangréneux, celles des porcs atteints de trichinose et de rouget très violent, d'animaux empoisonnés par des plantes vénéneuses ou des substances chimiques toxiques.

Dans la troisième classe, la viande des porcs monorchides, nourris avec des tourteaux oléagineux rances, les viandes altérées par certains médicaments, tels que l'huile phosphorée, les altérants mercuriaux, l'essence de térébenthine, etc.

Art. 35. — L'inspection de toute bête atteinte de tuberculose aura lieu par un vétérinaire qui jugera si la viande peut être consommée. Cet expert prendra sa décision en se conformant strictement aux prescriptions suivantes : 1° Rejeter de la consommation tout animal dont la maigreur générale, le manque de consistance et l'aspect décoloré de la viande, la fluidité de la moelle épinière, l'état muqueux des quelques vestiges de graisse existant au niveau des reins et à l'entrée du bassin, coïncident avec la présence de la tuberculose, quel que soit le degré de cette maladie ; 2° Saisir tout le cadavre, quand il y a tuberculose musculaire ; 3° Saisir tout le cadavre moins la graisse qu'on pourra laisser utiliser dans l'industrie après dénaturation en présence de l'inspecteur, quand il y a tuberculose ganglionnaire généralisée (existant dans des ganglions des cavités thoracique et abdominale, ainsi que dans les ganglions d'autres régions, notamment dans ceux de la tête, de la gorge, de l'entrée de la poitrine, de l'aine, du ganglion situé entre la première et la deuxième côte), quels que soient le nombre et l'état des lésions tuberculeuses dans les autres organes, et quel que soit l'embonpoint de l'animal ; 4° Saisir tout le cadavre, quel que soit l'embonpoint de l'animal, quand les lésions de la tuberculose existent simultanément dans les organes des cavités abdominale et thoracique ; 5° Agir encore de même, quel que soit l'embonpoint des animaux, quand les lésions de la tuberculose existent en très grandes masses dans les poumons, sur les plèvres et dans les ganglions de la poitrine ou quand elles sont nombreuses sur les organes abdominaux, dans les ganglions mésentériques, sous-lombaires, iliaques et sur le péritoine; 6° Dans tous les autres cas. c'est-à-dire quand, avec un certain état d'embonpoint, coïncidera une tuberculose peu avancée et localisée à un ou plusieurs organes du même appareil, de la même cavité, on devra se contenter de saisir les parties malades. Tout au plus pourra-t-on détruire ou dénaturer en même temps certaines portions de viandes (côtes, parois abdominales) directement en connexion avec les points de la plèvre ou du péritoine les plus malades. 7° Ces viandes ne pourront d'ailleurs être vendues que dans un état spécial annoncé au public par un écriteau portant, en caractères bien visibles, l'inscription suivante : *La viande offerte en vente dans cet état est une viande de qualité inférieure dont la consommation, pour n'être pas dangereuse, demande une cuisson prolongée....*

Art. 36. — La chair des porcs ladres à un haut degré doit être rejetée de la consommation et de la vente publique. et, par un procédé convenable, être mise hors d'état de nuire. Cependant si le porc est gras, on peut, sur la demande du propriétaire, autoriser la fonte du lard et du saindoux pour l'affecter à un usage industriel après dénaturation. Si les vésicules ladriques ne se trouvent qu'en très petit nombre, on pourra, sur l'avis du vétérinaire, et après l'avoir, sous la surveillance d'un agent sanitaire, soumise à une cuisson suffisante, laisser la chair du porc ladre au propriétaire pour sa consommation particulière, en le renseignant toutefois sur les dangers qu'offrent les viandes ladres pour la santé de l'homme, et en avisant le bureau de police de l'endroit, pour que celui-ci puisse faire le contrôle nécessaire. Le débit public à la petite boucherie d'une telle viande faiblement ladre peut être autorisé, à condition que la qualité de la chair soit bien désignée et que celle-ci ait été préalablement cuite sous la surveillance de la police. Les viandes des bêtes bovines atteintes de ladrerie (c'est-à-dire renfermant des cysticerques, état vésiculaire du ténia inerme de l'homme) ne pourront être vendues que comme viandes de basse boucherie, après avoir été préalablement cuites sous la surveillance de l'inspecteur des abattoirs ou d'un agent de police.

Art. 37. — La viande provenant d'animaux atteints de pleuropneumonie contagieuse. actinomycose, cystite calculeuse avec rupture de la vessie, peut être vendue après enlèvement des parties atteintes. Ces dernières sont détruites ou enfouies par les soins de l'inspecteur.

Art. 38. — Les bêtes qui périssent par hémorragie, sans lésions organiques, par apoplexie ou coup de sang, ou par suite d'accident, ne peuvent être livrées à la consommation qu'après avoir été visitées au préalable par un vétérinaire et sur l'autorisation de celui ci.

Art. 43. — Seront considérés comme impropres à la consommation, les chevaux morts naturellement ou abattus en état de fièvre par suite de blessures; ceux qui sont atteints de maladies graves (lymphangite, morve, farcin, tétanos, septicémie, carcinome, mélanose généralisée), de plaies purulentes ou d'abcès. Sont également exclus les chevaux dans un état extrême d'amaigrissement, ainsi que ceux atteints de maladies aiguës, accompagnées d'état fébrile donnant de la viande fièvreuse, saigneuse, fatiguée, surmenée, telles que : la pleurésie, la pneumonie, la péritonite, l'entérite, la métrite, la fièvre typhoïde, la gourme, l'anasarque, l'ictère généralisé.

Art. 44. — La vente de la viande d'un animal quelconque, abattu pour cause de maladie, n'est autorisée en thèse générale, qu'ensuite de déclaration médicale établissant la nature de la maladie. Cette déclaration écrite est remise à l'Inspecteur et porte la signature du vétérinaire qui a traité l'animal; elle indique si les médicaments administrés peuvent avoir exercé sur la viande une influence délétère.

Art. 52. — Par quantité au-dessus de 20 kilog., les viandes de deuxième qualité seront débitées sur la place publique ou dans un étal spécial sous le contrôle de la police. L'endroit où se tiendra ce débit portera pour enseigne : *Viandes de basse boucherie ou viandes de 2me qualité.*

Art. 56. — ... S'il s'agit de viande de veau (importée des cantons suisses), le certificat sanitaire devra mentionner l'âge de l'animal abattu. En outre, les incisives et les reins du veau devront adhérer aux parties expédiées, afin qu'il soit toujours possible de contrôler l'âge déclaré sur le certificat.

CHAPITRE XIV

Prescriptions légales et réglementaires relatives aux saisies de viandes au Brésil. (91).

Règlement Municipal n° 4 de la ville de Recife (Pernambouc), du 25 février 1893. Santé publique. Abattoirs et boucheries, etc. (Résumé).

(*Tit. 2. Chap. VI. Sect. 3.* — Art. 10. — Les bêtes crevées au marché d'une maladie autre que le charbon, sont dépouillées à l'abattoir public. Leur viande préalablement découpée est ensuite jetée aux chaudières servant à la fonte du suif. En cas de charbon, elle est enfouie avec addition de chaux. — Art. 11. Il est interdit de tuer ou de préparer pour la boucherie des bêtes malades ou des animaux crevés. — Art. 12. Toute bête morte en cours de trajet dans la commune est enfouie aussitôt. — Art. 15. Défense absolue d'abattre pour la consommation des vaches en état de gestation. — Art. 17. Les exercices tauromachiques sont rigoureusement prohibés, et les bêtes fatiguées ou courues ne peuvent être sacrifiées qu'après un repos de deux jours. — Art. 21. L'abatage des animaux trop maigres ou présentant des signes de maladie est interdit. L'enfouissement est imposé aux bestiaux abattus dont la viande est reconnue altérée, mais la fonte de la graisse est autorisée en cas d'affection non contagieuse. — Art 24. Les bêtes mal saignées ne peuvent être débitées. — Art. 37. Le lendemain de l'abatage. la viande cesse d'être vendable à partir de 3 heures du soir d'octobre à mars, et de 4 heures du soir d'août à septembre. — Art. 38 Les viandes exposées en vente après lesdites heures sont enfouies ou jetées à la mer à une grande distance.)

(Tit. V, Chap. IX, Art. 15. Indication des peines encourues par ceux qui vendent des viandes corrompues et des poissons pourris)

CHAPITRE XV.

Prescriptions légales et réglementaires relatives aux saisies de viandes aux Etats-Unis de l'Amérique du Nord. (92).

Règlement de l'Etat de Massachusetts sur les altérations des aliments, octobre 1884. (Résumé.) (92 a).

(§ 20 et 24. Personne ne peut sciemment vendre, offrir, exposer en vente ou tenir pour vendre des animaux destinés à la boucherie, de la viande, du poisson, des légumes, des denrées de consommation, des fruits et autres produits alimentaires infectés, malades, corrompus, gâtés ou malsains pour une cause quelconque sous peine de saisie de ces denrées, sous peine en outre d'un emprisonnement n'excédant pas 60 jours ou d'une amende ne dépassant pas 100 dollars.)

(§ 21, 22 et 23. Personne ne peut sciemment abattre ou faire abattre pour la boucherie un veau âgé de moins de 4 semaines, ou vendre ou tenir pour vendre de la viande d'un tel veau, sous peine de saisie de ce veau ou de cette viande, sous peine en outre d'un emprisonnement n'excédant pas 6 mois et d'une amende ne dépassant pas 200 dollars, soit sous peine de l'emprisonnement ou de l'amende seulement.)

— 183 —

Règlement du 14 juin 1895 sur l'inspection des bestiaux et des viandes de boucherie aux États-Unis. (Résumé.) (92 *b*).

§ 5. (Lorsqu'un animal est, à l'inspection sur pied, reconnu malade ou impropre à la consommation, il est déclaré *condamné*, puis abattu sous surveillance et traité de façon à ne pouvoir servir à l'alimentation de l'homme. Les femelles pleines ou parturientes doivent être séquestrées ; elles ne peuvent être abattues pendant la période de gestation ni à l'époque de la parturition, mais seulement dix jours après la mise bas.)

§ 6. (Les animaux sont condamnés, lorsqu'ils présentent avant ou après l'abatage l'un des états suivants : 1° Choléra du porc ; 2° peste du porc ; 3° charbon ou anthrax ; 4° rage ; 5° catarrhe épizootique malin ; 6° pyémie et septicémie ; 7° gale avancée ; 8° actinomycose avancée ; 9° pneumonie ; entérite ou péritonite ; 10° fièvre du Texas ; 11° tuberculose étendue ou généralisée ; 12° gestation avancée ou mise bas récente ; 13° toute maladie ou accident produisant de l'hyperthermie ou affectant l'organisme de façon à rendre la viande immangeable.

On doit condamner en outre tous les organes et toutes les parties de carcasse meurtris gravement ou affectés de tuberculose, actinomycose, cancer, abcès, plaie suppurante, cysticerques ou échinocoques.)

§ 7. (Les carcasses et parties de carcasse *condamnées* sont saisies et dénaturées, de façon à être rendues impropres à la consommation.)

§ 19 et 20. (On doit soumettre à l'examen microscopique les porcs destinés à être exportés dans des contrées où cet examen est exigé. Tous ceux de ces porcs reconnus atteints de trichinose peuvent être livrés à la consommation, à condition que le lard soit soumis à une température non inférieure à 150° F et que la viande soit bouillie pendant un temps suffisant pour cuire parfaitement l'intérieur des morceaux.)

Code sanitaire de la ville de New-York Avril 1896.
(Résumé.) (92 *c*).

(Il est interdit d'apporter en ville, d'y exposer en vente et d'y tenir pour vendre soit sur les marchés publics ou privés, soit dans aucun autre endroit : § 29 de la viande, du poisson, des oiseaux, de la volaille, des fruits, des légumes ou du lait insalubres, non frais, mauvais, malsains et dangereux pour la santé de l'homme ; de la viande et du poisson morts de maladies ou d'accident ; § 30 de la viande provenant d'un veau pesant abattu moins de 45 livres, d'un porc âgé de moins de 5 semaines et d'un agneau âgé de moins de 8 semaines ; de la volaille, des oiseaux et du

poisson maigres, malades ou malsains; § 36 de la viande, des
oiseaux, de la volaille ou du poisson *couverts*, *soufflés*, *remplis*,
gonflés, *bourrés*, pourris, impurs, malsains ou insalubres.

§ 31. Il est défendu d'abattre et de préparer pour la consommation de l'homme des bestiaux échauffés, fiévreux ou malades.)

RÉSUMÉ ET CONCLUSIONS

Ainsi qu'on a pu s'en assurer dans le cours de ce rapport, une réglementation détaillée des motifs de saisie des viandes dans les abattoirs est depuis longtemps en vigueur dans beaucoup de villes de France, d'Allemagne, d'Autriche, d'Espagne, de Portugal, de Roumanie, de Suisse, dans plusieurs provinces d'Autriche et d'Allemagne, dans la plupart des cantons suisses. Elle constitue actuellement un Règlement d'Etat en Bade et divers autres duchés allemands, en Belgique, en Bulgarie, en Danemark, en Grèce, en Italie, en Luxembourg, en Roumanie, en Saxe, en Wurtemberg, aux Etats-Unis d'Amérique.

Elle existe même sous cette dernière forme en France, avec une classification puisée dans le *Manuel des Inspecteurs des viandes de Paris* (Villain et Bascou). Elle n'est autre qu'une *annexe* de l'*Instruction ministérielle du 4 décembre* 1894 *sur le contrôle et l'inspection de la viande destinée à l'alimentation de la troupe, Instruction* qui a remplacé la *Notice sur les vivres (viande) du Règlement provisoire de* 1872 *sur le service des subsistances militaires et du chauffage.* Elle est intitulée : *Instructions techniques pour la reconnaissance et l'examen de la viande sur pied et abattue.* (93).

Si le Gouvernement a cru à la nécessité d'une telle institution pour l'armée, il ne peut avoir une autre pensée en ce qui concerne la population civile, et il devrait compléter son œuvre en établissant un Règlement national des motifs de saisie, pour tous les abattoirs et tueries de France. Il donnerait ainsi une légitime satisfaction à un vœu, éminemment rationnel, de la presque unanimité de notre monde professionnel. Hautement approuvé par les maîtres de la vétérinaire, tels que Galtier, Nocard, Trasbot, etc., et par les sommités médicales de l'Hygiène publique, tels que les Brouardel, les Vallin, etc., ce vœu ne semble plus avoir contre lui que quelques oppositions clairsemées, absolument incapables de tenir tête à la première attaque sérieuse.

Je ne saisis pas du tout le bien fondé des raisons, qui poussent les dissidents à blâmer en matière de saisie pour ladrerie, cachexie, étisie, trop jeune âge, pyémie, septicémie, surmenage, fièvre générale, une réglementation qu'ils approuvent en cas de peste bovine, charbon, morve, farcin, tuberculose, rouget et pneumo-entérite infectieuse du porc. Je cherche en vain des difficultés dans la délimitation réglementaire des formes différentes d'une même maladie, rendant ou non les animaux impropres à la consommation. Quoi de plus simple pour les règlements que d'indiquer ces conditions, et pour les inspecteurs, de rechercher si celles-ci existent sur les sujets soumis à leur contrôle! Parfaitement compatible avec la dignité professionnelle, une semblable mesure serait loin de réduire les inspecteurs à l'état de machines passives ; elle en ferait au contraire des machinistes actifs, ayant toujours besoin d'utiliser leur science et leur pratique. Les difficultés, on le pense bien, ne disparaîtraient pas toutes avec l'amélioration évidente due au Code des saisies, pas plus qu'elles n'ont disparu pour les juges depuis qu'il y a des lois écrites.

Je ne soutiendrai pas que l'uniformité de réglementation entraînerait immédiatement l'uniformité des saisies. Il est probable que, pendant longtemps encore, les choses se passeraient comme pour la tuberculose, après la publication de l'*Arrêté ministériel de* 1888 : Quivogne constate, en 1890, que cet arrêté n'est observé presque nulle part comme il devrait l'être (94). On fait des remarques analogues, en Belgique, à la suite de la réglementation générale de 1891. Ces différences d'action sont en train de s'effacer et elles cesseront bientôt pour la tuberculose, comme cela s'est produit depuis longtemps à l'égard de la morve et du charbon.

Pour les cas qui seraient désignés par la future liste gouvernementale, les dissemblances s'affaibliraient petit à petit, avec les années et le tassement des opinions particulières. Elles s'évanouiraient définitivement, lorsque les anciennes générations d'inspecteurs seraient remplacées par d'autres ayant puisé, dans l'enseignement scolaire, le respect d'une

méthode sévère d'inspection et d'une réglementation uniforme, surtout si ces nouvelles couches étaient contrôlées
par une émanation technique du pouvoir central, qui les
soutiendrait contre les *faiblesses* de certains pouvoirs locaux.
Néanmoins, comme avec tout règlement où n'entrent ni
l'équerre ni le compas, il faudrait toujours compter sur
quelques petites dissidences, portant sur des nuances légères
et des limites douteuses. Mais cela serait bien peu de chose
en comparaison des énormes différences d'action actuelles.

Nous connaissons tous un excellent livre, où les descriptions
des états morbides ou anormaux des bêtes de boucherie sont,
sous la rubrique : *Usage de la viande*, suivies d'indications
sur la destination à donner à la chair de ces bêtes. L'ensemble de ces indications ne constitue-t-il pas un véritable
tableau des motifs de saisie ? Personne ne le conteste, pas
même l'auteur qui s'exprime ainsi dans un passage de sa
préface de 1880 : « *J'ai cherché à donner à mon œuvre,
d'une façon plus sensible que je ne l'avais fait la première
fois*, UN CARACTÈRE PRATIQUE, EN DÉTERMINANT NETTEMENT
ET CATÉGORIQUEMENT POUR CHACUNE DES CIRCONSTANCES
DONNÉES LA CONDUITE A TENIR PAR LE VÉTÉRINAIRE-INSPEC-
TEUR... *J'ai restreint autant que possible la partie anatomo-
pathologique purement descriptive*, POUR INSISTER SUR
L'USAGE QUI DOIT ÊTRE RÉSERVÉ AUX VIANDES PROVENANT
DE SUJETS MALADES. CETTE MODIFICATION NÉCESSAIRE FOUR-
NIRA, *je l'espère, au praticien*, UNE BASE D'APPRÉCIATION QUI
JUSQU'ICI LUI AVAIT FAIT DÉFAUT. » (95).

Eh bien ! j'estime que cette base d'appréciation, jugée
nécessaire par M. L. Baillet, dans son *Traité d'Inspection*,
aurait plus de poids si elle était établie par le Gouvernement,
avec le concours de ses conseillers techniques, que si elle
était l'œuvre d'une ou plusieurs personnes compétentes,
dépourvues d'un mandat *ad hoc*. Dans le premier cas, c'est
une prescription légale qui s'impose à tous, quelles que
soient les opinions des inspecteurs, quelles que soient les
pertes subies par les propriétaires. Autrement ce n'est
qu'une doctrine privée, que les intéressés peuvent sans se

gêner contester ou faire contester à tout propos, et que
les inspecteurs n'acceptent que si elle attire leur sympathie.
Aussi dans quel gâchis se trouvent les services d'inspection,
où les contre-expertises sont abandonnées sans aucun frein à
des incompétents ou à des complaisants !

Une liste officielle facilite singulièrement la mission des
inspecteurs. Ainsi l'*Arrêté ministériel de* 1888 a raréfié les
résistances, que je rencontrais auparavant en matière de tuberculose. Depuis la fin de 1894, une nomenclature municipale
détaillée des motifs de saisie, appuyée sur une réglementation sérieuse de la contre-expertise, a mis comme par en-
chantement un terme à mes conflits d'antan. Les intéressés
et les contre-experts n'ont qu'à regarder la liste des saisies,
pour se convaincre que je me borne à appliquer l'ordonnance
communale. Si, par aventure, une victime du règlement
m'attribue la paternité de celui-ci, pour chercher à m'imputer
son malheur, il me reste la ressource de la détromper en lui
prouvant que Troyes, comme beaucoup d'autres villes, n'a
fait que copier Dijon en ce point. Cela suffit à démontrer
combien il importe qu'un tableau de saisies soit un enfant de
plusieurs pères, ou n'ait pas pour auteur responsable l'inspecteur chargé de le mettre en pratique. C'est ce qu'on a fort
bien compris à Lyon, où cette liste a été élaborée par une
commission ; de même à Dijon et à Verdun, où elle a été rati-
fiée par les Conseils d'hygiène respectifs. .

On a affirmé quelque part que la conscience, la science et
la pratique de chaque inspecteur valaient mieux que la
meilleure réglementation des motifs de saisie. C'est bien à
tort, car que de fonctionnaires honnêtes ont été accusés d'injustice ! Oublie-t-on d'ailleurs que, comme la science médicale, la science vétérinaire n'est pas une, mais multiple et
variée ; qu'elle n'est point réellement un dogme, mais une
collection de doctrines, dont les unes sont généralement
admises et dont les autres sont plus ou moins combattues ?
Faut-il mentionner le désaccord des savants sur un grand
nombre de points, et rappeler que la science de l'illustre
M. X... n'est pas la même que celle du non moins illustre

M. Y... ? Est-il nécessaire de dire que la façon de penser, de parler, de chercher, de voir et d'ordonner n'est pas pareille chez tous les inspecteurs ? De l'amalgame résultant des inégalités de la science et de la pratique de chacun, de la fermeté des uns, de la faiblesse des autres, du *j'm'en fichisme* de quelques-uns, etc., on obtient souvent des effets absolument déconcertants. Ce sont ces effets qu'il s'agit d'empêcher.

C'est au nom de la science et de la pratique, il ne faut point l'oublier, que M. Decroix se nourrit de mets invraisemblables, pour *propager par le fait* l'alimentation avec les viandes les plus immangeables ; que M. Dupont trouve intempestives les saisies de son successeur à l'abattoir de Bordeaux ; que M. Griolet aîné réclame pour la tuberculose une rigueur bien éloignée du *modus faciendi* de M. Baillet ; que, dans le même cas, M. Laligant déploie avec l'approbation de MM. Bouley et Galtier une sévérité désapprouvée par M. Villain ; que la tolérance de M. Bossert pour la tuberculose est trouvée excessive par un modéré comme M. Trasbot ; que deux vétérinaires de l'abattoir de Sens se disputent le cadavre d'une vache tuberculeuse, pour l'envoyer l'un à la boucherie et l'autre à l'équarrissage ; que M. Lignières parle en faveur de la cuisson de beaucoup de viandes malades, répudiée partiellement par M. Moulé et totalement par M. Griolet aîné ; que M. Mandereau préconise la salaison des viandes tuberculeuses (pratiquée à Besançon, à Troyes), critiquée par MM. Leclerc et Bourrier ; que les inspecteurs parisiens saisissent les porcs faiblement ladres, qu'on se contente d'éplucher à Bordeaux ou de faire saler à Lyon et à Troyes ; que M. Pautet, inspecteur à Paris, proteste contre la saisie de certaines viandes maigres, ordonnée par les chefs de l'inspection parisienne. Pourtant la plupart de ces dissidents sont non des théoriciens purs, mais des gens du métier, qui ont inspecté des centaines de mille kilogrammes de viande dans le cours de leur existence. (96).

Je ne vois pas pourquoi une liste officielle des motifs de saisie pousserait les inspecteurs, à se montrer d'une sévérité exagérée, comme d'aucuns ont semblé l'exprimer. Elle remplirait au contraire l'office d'un régulateur, appuyant les opérations bien faites, prévenant les maladresses, empêchant la faiblesse des uns et arrêtant les exagérations des autres. Elle ne pourrait produire un effet contraire, qu'en étant elle-même d'une rigueur excessive. Or je ne partage pas les appréhensions de ce genre formulées par M. Baillet, à l'égard d'une liste établie par le Comité consultatif des épizooties ou par le Comité consultatif d'hygiène ; à mon sens, le Gouvernement ne donnerait jamais son visa à une nomenclature aussi importante, sans prendre des avis multiples et autorisés.

Pourquoi le Congrès ne chercherait-il pas, dès maintenant, à préparer l'élaboration d'une réglementation générale des motifs de saisie ? Il lui suffirait de nommer une commission de 12 membres, composée par moitié de professeurs des écoles vétérinaires et de vétérinaires-inspecteurs des viandes, chargée d'organiser pour septembre 1898 un Congrès sanitaire analogue à celui de 1885. Cette commission adresserait à tous les inspecteurs d'abattoirs de France un long questionnaire imprimé, en les invitant à faire connaître comment ils opèrent et ce qu'ils pensent à l'égard des cas pathologiques ou autres, qui leur paraissent être des modificateurs de la viande ou des viscères. Elle ferait préparer pour le 31 décembre 1897, par des rapporteurs pris dans son sein ou ailleurs, des études sur un ou plusieurs de ces points. Tout cas important ou controversé, comme la tuberculose, la ladrerie, le trop jeune âge, l'étisie, la cachexie, le surmenage, l'état fiévreux des viandes, l'utilité des étaux de basse boucherie, serait à lui seul l'objet d'un compte rendu spécial. Les autres seraient réunis par groupes, et chacun de ceux-ci serait confié à un rapporteur différent. On accepterait en outre les mémoires d'initiative personnelle sur des questions du programme. La commission ferait imprimer en totalité ou en partie ces rapports et ces mémoires, ainsi que la condensation des réponses aux questionnaires. Puis, à l'aide de ces documents et d'autres encore, elle établirait un rapport général terminé par un tableau des motifs de saisie. Tous ces travaux seraient discutés au Congrès de 1898 ; les décisions de l'Assemblée seraient ensuite transmises aux pouvoirs publics, et communiquées aux principaux organes de la presse politique, agricole et médicale ainsi qu'à tous les journaux vétérinaires.

Un rapporteur isolé et une seule séance du Congrès de 1896 ne suffisant pas, à mon avis, pour traiter d'emblée une question d'une si haute envergure, j'ai plutôt cherché à rassembler dans mon rapport les matériaux d'une réglementation, qu'à établir un projet ferme. Néanmoins je n'ai pas cru pouvoir accomplir ma mission, sans exposer mes idées sur l'acceptation et le rejet des viandes, provenant d'animaux malades ou sacrifiés dans des conditions anormales.

L'étal de basse boucherie est inséparable d'une bonne réglementation des motifs de saisie. Infructueusement préconisé en France par H. Bouley et Nocard, Moulé, Lignières, etc., il est admis dans divers pays qui diffèrent sensiblement les uns des autres, sous plusieurs rapports (social, politique, économique et climatérique), par exemple en Allemagne et en Autriche (*Freibank*), en Suisse, en Italie (*bassa macelleria*), en Espagne (*tabla baja* ou *mesa de rafal*). Beaucoup le prennent chez nous pour une annexe du pire des clos d'équarrissage. Erreur profonde ! A Strasbourg et à Munich, j'ai vu destiner à la *Freibank* des bovins tuberculeux, dont les similaires passent très bien dans le débit ordinaire de plusieurs de nos villes. J'ai remarqué aux abattoirs d'Augsbourg et de Munich des animaux saisis, que des contre-experts de ma connaissance auraient introduits avec empressement dans des boucheries françaises. Je sais que les taureaux tués aux courses sont généralement débités en basse boucherie en Espagne, et aux étaux ordinaires en France ; que la viande faiblement ladre se vend à la *Freibank* en Allemagne et en Suisse, tandis qu'elle reçoit la libre pratique après épluchage à Bordeaux, après salaison à Lyon et à Troyes. Pourquoi une institution économique faisant bon ménage avec la démocratie helvétique est-elle repoussée, au nom des tendances égalitaires de notre pays, sous prétexte qu'elle serait pour ainsi dire imposée aux miséreux ? On oublie que les basses boucheries étrangères n'ont pas une

— 192 —

clientèle spécialisée par l'administration, que tous les gens
économes y ont accès quel que soit leur état de fortune, et
que personne n'est contraint de s'y rendre. En France, on ne
s'inquiète pas si de la viande de basse boucherie est souvent
imposée, subrepticement il est vrai, à nos soldats dans leurs
casernes, aux ouvriers dans les restaurants populaires, aux
amateurs de charcuterie qui ne se contentent pas du saucisson de ménage, voire aux clients de certaines boucheries de
haute volée. Qu'importe que nous ayons la chose, il suffit à
notre goût des vaines formules qu'elle ne soit pas désignée !
Je ne découvre pas en quoi le débit, à part, de la viande un
peu fatiguée et des chairs faiblement ladres, porterait une
plus grave atteinte à notre amour-propre que la vente du
taureau, de la chèvre et du cheval avec des estampilles spéciales.

Pourtant il y a en France quelques localités connaissant
l'usage de l'étal de basse boucherie. Ainsi à Blois, le *Règlement de l'abattoir du 8 septembre* 1871, *art.* 10, porte que
quand « *il est reconnu qu'une viande est maigre et d'une
valeur nutritive médiocre, le boucher ou le charcutier aura
la faculté de la faire vendre à la criée, soit de l'abandonner
à un établissement de bienfaisance ou de la faire enfouir.* »

L'*art.* 14 du *Règlement de l'abattoir de Nice* (12 octobre 1869) et du *Règlement de l'abattoir de Grasse*
(27 *novembre* 1887) est ainsi conçu : « ..... *Les bestiaux
maigres, dont la chair serait cependant reconnue de bonne
qualité, seront vendus au détail, d'après les usages établis,
dans* UN LOCAL DÉSIGNÉ PAR L'ADMINISTRATION MUNICIPALE ;
*les propriétaires de ces bestiaux seront obligés de les
transporter à leurs frais dans le dit local. Les ventes seront
surveillées par un employé désigné par M. le Maire.....* »
L'article 13 du *Règlement de l'abattoir de Cannes du 15 février* 1878 et *l'article* 11 du *Règlement de l'abattoir d'Antibes du 20 octobre* 1888 reproduisent textuellement cette
prescription, en remplaçant les mots en lettres grasses
par les mots suivants : « *dans* LE LOCAL DESTINÉ A LA
VÉRIFICATION DES VIANDES ».

A Raon-l'Etape (Vosges), *l'art.* 5 du *Règlement de l'abattoir du* 30 *juin* 18.6 contient ceci : « *Toute viande considérée comme de qualité inférieure, soit pour cause de maladie, de maigreur, défaut d'âge, etc., mais qui pourrait être consommée sans danger, sera vendue dans la cour de l'abattoir, au profit du boucher, et à un prix qui ne pourra dépasser la moitié du prix de vente à l'étal* ». A Rambervillers (Vosges), *l'article* 7 du *Règlement de l'abattoir du* 11 *juin* 1887 est ainsi conçu : « *Toute viande réputée de qualité inférieure, soit pour cause de maladie interne ou externe, de maigreur, de défaut d'âge, etc., mais qui pourrait être consommée sans danger, sera considérée comme viande de basse boucherie, et vendue seulement à l'abattoir ou à un étal particulier désigné à cet effet, au profit du boucher, et à un prix qui ne dépassera pas la moitié du prix de vente de son étal ordinaire.* »

J'indique ci-dessous la destination qui, à mon avis, devrait être donnée aux viandes et viscères anormaux, dans un grand nombre de circonstances :

1. — *Saisies totales.*

Les animaux sont à exclure entièrement de la consommation dans les cas suivants :

1° — *a) Etat fœtal.* (Sujets trouvés dans l'utérus des femelles sacrifiées ou mortes à une période quelconque de la gestation. Sujets nés avant terme ou avortons). — *b) Extrême jeunesse.* (En thèse générale, les animaux des espèces bovine, ovine, caprine, porcine, chevaline et asine, ne peuvent être abattus avant l'âge de 25 à 30 jours ; ils ne sont utilisables, juste après la fin de cette période, qu'autant qu'ils n'ont pas été malades depuis leur naissance et qu'ils ont toujours été bien nourris.) (97).

2° — *a) Etisie* caractérisée par l'état gélatineux de la moelle osseuse et de la substance tenant lieu de graisse (animaux *n'ayant pas la moelle*). — *b) Cachexie avancée* caractérisée par le ramollissement général de la graisse. — *c) Hydroémie* caractérisée par l'infiltration séreuse générale de la graisse et du tissu cellulaire. (*Viande mouillée.*) (*).

3° — *a) État manifestement fiévreux.* (Viande à odeur de fièvre, à coloration musculaire brun terne ou grisâtre devenant rouge brique, saumon ou acajou au contact de l'air, soit à teinte blanc sale devenant blanc légèrement terreux à l'air). — *b) Surmenage.* (Viande brun foncé ou presque noire, gommeuse ou collante au toucher, exhalant une odeur aigrelette, tendant à une putréfaction rapide.) (**).

4° — *Odeur nettement désagréable des chairs,* soit : *a)* odeur de beurre rance ; *b)* odeur d'urine (cryptorchidie du porc, urémie) ; *c)* odeur excrémentitielle (abatage avec éventration tardive en cas de météorisation grave ; *d)* odeur alimentaire spéciale (abatage après ingestion prolongée et récente de tourteaux oléagineux rances, de fenugrec, etc.) ; *e)* odeur médicamenteuse (abatage après ingestion d'ammoniaque, de camphre, d'assa fœtida, d'éther, d'essence de térébenthine, d'acide phénique, etc.)

5° — *Empoisonnement* avec imprégnation générale de la viande, du sang et des viscères par les substances toxiques (***).

6° — *a) Peste bovine ; b) morve et farcin* aigus ou chroniques ; *c) dourine ; d) rage ; e) charbon bactéridien ; f) charbon bactérien ; g) infection purulente ; h) abcès* ou *plaies suppurantes graves* suspectes de complications pyémiques ; *i) infection putride ; j) gangrène ; k) septicémie ; l) urémie.*

7° — *Ladrerie porcine ou bovine étendue* (****), soit que les cysticerques se trouvent à l'état de vésicules séreuses, soit

---

(*) Ces trois états *a*, *b*, *c* motivent la saisie aussi bien lorsqu'ils ont pour cause l'épuisement par le travail excessif, la lactation exagérée ou le défaut de nourriture, qu'une maladie quelconque, apparente ou cachée.

(**) La fièvre et le surmenage entraînent la saisie totale, aussi bien comme conséquences d'une maladie aiguë que d'une autre cause.

(***) Si les animaux ont ingéré des substances toxiques qui se localisent exclusivement dans certains organes, tels que les viscères, les mamelles, la tête, il y a lieu de rejeter simplement ces parties.

(****) Tout animal, reconnu ladre pendant la vie, devrait être abattu d'office pour être ensuite, selon son état, saisi ou consommé après salaison. La saisie en cas de ladrerie n'a lieu que pour la viande ; la graisse peut servir à l'alimentation après avoir été soumise à l'ébullition et séparée du résidu de la fonte.

qu'ils aient subi la dégénérescence purulente, athéromateuse
ou calcaire. (98).

8° *Trichinose* (*), quand il existe dans la commune un
service d'inspection microscopique de toutes les viandes de
porc (**).

9° — *Rouget, pneumo-entérite infectieuse* et *pneumonie
contagieuse du porc,* quand la viande est entièrement fiévreuse, ou que la congestion intense du lard coïncide avec une
inflammation prononcée des viscères.

10° — *Tuberculose généralisée dans toutes les espèces,*
caractérisée par les lésions suivantes, accompagnées ou non
d'autres lésions tuberculeuses : *a)* tuberculisation de la totalité ou de la presque totalité des ganglions extra-splanchniques (ganglions sus-sternaux, préscapulaires, sous-scapulaires, précruraux, mammaires, inguinaux, ischiatiques,
poplités, etc.) ; *b)* tuberculisation des os ; *c)* tuberculisation
des muscles (***).

11° — *a) Clavelée maligne ; b) ictère grave ou avec saveur
amère et désagréable de la viande ; c) polyarthrite exsudative infectieuse des jeunes animaux à l'état aigu ; d) entérite et pneumo-entérite infectieuse des jeunes veaux à
forme grave ; e) coryza gangréneux des bovins à forme
grave ; f) fièvre typhoïde du cheval ; g) gourme maligne
des solipèdes ; h) anasarque ; i) tétanos étendu ou généralisé (****) ; j) cancer généralisé ou simplement en voie de
généralisation (carcinose, sarcomatose, etc.) ; k) tumeurs
mélaniques multiples et disséminées ; l) pigmentation mélanique ayant envahi abondamment les viscères, les os, les*

(*) La viande et la graisse des porcs atteints de trichinose pourraient, au lieu d'être saisies, être livrées à la consommation après ébullition effectuée pendant un temps suffisant.

(**) L'inscription de la trichinose sur une liste de saisies, sans l'obligation de l'unique moyen de recherche des trichines, n'est qu'un trompe-l'œil. Dans ces condi-tions, quelle serait la responsabilité des municipalités et des inspecteurs, si des cas de trichinose humaine se manifestaient à la suite de l'ingestion de porc trichiné ? Il serait préférable de recommander aux consommateurs de ne pas manger de porc cru ou insuffisamment cuit, et de donner une décharge complète aux services d'inspection non organisés pour faire l'examen microscopique de tous les porcs.

(***) Il y a lieu de différencier des cas *b* et *c* ceux où il existe une tuberculose, minime et nettement localisée, soit d'un os, soit d'une partie musculaire.

(****) Les animaux atteints de tétanos sont refusés avant l'abatage et exclus vivants de l'abattoir (99).

séreuses, *les muscles, la graisse, le tissu cellulaire, les
aponévroses* (*); m) *altérations du tissu musculaire généralisées ou étendues,* naturelles ou accidentelles, quelles
qu'en soient la nature et la cause, notamment la *dégénérescence fibro-graisseuse générale des muscles,* la dissé-
mination dans ceux-ci d'un grand nombre de *nodules
caséeux, purulents ou calcaires,* occasionnés par des psorospermies et autres parasites dégénérés (**); *ecchymoses ou
infiltrations séreuses généralisées; n) mort à la suite de
maladie; o) mort accidentelle non ou tardivement suivie
de saignée.*

II. — *Saisies partielles.*

En cas de lésions aiguës, chroniques ou parasitaires des
viscères, des séreuses, ou de quelque tissu que ce soit, les
animaux seront l'objet de saisies partielles portant soit sur
l'ensemble, soit sur une portion des régions ou des organes
altérés, selon l'étendue des altérations.

Exemples : a) *maladies inflammatoires des organes thoraciques ou abdominaux,* non accompagnées de fièvre
générale et d'altération de la viande ; b) *induration, dégénérescence, adhérences, lésions chroniques ou anciennes* des
différents organes et viscères ; c) *psorospermose, distomatose, strongylose, échinococcose et cysticercose viscérales; d)
cœnure cérébral* ou *médullaire; e) tuberculose, actinomycose* ou *botryomycose localisées; f) néoplasies bénignes et
peu étendues; g) ecchymoses, plaies, abcès, infiltrations
séreuses ou sanguinolentes* et *autres lésions analogues*
limités à quelques parties, et sans influence sur l'état général
des animaux ou sur la qualité de la viande éloignée des points
atteints.

III. — *Vente sous conditions spéciales.*

1° — En cas de *tuberculose exclusivement limitée à quelques
viscères, voire à leurs ganglions,* et *caractérisée par des*

(*) Il y a lieu d'user d'une certaine modération pour les tumeurs mélaniques bénignes
ou non cancéreuses, et surtout pour la pigmentation mélanique quand la généralisation
n'est pas très accentuée, sous réserve de saisies partielles plus ou moins étendues.
(**) Il faut agir dans ce cas à peu près comme pour la ladrerie.

lésions très restreintes, la viande peut, après saisie partielle, être livrée à la consommation sans conditions, c'est-à-dire dans les boucheries ordinaires.

2° — La vente sans conditions ne peut avoir lieu pour les animaux de toutes les espèces, qui présentent les lésions suivantes : *a) Tuberculisation abondante d'un ou plusieurs viscères,* surtout si les tubercules siègent dans les parenchymes et ont subi la transformation caséeuse ou purulente ; *b) tuberculisation intrasplénique; c) tuberculisation des séreuses pariétales d'une ou plusieurs cavités splanchniques ; d) tuberculisation ganglionnaire des parois internes d'une ou plusieurs cavités splanchniques* (ganglions prépectoraux, sous-dorsaux, sous-lombaires; *e) tuberculose même modérée sur la totalité ou la presque totalité des viscères; f) tuberculose restreinte de quelques viscères, associée à une tuberculisation ganglionnaire de la région bucco-pharyngienne* (ganglions supra-pharyngiens de P. Godbille, ganglions rétro-pharyngiens) ; *g) tuberculisation de quelques-uns des ganglions extra-splanchniques, associée ou non à une tuberculose peu étendue des ganglions contigus aux séreuses ou aux viscères.* — La viande des animaux tuberculeux gras, demi-gras ou en chair se trouvant dans les conditions désignées aux lettres a, b, c, d. e, f, g, du présent article 2, titre III, peut être livrée à la consommation, mais seulement dans un état de basse boucherie et après stérilisation par la chaleur, sous réserve de l'enlèvement préalable et minutieux des parties altérées, ainsi que de celles immédiatement contiguës (*).

3° — Il y a lieu de saisir, quel que soit l'état de ces organes, la tête, les mamelles, les testicules et tous les viscères des animaux tuberculeux livrés à la consommation avec ou sans stérilisation. En effet, outre que ces parties sont susceptibles

---

*) En Belgique, depuis 1895, le Gouvernement autorise la consommation des animaux tuberculeux non émaciés, *après stérilisation par la chaleur,* quel que soit leur degré de tuberculose ; il accorde par conséquent une tolérance plus grande que celle que nous proposons ici. Contrairement à ce qui a été dit souvent, l'état d'embonpoint ne me paraît pas être un indice de salubrité d'un sujet tuberculeux, et conséquemment on ne doit pas le déclarer sain en prenant pour base son prix élevé d'achat. Les tuberculeux maigres sont plutôt refusés que les gras, parce qu'ils sont doublement dépréciés.

de recéler des lésions discrètes, il arrive fréquemment qu'elles sont souillées par l'élément tuberculeux sans être le siège d'altérations macroscopiques.

4° — En cas de ladrerie restreinte, c'est-à-dire lorsque le nombre des cysticerques, rencontrés dans les quartiers découpés en morceaux de un demi-kilog. à un kilog. chez le porc et le veau, de un à deux kilog. chez les grosses bêtes bovines, ne dépasse pas sensiblement le chiffre 20 pris comme *limite approximative*, la viande peut être livrée à la consommation après cuisson parfaite à 100° C. ou après salaison d'un mois. La graisse ne peut servir à l'alimentation qu'après fusion. On agit comme en cas de ladrerie restreinte à l'égard des viandes renfermant, dans les mêmes conditions de nombre, des nodules purulents, athéromateux ou calcaires, produits par des psorospermies et autres parasites analogues dégénérés. Dans tous ces cas la vente n'a lieu qu'en basse boucherie.

5° — Le rouget bénin entraîne, selon les cas, des saisies partielles de viande ou de graisse, et en général le rejet des viscères et de la tête. Le restant de la viande et de la graisse est livrable frais à la vente, sans condition, si l'animal a peu souffert ; dans d'autres circonstances laissées à l'appréciation de l'inspecteur, il ne peut être vendu qu'après salaison ou après cuisson, à l'état de basse boucherie. La salaison n'a pas d'effet sur le microbe du rouget, ce qui n'empêche pas de l'employer en Autriche et à Lucerne ; mais elle modifie avantageusement l'aspect physique de la viande et elle permet d'en contrôler l'état encore au bout de plusieurs jours.

6° — Il y a lieu de débiter en basse boucherie, avec ou sans stérilisation selon le cas :

A) Les viandes qui, *sans être saisissables*, ont subi une *dépréciation évidente* ou présentent des *caractères douteux*, à la suite d'états anormaux ou morbides d'animaux saisis partiellement ou non ;

B) Les sujets, *en état de grande maigreur confinant presque à l'étisie*, et atteints en même temps d'une des affections suivantes : *a) tuberculose localisée ; b) anémie ; c) gale*

étendue et invétérée ; d) polyarthrite chronique des jeunes
animaux (100) ; e) suppurations étendues et anciennes ;
f) crapaud multiple et invétéré ; g) eaux aux jambes très
prononcées.

IV. — Dispositions supplémentaires.

1° — Il y a lieu de retirer de la consommation : a) les viandes
fraîches ou conservées, corrompues par les influences atmosphériques, ou prêtes à se corrompre (*) ; b) les parties de
viandes fraîches ou conservées, souillées par les moisissures,
les vers, les œufs et larves de mouches, etc. ; c) les saucissons piqués, pourris ou rances ; d) les saucissons renfermant des substances autres que de la viande, de la graisse et
des épices, notamment ceux qui contiennent des principes
colorants, du sang ajouté, des matières farineuses ou fécu-
lentes, du riz, de l'eau incorporée frauduleusement pour
donner du poids.

2° — Le lard rance et le flambard ne peuvent être débités
qu'en basse boucherie.

3° — Il appartient aux inspecteurs de décider, soit en matière
de saisie totale ou partielle, soit en matière de vente en basse
boucherie, pour tous les cas non prévus ci-dessus qui leur
paraîtraient à bon droit déprécier les viandes, les rendre nuisibles ou simplement suspectes.

Le tableau officiel des saisies devrait être complété : 1° par
des commentaires détaillés sur chaque viande anormale ;
2° par l'indication d'un mode d'inspection uniforme et rationnel : fente obligatoire pour les gros animaux et les porcs,
examen des viscères, des cavités nasales et de la langue,
examen des divers ganglions et découpage des régions musculaires en cas de suspicion, incisions révélatrices pour la
ladrerie, séparation des épaules pour découvrir la mélanose
chez les chevaux blancs, etc. (101).

Cette réglementation pourrait s'occuper aussi de certaines

(*) M. Villain recommande avec raison la saisie des viandes congelées qui sont devenues gluantes, qui ont pris une odeur manifeste de relent et d'humidité après un long
séjour à l'air libre précédé du dégel. Ces viandes dégoûtantes, mais pas encore corrompues à vrai dire, doivent être retirées de la vente comme n'étant ni loyales ni mar-
chandes (102).

— 200 —

prescriptions. observées dans diverses villes de France, relativement à la consommation de la viande fraîche de porc en été, à l'abatage des femelles en état de gestation, à l'estampillage des animaux par qualité et par sexe, à la spécialisation du débit de la viande et du saucisson de cheval, etc. Je me contente de signaler ces questions à l'attention du Congrès, pour le cas où il voudrait les discuter. (103).

La révision du *Décret du 22 juin* 1882 et de l'*Arrêté ministériel du 28 juillet* 1888 est très désirable, en ce qui concerne la défense de livrer à la boucherie des moutons galeux même en bon état, en ce qui a trait aux prescriptions contradictoires relatives à la clavelée. au rouget et à la pneumo-entérite infectieuse du porc (V. p. 21-22). Il est d'une évidente utilité de compléter la Loi du 27 mars 1851, par l'application du qualificatif *corrompu* à toutes les viandes déclarées immangeables sur la liste officielle des saisies. Je souhaite que ces deux derniers points ne soient pas laissés de côté par le Congrès.

J'espère que les congressistes n'hésiteront pas à faire le sacrifice de leurs préférences personnelles et de leurs usages locaux, qui auront succombé dans la mêlée des discussions et des votes de notre assemblée professionnelle, pour donner leur entière adhésion à une réglementation générale française. Certains ne contracteront là qu'une union de raison, très probablement. Qu'importe ? l'essentiel est qu'ils fassent bon ménage.

Qui sait si, pour les saisies de viandes impropres à la consommation, il n'existera pas un jour une codification internationale, universelle même ? Utopie ! direz-vous. Peut-être ! vous répondrai-je. Je voudrais pouvoir donner rendez-vous à toute l'assistance, en cette place. dans un siècle d'ici, pour vérifier la réalité de cette prévision.

Troyes, le 1er août 1896.

DOCUMENTS SUPPLÉMENTAIRES

CHAPITRE I. — *France.* (104).

ARRÊTÉ MINISTÉRIEL CONCERNANT LA SAISIE DES VIANDES TUBERCULEUSES. (A*).

Circulaire aux préfets. 28 septembre 1896.

Monsieur le Préfet,

J'ai l'honneur de vous transmettre ci-joint un certain nombre d'exemplaires d'un arrêté que je viens de prendre pour modifier l'article XI de l'arrêté ministériel du 28 juillet 1888 qui détermine les cas dans lesquels les viandes provenant d'animaux tuberculeux doivent être exclues de la consommation (*). Cette modification a été provoquée par l'enquête à laquelle le Comité des épizooties a procédé sur l'application dudit article dans les abattoirs de chaque région de la France. Il a été établi qu'il existait entre les vétérinaires inspecteurs les plus grandes divergences sur la manière d'entendre les conditions qui doivent entraîner la saisie totale de ces viandes, et que certains d'entre eux agissaient sur ce point avec trop de rigueur. L'ancienne rédaction était en effet trop brève dans sa forme et se maintenait dans des termes généraux laissant trop de place à la liberté des appréciations individuelles. La rédaction nouvelle dans laquelle le Comité des épizooties s'est inspiré des résolutions votées à Berne, par le récent Congrès international de médecine vétérinaire, précise dans la mesure du possible les conditions qui doivent entraîner la saisie totale ou la saisie partielle des viandes.

Des divergences d'opinions pourront encore se produire, car en pareille matière les résolutions à prendre dépendent à la fois de la constatation matérielle des lésions tuberculeuses, et de l'appréciation de leur degré de gravité ; mais les nouvelles énumérations de l'article 2 permettront une entente plus facile et rendront plus certaine l'uniformité de décision dans tous les cas identiques. Elles faciliteront aussi la tâche du vétérinaire d'abattoir et lui donneront les moyens de l'accomplir au mieux des intérêts de tous, ceux des consommateurs et ceux des producteurs de viande. Les vétérinaires inspecteurs réussiront d'autant mieux dans cette tâche qu'ils auront plus présents à l'esprit, avec les prescriptions réglementaires, les principes scientifiques qui les ont inspirées. Dès le premier moment de la démonstration de l'identité de la tuberculose bovine et de la

---

(*) Voir cet article XI, p. 22 du présent rapport.

tuberculose humaine, les conditions de la nocuité possible des
viandes tuberculeuses avaient été presque toutes déterminées avec
précision. On savait que, hors le cas absolument exceptionnel où
les muscles présentent des lésions tuberculeuses, ces organes ne
sont exposés que dans des circonstances rares à recéler les agents
infectants que les poussées aiguës de la maladie font quelquefois
passer dans le torrent circulatoire. On savait aussi que c'est surtout
quand ces agents se sont arrêtés et développés dans les ganglions
lymphatiques juxta-et inter-musculaires que la viande de boucherie
fournie par les animaux tuberculeux est exposée à être malfaisante.
Cette viande ne contient donc pas nécessairement les germes
capables de communiquer la tuberculose à l'homme. Dans un
grand nombre de cas les viandes qui proviennent de sujets en
puissance de tuberculose sont exemptes de ces germes. De là, la
tolérance qui a été admise pour l'usage de ces viandes dans l'arrêté
pris à l'occasion de l'inscription de la tuberculose parmi les maladies
contagieuses soumises à la loi de police sanitaire.

La nouvelle rédaction de l'article 2 a pour but de diriger l'exercice
de cette tolérance. En s'éclairant des données que nous devons à
l'étude expérimentale de la virulence des lésions et de la viande
tuberculeuses, les vétérinaires inspecteurs comprendront mieux
l'esprit qui a présidé à la rédaction des prescriptions nouvelles. Ils
en distingueront bien la portée et sauront ainsi, dans l'application,
se garder des saisies qui porteraient préjudice aux éleveurs sans
aucun profit pour l'hygiène alimentaire.

Je vous prie, à la demande du Comité des épizooties, de vouloir
bien appeler sur ces considérations l'attention des vétérinaires
sanitaires et des vétérinaires inspecteurs d'abattoirs en leur trans-
mettant un exemplaire du nouvel arrêté ci-joint.......

Le président du Conseil, ministre de l'Agriculture,
Jules MÉLINE.

Arrêté. 28 *septembre* 1896. (Extrait).

Le Ministre de l'Agriculture........ Arrête.

Article premier. — L'article XI de l'arrêté ministériel du 28 juillet 1888 est modifié ainsi qu'il suit :

Les viandes provenant d'animaux tuberculeux sont saisies et
exclues en totalité ou en partie de la consommation suivant la
nature et l'étendue des lésions constatées, ainsi qu'il est ci-dessous
déterminé.

Elles sont saisies et exclues en totalité de la consommation ;
1° quand les lésions tuberculeuses, quelle que soit leur importance, sont accompagnées de maigreur; 2° quand il existe des tu-

bercules dans les muscles ou dans les ganglions intra-musculaires ;
3° quand la généralisation de la tuberculose se traduit par des
éruptions miliaires de tous les parenchymes et notamment de la
rate ; 4° quand il existe des lésions tuberculeuses importantes à la
fois sur les organes de la cavité thoracique et sur ceux de la cavité
abdominale.

Elles ne sont saisies et exclues qu'en partie de la consommation :
1° quand la tuberculose est localisée soit à la cavité thoracique,
soit à la cavité abdominale ; 2° quand les lésions tuberculeuses,
bien qu'existant à la fois dans la cavité thoracique et la cavité
abdominale, sont peu étendues. La saisie et l'exclusion de la consommation ne portent dans ce cas que sur les portions de viande
(parois costales ou abdominales) qui sont directement en contact
avec les parties malades de la plèvre ou du péritoine.

Dans tous les cas les organes tuberculeux sont saisis et détruits,
quelle que soit l'étendue de la lésion.

Toutefois les viandes suffisamment grasses peuvent être remises
au propriétaire après stérilisation prolongée pendant une heure
au moins soit dans l'eau bouillante, soit dans la vapeur sous pres-
sion ; mais la stérilisation ne pourra avoir lieu qu'à l'abattoir sous
le contrôle du vétérinaire inspecteur.......

Jules MÉLINE.

*Instruction ministérielle du 27 juillet 1897 sur les mesures à
appliquer aux viandes d'animaux tuberculeux.* (Extrait). (B).

Monsieur le Préfet,

J'ai été avisé que dans certains abattoirs, les prescriptions contenues dans mon arrêté du 28 septembre 1896 n'étaient pas observées
et que, par suite, des mesures trop rigoureuses étaient encore
prises en ce qui concerne la saisie des viandes provenant d'animaux
tuberculeux. Je vous prierai de rappeler aux vétérinaires sanitaires
ainsi qu'aux vétérinaires inspecteurs des abattoirs les dispositions
de l'arrêté précité en insistant plus particulièrement sur celles qui
ne prescrivent, dans certains cas, que la saisie partielle des viandes,
et vous voudrez bien inviter ces vétérinaires à s'y conformer avec
la plus scrupuleuse exactitude.......

Le président du Conseil, ministre de l'Agriculture,
Jules MÉLINE.

Règlement de police pour la ville de Nancy, du 14 mai 1817. (D).

« *Titre III. Des bouchers. Art.* 31. Les bouchers ne pourront
vendre ni exposer en vente aucune viande provenant de bête
morte de maladie, ou atteinte de ladrerie, non plus que du bouc,

chèvre et taureau, ou du mouton attaqué de claveau. — *Titre IV.*
Des marchés. Art. 51. Tous les porcs gras exposés en vente, seront
visités par l'inspecteur des boucheries, pour s'assurer qu'ils ne sont
point attaqués de la lèpre. »

Réglement de l'abattoir de la ville de Lunéville,
du 27 janvier 1827. (E.)

« *Art.* 6... Aucune viande ne pourra être enlevée de la tuerie
avant d'avoir été préalablement examinée par le visiteur ; tout
bétail reconnu vicié sera saisi à l'instant... *Art.* 16. Les bouchers ne
pourront vendre ni exposer en vente aucune viande provenant de
bêtes mortes de maladies, non plus que du bouc, chèvres et taureaux, ou du mouton attaqué de claveau. Pareille défense est
faite aux bouchers et charcutiers, pour ce qui concerne la viande
de porc atteinte de *la durie* (*), lorsque d'après la vérification *de*
personne expert (sic), l'insalubrité des chairs exposées en vente
aura été constatée. — *Art.* 17. Il leur est enjoint de bien saigner
leurs bestiaux, pour que la masse du sang ne se répande pas dans
la viande et n'en corrompe le suc, et de ne mettre en vente aucune
viande qu'après avoir été reconnue, par l'inspecteur aux viandes,
de bonne qualité, non grénée et propre à la nourriture des
hommes. »

Ordonnance de police du 25 mars 1830 concernant le régime,
et la discipline intérieure du commerce de la boucherie de
Paris. (F).

§ 7. (Les bestiaux morts naturellement aux abattoirs seront
envoyés à la ménagerie). — § 61. (Les vaches envoyées par les
nourrisseurs de Paris ne peuvent être admises aux abattoirs pour
y être tuées qu'avec un certificat de vétérinaire constatant la nécessité de cet abatage). — § 155. « Tout garçon boucher qui vendra
des veaux trouvés dans les entrailles des vaches qu'il aura tuées,
et qui n'en fera pas sur-le champ la déclaration au préposé de
police de l'abattoir ou à l'inspecteur du commerce, pour que ces
viandes insalubres soient coupées par morceaux et jetées aux
voiries, sera poursuivi devant les tribunaux et puni conformément
à la loi ». — § 175. « Les bestiaux qui n'auront pas l'âge requis,
ou qui seront trop maigres pour être livrés à la boucherie, seront
exclus du marché... » — § 177. « Il est défendu d'exposer sur
les marchés des bestiaux qui se trouveraient dans des cas rédhibitoires... » — § 217. « Il est défendu d'exposer en vente des veaux
âgés de moins de six semaines, et d'en vendre la viande dans les

---

(*) Sans aucun doute, on a mis ici la *durie* pour *ladrerie*.

marchés ou étaux, et dans quelque lieu que ce soit, à peine de saisie et de 300 francs d'amende. (*Lettres patentes de 1782, article 7*). »

Ordonnance de police du 20 août 1879 concernant la police des abattoirs de Paris. (G).

« *Art. VIII.* Il est défendu de sortir des abattoirs les porcs atteints de ladrerie. Les langueyeurs de porcs ne pourront exercer leur industrie dans l'intérieur de ces établissements. — *Art. IX.* Les animaux de boucherie et de charcuterie morts naturellement en cours de trajet ou abattus à la suite d'accidents, soit sur le marché à bestiaux, soit dans les gares de chemin de fer, soit sur la voie publique, soit enfin chez les nourrisseurs ou les particuliers, pourront être transportés à l'abattoir le plus voisin à l'effet d'y être dépouillés et préparés sous la surveillance des inspecteurs de la boucherie, qui prononceront sur la destruction ou la mise en consommation de la viande en provenant. Dans tous les cas, la chair des animaux morts naturellement, sans effusion de sang, sera de droit saisie et détruite aux frais des propriétaires. — *Art. X.* La saignée des bestiaux pratiquée à la queue ou aux jugulaires préalablement à l'abatage définitif, sous prétexte de blanchir la viande est rigoureusement interdite. Les dispositions de la *loi du 2 juillet* 1850 seront dans ce cas, appliquées aux contrevenants. — *Art. XVI.* Les veaux et agneaux mort-nés seront détruits aux abattoirs mêmes. Défense est faite de les sortir sous quelque prétexte que ce soit. — *Art. XVII.* L'abatage des veaux âgés de moins de six semaines est interdit. Défense est faite d'en vendre la viande, à peine de saisie et de poursuites devant le tribunal compétent. (*Lettres patentes de 1782*). — *Art. XX.* Le soufflage des viandes (en termes du métier la *musique*) ou toutes autres manœuvres ayant pour but de donner à ces viandes une apparence de nature à tromper l'acheteur, seront passibles des peines portées par la *loi du 27 mars* 1851. »

Règlement de police de la ville de Saint-Dizier (Haute-Marne), du 25 avril 1850. (H).

Art. 317. « Il est défendu à tous bouchers, charcutiers, traiteurs, tant de la ville que de la campagne, de vendre ou débiter des bestiaux ou animaux morts ou qui auraient été abattus pour cause de maladie, des porcs atteints de ladrerie, et des veaux au-dessous du poids de vingt-cinq kilogr. et généralement aucune viande gâtée ou corrompue. »

Règlement pour le service de l'abattoir public de la ville d'Avignon,
du 28 novembre 1855. (1).

« *Art.* 8. — L'inspecteur vétérinaire sera chargé d'examiner
tous les bestiaux abattus, et il veillera à ce qu'il ne soit livré à la
consommation que ceux qui seront sains et de bonne qualité. Tous
ceux qui seront infectés de quelques vices seront séquestrés et jetés
au fleuve, en présence de l'inspecteur des viandes, d'un préposé de
l'octroi et d'un commissaire de police ou de son délégué. Les cochons
malsains, ou viciés, et dont l'état d'insalubrité aura été bien et
dûment constaté, seront entièrement fondus pour en faire du vieux
oing. Les propriétaires auront la faculté de faire opérer la fonte,
soit par eux-mêmes, soit par leurs ouvriers.... Les débris de cette
opération seront jetés au fleuve. — *Art.* 9. Lorsque les bestiaux
ne seront pas entièrement viciés et que certaines parties de viande
auront été reconnues pouvoir être livrées, sans danger, à la consommation, il ne sera jeté au fleuve que les parties qui seront
malsaines et gâtées... Les bestiaux ou parties de bestiaux qui,
bien que non viciés, seront cependant reconnus par l'inspecteur de
l'abattoir n'être pas de première qualité, pourront par assimi-
lation être classés par lui dans la basse viande, marqués comme
tels, et ne pourront être vendus que dans le local destiné à cette
vente et par les bouchers seuls qui sont autorisés à vendre de la
vache ou de la brebis. En cas de mésaccord sur le prix de ces
bestiaux ou parties de bestiaux entre le boucher propriétaire et le
boucher marchand de viande basse, le différend sera tranché par
l'inspecteur de l'abattoir. A défaut par les parties d'accepter ce
prix de transaction, ces viandes seront vendues par les soins de
l'inspecteur, qui y pourvoira, et le produit remis par lui au propriétaire de l'animal. — *Art.* 28. Les cochons ne pourront être
abattus que six mois de l'année, du 1er octobre au 1er avril. »

Arrêté municipal du 23 septembre 1856 sur la police de la bou-
cherie de la ville du Havre. (J).

« *Art.* 2. — Défenses sont faites à tous bouchers et charcutiers
d'abattre aucuns animaux atteints de maladie de nature à rendre
les viandes malsaines ou de mauvaise qualité. Il leur est également
défendu d'exposer en vente et de colporter aucune viande corrompue ou provenant de bêtes mortes de maladies. — *Art.* 3. Aucun
boucher ou charcutier ne pourra abattre ni vendre des porcs, s'ils
ne sont de bonne qualité, non nourris d'huile, de chènevis, de
poisson ou rances. — *Art.* 4. Les veaux ne sont livrés à la boucherie qu'autant qu'ils auront atteint le poids de 50 kilogrammes.
Cependant, il pourra en être admis du poids minimum de 40 kilo-

grammes si leurs huit dents incisives sont entièrement hors de la gencive. Il est expressément interdit d'augmenter leur poids en les gorgeant d'eau ou de toute autre matière ; les préposés de l'octroi et de l'abattoir sont autorisés, lorsqu'ils soupçonneront une fraude de ce genre, à prendre toutes mesures pour s'en assurer et faire poursuivre les contrevenants conformément aux lois. — *Art.* 5. Il est interdit de livrer à la boucherie ou de mettre en vente aucuns agneaux ou chevreaux, à moins qu'ils n'aient au moins six semaines. »

Arrêté municipal du 16 mai 1859 sur la police de la boucherie du Havre. (K).

Art. 1er. — « Les bestiaux étiques ou ceux reconnus par les syndics trop jeunes pour être abattus, seront refusés à l'abattoir... »

Règlement du Marché aux bestiaux du Havre, du 29 janvier 1891. (L).

« *Art.* 17. Les taureaux, bœufs, vaches n'ayant pas de dents de remplacement, et trop maigres, pourront être exclus du *Marché.* Toutefois le service d'inspection pourra admettre certains animaux plus jeunes, mais précoces et en bon état pour la boucherie. — *Art.* 18. ... Les veaux trop maigres ou fiévreux seront exclus du *Marché.* — *Art.* 30. La saignée des veaux à la jugulaire ou à la queue est interdite, même avant l'entrée de l'animal au *Marché.* . »

Règlement sur le marché général aux bestiaux de la ville de Bordeaux, du 20 décembre 1856. (M).

« Art. 33. ... Tout animal reconnu impropre à l'alimentation pour cause de maladie, sera marqué *R* (*refusé*). Il sera séquestré en fourrière séparée, et le propriétaire déféré, s'il y a lieu, aux tribunaux. La bête abattue sera enfouie. Tout animal reconnu impropre à l'alimentation pour cause de maigreur, sera marqué *R M* (*refusé maigre*). Il sera remis à son propriétaire, qui devra immédiatement le faire conduire hors barrière, et justifier de sa sortie par une attestation de l'octroi.

Art. 34. Toute vache reconnue pleine de trois mois sera refusée et devra aussitôt être reconduite hors barrière. Sa sortie sera justifiée comme il est dit plus haut. — *Art.* 35. Tout veau âgé de moins de deux mois sera refusé. Il devra être ramené hors barrière. Il sera justifié de sa sortie.

Art. 36. Les porcs atteints de ladrerie, mais dont l'usage ne présentera aucun danger pour l'alimentation, seront vendus en conséquence et conformément aux usages du marché. Néanmoins leur viande sera vérifiée après l'abatage ; et, s'il y a lieu, il sera procédé comme il a été prescrit *art. 33*. — *Art. 37*. Les porcs gravement atteints de ladrerie ou affectés de la lèpre seront refusés. L'animal sera abattu et enfoui.

Art. 38. Les agneaux ne pourront être reçus dans l'établissement du marché que du 1er janvier au 30 juin de chaque année. — *Art. 39*. Tous les agneaux morts ou vivants, exposés en vente ou avant ou après cette époque, seront saisis, et les marchands de bestiaux ou bouchers qui en seront détenteurs seront déférés au Tribunal compétent.

Art. 84. Les viandes mortes introduites en ville qui seraient déclarées impropres à l'alimentation, parce qu'elles proviendraient d'animaux malsains ou trop maigres, seront saisies ; les propriétaires de ces viandes seront déférés à l'autorité judiciaire. »

Ordonnance de police du 9 juin 1866 concernant la vente de la viande de cheval pour l'alimentation à Paris. (N).

Art. 8. — Sont considérés comme impropres à la consommation : les chevaux morts naturellement ou abattus en état de fièvre par suite de blessures ; ceux qui sont atteints d'une maladie quelconque, de plaies purulentes ou d'abcès, même au sabot. — Sont également exclus les chevaux dans un état d'extrême amaigrissement.

Toutes ces prescriptions hippophagiques sont reproduites par des règlements relatifs à la vente de la viande de cheval dans d'autres villes : 1° textuellement, ou à peu près, à Sedan (*A^té M^al du 30 mars 1869, art. 8*) et à Lorient *A^té M^al du 5 mars 1890, art. 7*) ; 2° à Troyes (*A^té M^al du 1er août 1871, art. 7*) avec l'addition des mots « *ou autres causes* » après le mot « *blessures* » ; à Castres (*A^té M^al du 1er août 1885, art. 8*) avec la substitution des mots « *maigreur trop prononcée* » aux mots « *extrême amaigrissement* ».

Règlement des boucheries hippophagiques de la ville de Rouen, du 3 février 1882. (O).

Art. 4. Seront considérés comme impropres à l'alimentation : 1° les chevaux, ânes ou mulets morts naturellement ou ceux qui seraient dans un état de fièvre prononcé dû à quelque accident ; 2° ceux qui sont porteurs de plaies purulentes d'une certaine étendue ou d'affections anciennes et invétérées comme les eaux aux jambes, le crapaud, ou d'affections généralisées comme les mélanoses ; 3° ceux qui sont trop maigres ; 4° ceux qui sont atteints de maladies de nature typhoïde ou à caractères métastatiques comme la fièvre typhoïde et les différentes formes d'anasarque ; 5° ceux qui sont atteints de maladies virulentes comme la morve et le farcin.

Règlement pour l'abattoir public de la ville de Nice, du 12 octobre 1869. (P.)

Art. 13. Dans le cas où les chairs d'un animal seraient reconnues gâtées, corrompues ou nuisibles, elles seront, ainsi que les issues en provenant, enfouies ou livrées à l'entrepreneur de l'équarrissage ou du balayage. — *Art.* 14. Ne pourront être abattus et livrés à la consommation que les chevreaux âgés au moins de *vingt* jours, les agneaux de trente, et les veaux de quarante. Les bestiaux maigres dont la chair serait cependant reconnue de bonne qualité, seront vendus au détail d'après les usages établis, dans un local désigné par l'administration municipale ; les propriétaires de ces bestiaux seront obligés de les transporter, à leurs frais, dans ledit local. Ces ventes seront surveillées par un employé désigné par M. le Maire. — *Art.* 15. Tout animal mort avec son sang ne pourra être livré à la consommation. Il sera procédé à l'égard de ces animaux de la manière indiquée à l'art. 13.

Règlement du 14 décembre 1876 relatif à l'introduction des viandes de bestiaux abattus hors du territoire de la commune de Nice. (Q.)

Art. 6. Toute viande reconnue trop maigre sera refusée et rendue à son propriétaire qui devra immédiatement la faire conduire hors barrière. — *Art.* 7. Les viandes malsaines ou de mauvaise qualité seront saisies et remises à l'entrepreneur de balayage pour être enfouies. — *Art.* 12. (Dans les étaux), toute viande qui commencerait à se corrompre ou qui serait reconnue de mauvaise qualité sera saisie et détruite...

Règlement sur le marché aux bestiaux de la ville de Nice, du 12 septembre 1882. (R)

Art. 20. Les bestiaux reconnus trop maigres ou malades seront refusés et devront être conduits immédiatement hors de l'enceinte du marché et du rayon de l'octroi. Ceux atteints de maladies contagieuses et reconnus impropres à la consommation, et les porcs gravement atteints de ladrerie, seront séquestrés, abattus à l'abattoir public de cette ville et enfouis ou livrés à l'entrepreneur de l'équarrissage, aux frais de leurs propriétaires... — *Art.* 21. Les vaches reconnues pleines ne pourront être vendues pour l'abatage.

14 — CH. M.

Il en est de même des veaux pesant moins de 40 kilog. et ayant moins de six semaines d'âge.

Règlement de l'abattoir public de la ville de Cannes.
du 15 février 1878. (S.)

Les art. 12, 13 et 14 reproduisent respectivement les prescriptions de l'art. 13 (à peu près textuellement) et des art. 14 et 15 de Nice 1869 avec la modification indiquée p. 89, avec l'âge des chevreaux porté à *trente* jours. (V. p. 209, P.)

Arrêté de police sur la boucherie et la charcuterie
de la ville de Cannes, du 15 février 1878. (T.)

Art. 4. « Tous porcs reconnus ladres ne pourront être exposés en vente, Les bouchers qui seront convaincus d'avoir vendu ou débité de la viande, de la grais-e ou du lard provenant d'animaux atteints de cette maladie seront poursuivis conformément aux lois. » — *Art.* 7. « L'abatage des porcs par les charcutiers ne pourra commencer avant le 1er octobre ni se prolonger au-delà du 31 mars. » — (Les *art.* 27, 28 (viandes foraines) et 32 reproduisent respectivement les *art.* 6, 7 et 12 de Nice 1876. (V. p. 209, Q)

Règlement du marché aux bestiaux de la ville de Cannes,
du 27 septembre 1887. (U.)

Les articles 13 et 14 reproduisent *toutes* les prescriptions des art. 20 et 21 de Nice 1882 et presque toujours textuellement. (V. p. 209, R.)

Règlement de l'abattoir public de la commune d'Antibes (Alpes-
Maritimes), du 20 octobre 1888 (V.)

Les articles 10, 11 et 12 sont respectivement la reproduction textuelle des art. 12. 13 et 14 du règlement de l'abattoir de Cannes 1878. (V. p. 210, S.)

Règlement de l'abattoir de la ville de Perpignan,
du 15 avril 1874. (X.)

Art. 12. Les animaux maigres et les vaches en état de gestation avancée doivent être rejetés. On ne pourra abattre que les chèvres n'ayant pas encore porté et les boucs châtrés depuis un an environ ; les uns et les autres ne doivent pas avoir dépassé l'âge de quatre ans.

Règlement de l'abattoir de la ville d'Auch,
du 28 janvier 1885. (Y.)

Art. 8. Les animaux reconnus atteints de maladies incurables ou contagieuses, telles que la péripneumonie, la pourriture ou la cachexie aqueuse au 3ᵉ degré, seront immédiatement abattus aux frais du propriétaire. L'abatage des brebis est formellement interdit pendant les mois de décembre et de janvier. Tout animal en état de maigreur excessive ou dans un état de gestation avancée ne pourra être abattu. — *Art.* 11. Dans le cas où les chairs d'un animal seraient reconnues, après l'abatage, corrompues ou malsaines, elles seraient enfouies immédiatement aux frais du propriétaire.

Règlement de l'abattoir public de Draguignan,
du 2 novembre 1879. (Z.)

(Les art. 9, 11 et 14 sont reproduits respectivement et à peu près textuellement par la partie en lettres italiques de l'art. 11, ainsi que par les art. 13 et 15 du règlement de Grasse 1887, v. p. 211, AA.) — *Art.* 13. « Ne pourront être abattus et livrés à la consommation que les chevreaux âgés au moins de 20 jours, les agneaux de 30 et les veaux de 6o. »

Règlement de l'abattoir public de Grasse,
du 27 novembre 1887. (AA.)

Art. 11. — *Tout animal reconnu malsain ou atteint de maladie contagieuse sera séquestré et restera sous la garde du receveur de l'abattoir jusqu'à ce qu'il soit abattu.* Les animaux qui seront reconnus atteints de maladies incurables (cachexie aqueuse 3ᵉ degré) seront abattus et enfouis aux frais du propriétaire. L'entrée de l'abattoir sera refusée à tous les animaux maigres.

Art. 13. — *Dans le cas où les chairs d'un animal seraient reconnues gâtées, corrompues ou nuisibles, elles seront, ainsi que les issues en provenant, saisies et enfouies par les soins du Commissaire de Police...*

Art. 14. — Ne pourront être abattus et livrés à la consommation que les chevreaux âgés au moins de vingt jours, les agneaux de trente et les veaux de quarante. — Les bestiaux maigres dont la chair serait cependant reconnue de bonne qualité seront vendus au détail, d'après les usages établis, dans un local désigné par l'Administration municipale ; les propriétaires de ces bestiaux seront obligés de les transporter à leurs frais dans ledit local. Ces ventes seront surveillées par un employé désigné par M. le maire. Les vaches et brebis reconnues pleines ne pourront être abattues ; le vétérinaire pourra, selon les circonstances, refuser de marquer celles qui l'auraient été dans cet état. Il ne pourra être tué de chèvres, brebis et vaches qu'avec la permission de M. le maire.

Art. 15. — *Tout animal mort avec son sang ne pourra être livré à la consommation. Il sera procédé à l'égard de ces animaux de la manière indiquée à l'article* 13...

Règlement sur le service de l'Inspection des viandes de la ville de Saint-Etienne, du 15 mai 1880. (BB.)

Art. 5. Les animaux dont la viande sera impropre à la consommation, et notamment les animaux maigres, fiévreux, fatigués, etc., devront être exclus du marché et conduits immédiatement en dehors des barrières. La sortie sera constatée par une attestation du préposé de l'octroi. Ceux dont la viande sera insalubre, par exemple les animaux atteints de maladies graves, contagieuses ou transmissibles à l'homme, devront être saisis, abattus aux frais des propriétaires et livrés à l'équarisseur... — *Art.* 6. « Dans le cas où un animal conduit sur le marché y sera reconnu malade et en danger de mort imminente, l'inspecteur pourra en autoriser l'abatage, sauf à prendre à l'égard de la viande les mesures nécessaires.

Art. 11. Sont considérées comme impropres à la consommation et comme telles doivent être saisies, les viandes provenant de veaux, d'agneaux et de chevreaux trop jeunes pesant, poids vif : pour les premiers, moins de 45 kilog., pour les seconds, moins de 9 kilog., et pour les chevreaux, moins de 5 kilog.; celles d'animaux trop maigres, ou morts de mort naturelle, ou atteints de maladies charbonneuses, enfin celles de porcs ladres, de bœufs ou de vaches atteints de phthisie généralisée, etc., et en général les viandes de tous animaux atteints d'affections pouvant donner à la chair des propriétés nuisibles.

Art. 22. (*Viandes foraines*). Le poids des veaux, des agneaux et chevreaux morts ne devra jamais être moindre de : 30 kilog. pour les veaux, 5 pour les agneaux, et de 3 pour les chevreaux.

Art. 37. Seront considérés comme impropres à l'alimentation, les chevaux morts naturellement ou abattus dans un état de fièvre par trop prononcé, dû à un accident grave et relativement ancien ; ceux porteurs de plaies purulentes d'une certaine étendue ou atteints d'une maladie virulente, comme le farcin, la morve, la fièvre charbonneuse, la septicémie, d'affections de nature typhoïde, de crapaud, d'eaux aux jambes, de mélanose ou de cancers généralisés, de leucémie avec état cachectique ; en un mot, tous ceux atteints d'affections de nature à rendre la consommation des viandes dangereuses pour la santé publique. Sont également exclus, les chevaux dans un état extrême d'amaigrissement.

Art. 54. (Dans les étaux), les viandes, les denrées en général qui ne seront pas dans un parfait état de conservation, seront saisies.

Arrêté municipal du 13 septembre 1880 sur l'inspection des viandes de la ville de Tours. (CC.)

(Les *art.* 7 et 8 reproduisent *toutes* les prescriptions des *art.* 5 et 6 de Saint-Etienne 1880 (v. p. 212, BB), à peu près textuelle ment, sauf les deux mots en lettres italiques de cette partie de l'*art.* 7 de Tours : « notamment les animaux *trop* maigres, fatigués, fiévreux, *malades*, seront exclus du marché. » — (*Art.* 14. Dans les étaux, les viandes « reconnues insalubres ou atteintes d'un commencement de corruption » sont immédiatement saisies). — *Art.* 15. Sont considérées comme impropres à la consommation et comme telles doivent être saisies, les viandes provenant de veaux trop jeunes, d'animaux trop maigres ou morts de mort naturelle, ou atteints de maladies charbonneuses ; les viandes de porcs ladres, de bœufs ou vaches atteints de phtisie généralisée, et en général, les viandes de tous animaux atteints d'affections pouvant donner à la chair des propriétés nuisibles.

Arrêté municipal du 14 mai 1881 concernant l'inspection des viandes de la ville de Lille. (DD.)

Art. 8. L'abatage de tout animal impropre à l'alimentation est formellement interdit. Sont considérés comme impropres à l'alimentation l s animaux trop maigres, ceux atteints de maladies charbonneuses, de phtisie *généralisée*, les porcs ladres, et en général tous les animaux atteints d'affections pouvant donner à la chair des propriétés nuisibles. — *Art.* 10. Il est interdit d'une manière absolue de souffler, lors de l'abatage, les bœufs, taureaux et vaches. — *Art.* 14. Défenses expresses sont faites d'introduire en ville *et dans les faubourgs* : 1o des viandes gâtées, corrompues ou nuisibles ; 2o des viandes provenant d'animaux attein's de phtisie *généralisée* ; 3o toute viande maigre ou fiévreuse, soit que cet état résulte de l'âge, du travail, d'une insuffisance d'alimentation ou d'une maladie, quelle qu'en soit la nature ; 4o des viandes soufflées provenant de bœufs, taureaux et vaches ; 5o des viandes ladres ou trichinées ; 6° des viandes de cheval.

Arrêté municipal du 18 décembre 1883 concernant l'inspection sanitaire des viandes de boucherie de la ville de Roubaix. (EE.)

Les art. 6, 8 et 11 de cet arrêté sont respectivement la reproduction textuelle des articles 8, 10 et 14 de Lille 1881, moins les mots suivants en lettres italiques des art. 8 et 14 : « *et dans les faubourgs* », « *généralisée* » (v. p. 213, DD).

Règlement sur l'inspection des viandes foraines de la ville de Nancy, du 1er février 1883. (FF.)

Art. 7. — Défenses expresses sont fai'es d'introduire en ville et dans les faubourgs : 1° des viandes gâtées, corrompues et nuisibles ; 2° des viandes provenant d'animaux atteints de phtisie généralisée ; 3° toute viande maigre ou fiévreuse ; 4° des viandes ladres ou trichinées ; 5° des viandes de cheval.

Règlement de l'inspection sanitaire des abattoirs de Melun, du 1ᵉʳ septembre 1884. (GG.)

Abattoir .. L'abatage de tout animal impropre à l'alimentation est formellement interdit. Seront considérées comme impropres à l'alimentation : les viandes provenant d'animaux atteints de maladies ou lésions rendant les viandes fiévreuses ou pouvant communiquer à la chair des propriétés nuisibles ; les viandes provenant d'animaux trop maigres, c'est-à-dire de ceux dans le rendement desquels il y a disproportion manifeste entre le poids de la viande et le poids du squelette. L'insufflation ou soufflage n'étant pratiqué sur les bœufs, taureaux ou vaches que dans le but de masquer une maigreur extrême et une qualité inavouable de la chair de ces animaux, cette pratique ayant de plus l'inconvénient reconnu de nuire à la conservation de la viande et pouvant, par suite, contribuer à lui communiquer des propriétés nuisibles, le soufflage est interdit.

Règlement de l'abattoir de la ville de Chaumont (Haute-Marne), du 15 octobre 1886. (HH.)

Art. 4.. « Tous les animaux destinés à la boucherie devront être d'un engraissement suffisant et avoir toutes les apparences d'un bon état de santé. » — (Les *art.* 5, 6 et 7 reproduisent toutes les prescriptions des art. 5 et 6 de Saint-Etienne 1880 (v. p. 212, BB), à peu près textuellement et sauf les mots en lettres italiques de cette partie de l'art. 5 Chaumont : « notamment les animaux maigres, fiévreux, *phtisiques,* fatigués, *les porcs ladres,* etc., devront être exclus *de l'abattoir* »). — *Art.* 9. « Les fœtus et leurs enveloppes, trouvés dans les entrailles des animaux abattus, doivent être déclarés à l'inspecteur sanitaire qui les fera enfouir immédiatement ou envoyer au clos d'équarrissage. La peau seule pourra être remise au propriétaire. » — *Art.* 11. « Le poids en viande nette des veaux, agneaux et des chevreaux sacrifiés à l'abattoir ne pourra être moindre de 30 kilogr. pour les veaux, 6 kilogr. pour les agneaux. 2 kilogr. 500 pour les chevreaux. » — *Art.* 13. « Il est interdit, d'une manière absolue, de *souffler* lors de l'abatage, les bœufs, taureaux et vaches. *Les viandes destinées à l'armée, devant être examinées par une commission militaire, sont exceptées de cette mesure.* »

Règlement de l'abattoir de la ville de Wassy (Haute-Marne), du 24 novembre 1890. (II.)

Les *Art.* 4, 5, 6, 7, 9, 11, 13 de Wassy reproduisent textuellement les art. 4, 5, 6, 7, 9, 11 et 13 de Chaumont 1886, à l'exception de la phrase en lettres italiques de ce dernier *art.* 13, p. 214, HH.

Règlement des abattoirs et du marché aux bestiaux de Besançon, du 12 octobre 1878. (JJ.)

Art. 14.. « Les animaux destinés à la boucherie devront être d'un engraissement suffisant et avoir les apparences d'un bon état de santé » (Autrement ils seront exclus du marché). — *Art.* 15. « Il est défendu d'amener au *marché*, pour être vendus et livrés à la consommation. des vaches pleines de plus de six mois. des veaux âgés de moins de trente jours et pesant moins de 45 kilogr., des agneaux de moins de 12 kilogr. et des chevreaux de moins de 6 kilogr. » — *Art.* 100. (Les animaux présentés dans un mauvais état d'entretien ou paraissant malades ou malsains seront séquestrés par le préposé qui en référera à l'inspecteur). — *Art.* 101. « Les bestiaux reconnus malsains, ainsi que les viandes reconnues gâtées, corrompues ou nuisibles, seront immédiatement détruits et enfouis .. » — *Art.* 103. « Il est défendu aux bouchers et tripiers de souffler autrement qu'avec le soufflet les animaux qu'ils dépouillent et les viandes dépecées, y compris les poumons. » — *Art.* 104. « Les fœtus trouvés dans les entrailles des animaux abattus doivent être déclarés au préposé de service, qui les fait jeter à la voirie. L'inspecteur sanitaire peut autoriser le propriétaire à en conserver la peau. Aucun animal mort naturellement ne pourra être livré à la consommation. »

Règlement des abattoirs et du marché aux bestiaux de Besançon, du 27 janvier 1885. (KK.)

Les art. 14, 15, 100, 103 et 104 reproduisent respectivement les art. 14, 15, 101, 103 et 104 de Besançon 1878. L'*art.* 101 remplace l'art. 100 de 1878; il est ainsi conçu : « Les animaux présentés dans un mauvais état d'entretien seront refusés. »

Règlement de l'abattoir de Dijon, du 25 avril 1884. (LL)

Les art. 19, 110, 112 et 113 reproduisent respectivement et textuellement les art. 14, 100, 103 et 104 de Besançon 1878 (V. p. 215, JJ). L'*art.* 20 ne diffère de l'art 15 de Besançon 1878 que par le poids minimum de 35 kilogr. pour les veaux et de 4 kilogr. pour les chevreaux. On lit en outre : Art. 71. « Tout animal non saigné avant sa mort ne pourra être livré à la consommation. » — Art. 127. « Il est défendu d'étaler et de vendre des viandes gâtées, corrompues et nuisibles ».

Règlement de l'abattoir de Beaune (Côte-d'Or),
du 29 juillet 1884. (MM.)

Les art. 77, 78, 80, 81 et 102 reproduisent respectivement les prescriptions des art. 19, 110, 112, 113 et 127 de Dijon 1884. (V. p. 215, LL) (*).

Règlement de l'abattoir de la ville d'Oran du 9 juillet 1886. (NN.)

Art. 8. Toute bête préjugée malsaine pourra, avant d'être abattue et enfouie, être mise en observation pendant 24 heures dans l'abattoir, si c'est possible; celles qui seront reconnues atteintes de maladies incurables, seront abattues et enfouies. — *Art.* 18. Ne pourront être abattus et livrés à la consommation que les chevreaux âgés d'au moins 25 à 30 jours (cette période se reconnait à ce que les quatre dents sont de niveau) et les veaux de 50 jours.—*Art.* 23. Tout animal mort avec son sang ne pourra être livré à la consommation... Il en sera de même des veaux, agneaux et chevreaux mort-nés. — *Art.* 24. Il est expressément interdit d'abattre les vaches et les brebis pleines. —*Art.* 55. Il est défendu aux charcutiers de mêler au sang de porc le sang des animaux de race bovine et ovine... »

Règlement de l'abattoir de Toulon (Var), du 8 mars 1887. (OO.)

Art. 9. Tout animal reconnu malsain sera déclaré impropre à la consommation. Il sera immédiatement abattu et enfoui en présence de la police et aux frais du propriétaire. — *Art.* 11. Les boucs sont exclus de l'abattoir. — *Art.* 12. Dans le cas où les chairs d'un animal seraient reconnues gâtées, corrompues et nuisibles, elles seront, ainsi que les issues en provenant, saisies, adultérées avec du pétrole et enfouies dans l'intérieur du dépotoir communal, par les soins de l'entrepreneur du nettoyage public, ou livrées à l'équarrissage, le tout aux frais du propriétaire. — *Art.* 14. Les cochons atteints de ladrerie ou lèpre, ou d'autres maladies, qui, d'après le directeur ou le langueyeur juré (**), en rendent la chair impropre à la consommation, recevront une marque de réforme consistant en une incision faite à l'oreille gauche, à partir de trois centimètres environ de la naissance de ladite oreille jusqu'à son extrémité. Les animaux ainsi marqués seront expulsés de l'abattoir dans le courant de la journée et rendus à leurs propriétaires. — *Art.* 15. L'entrée dans l'abattoir de tout animal mort est formellement interdite. Aucune bête malade ne pourra être livrée à la con-

---

(*) L'*arrêté municipal du 1er juillet 1887 relatif à l'abattoir de Beaune* comprend l'art. 5 ainsi conçu : « Les viandes qui seraient impropres à l'alimentation comme provenant d'animaux trop jeunes, malsains ou trop maigres, seront saisies... »
(**) § 48. Le langueyeur des cochons est nommé par le maire et assermenté. Il est salarié par les bouchers et charcutiers.

sommation, ni en tout, ni en partie. Il ne sera fait d'exception que pour les animaux parfaitement sains, victimes d'un accident tout récent, dûment constaté par un procès-verbal du commissaire de police. *Art.* 16. Tout ce qui est prescrit dans les articles précédents relativement aux animaux malsains ou morts avec leur sang, sera également applicable, si ces animaux sont en état de gestation, aux produits de cette gestation. — *Art.* 17. Ne pourront être abattus et livrés à la consommation que les chevreaux pesant au moins 7 kilog. et les veaux pesant au moins 50 kilog. ou âgés d'au moins 30 jours. Le pesage des chevreaux et des veaux se fera séparément pour chaque animal. — *Art.* 70. Tous garçons bouchers ou autres, qui vendraient des veaux ou des agneaux morts-nés, seront expulsés de l'abattoir. Ils pourront même être déférés aux tribunaux comme ayant livré à la consommation des viandes insalubres.

Règlement des abattoirs municipaux de la ville de Tunis (Tunisie), du 17 décembre 1887. (PP.)

(*Art.* 7. Admission des animaux reconnus sains, marquage spécial et expulsion de l'abattoir de ceux refusés, sauf les sujets atteints ou soupçonnés de maladies contagieuses « qui sont, selon les cas, mis en observation ou livrés à l'équarrissage ». — « Les animaux qui arrivent fatigués à l'abattoir ne sont visités que quatre heures au moins après leur entrée. » L'inspecteur « peut autoriser l'abatage des animaux en danger de mort prochaine, sauf à prendre les mesures nécessaires si le débit de la viande paraît dangereux. »)

« *Art.* 10. Les femelles qui ont mis bas depuis moins d'un mois sont rigoureusement refusées. Les taureaux récemment castrés ne sont admis que si l'opération remonte à trois mois au moins. Les veaux, agneaux, chevreaux et gorets ne sont pas admis avant l'âge d'un mois. — *Art.* 13. Les animaux blessés accidentellement peuvent être portés à l'abattoir et leur chair livrée, s'il y a lieu, à la consommation, après les visites réglementaires... — *Art.* 14. Les bestiaux morts par cas fortuits, avec leur sang, dans les étables de l'abattoir, sont livrés à l'équarrissage. — *Art.* 25. L'insufflation des jeunes animaux s'effectue exclusivement au moyen d'un soufflet. Il est rigoureusement interdit de procéder à cette opération avec la bouche. »

Règlement de l'abattoir de la ville de Saint-Mihiel (Meuse), du 23 novembre 1888. (QQ.)

« *Art.* 7. Tout animal reconnu malsain avant l'abatage sera renvoyé de l'abattoir et remis à son propriétaire, sauf les cas de saisie prévus par l'article 10 ci-après. — *Art.* 8. Les animaux qui, sans être malsains, seraient reconnus de qualité inférieure, soit

pour leur état de maigreur, soit pour autre cause, pourrront être
abattus; mais dans ce cas, la viande ne pourra être introduite dans
les boucheries ou charcuteries, elle sera débitée à l'abattoir même
et vendue à la criée; cette vente aura lieu dans les vingt-quatre
heures de l'abatage. Ce délai passé, ce qui restera de cette viande
sera enfoui aux frais du propriétaire; cependant si ce dernier
justifie qu'il peut en tirer parti pour un autre usage que l'alimentation humaine, ladite viande pourra lui être laissée pour en faire
l'emploi indiqué, mais sous la surveillance de la police municipale. »

« *Art.* 10. — Les maladies pouvant entrainer la saisie partielle
ou totale des animaux ou des viandes présentées à l'inspection,
sont :

La saisie totale dans le cas de: mort naturelle; charbon essentiel
et symptomatique; tuberculose dans les conditions prévues par
l'article 11 de l'arrêté ministériel du 28 juillet 1888; maigreur;
maigreur et tuberculose associées, quel que soit le degré de l'une
et de l'autre; peste bovine; septicémie; trichinose; résorption purulente; viandes ladres envahies par des cysticerques; clavelée; et
en général tous les animaux atteints d'affections pouvant donner à
la chair des propriétés nuisibles.

La saisie partielle dans le cas de: lésions parasitaires aiguës et
chroniques des viscères, des séreuses ou des muscles; traumatisme (ecchymoses, plaies, abcès); viandes fiévreuses, saigneuses,
surmenées; le rouget du porc avec faculté laissée à l'inspecteur de
saisir le tout, la partie ou rien selon le cas; viandes corrompues. »

« *Art.* 13. Il est interdit d'abattre ou mettre en vente des veaux
âgés de moins de cinq semaines et pesant moins de 45 kilogrammes
vivants, 30 kilogrammes avec la peau seulement et 25 kilogrammes
dépouillés; des agneaux ayant moins de deux mois et pesant moins
de six kilogrammes; les chevreaux devront peser au moins
3 kilogrammes tête et pieds bas. — *Art.* 18. Lorsqu'on abattra des
vaches, des brebis, des chèvres ou des truies, ou sera tenu d'enterrer
leurs fœtus au lieu désigné par la voirie; on pourra cependant en
ôter la peau. »

*Arrêté municipal du 10 avril 1889 sur la boucherie de la ville de
Rennes.* (RR.)

« *Art.* 2. Il est défendu d'exposer en vente des viandes gâtées,
corrompues ou nuisibles (*Code de police, art. 602*). Il est également interdit d'abattre et de livrer à la consommation des veaux,
agneaux et chevreaux âgés de moins de six semaines (*art. 14 et
603; Code de police et règlement du 11 avril 1855*). Pour faciliter
l'examen, les têtes ne seront détachées du tronc qu'après la visite
de l'inspecteur. — *Art. 621.* Sont considérés comme impropres à

la consommation les chevaux morts naturellement ou abattus en état de fièvre, par suite de blessures ; ceux qui sont atteints d'une maladie quelconque, de plaies purulentes ou d'abcès, même au sabot. » (*Code de police du 22 septembre 1883*) (*).

Règlement de l'abattoir de la ville d'Angers, du 6 juin 1889 (SS.)

« *Art.* 3. Tout animal reconnu malsain ou impropre à l'alimentation, par suite d'un degré insuffisant d'engraissement, sera renvoyé de l'abattoir et remis au propriétaire qui devra justifier de sa sortie de la ville, dans les douze heures, par un certificat du bureau de l'octroi. Les veaux ayant moins de trente jours, les vaches, les brebis, les chèvres, les truies pleines ne seront pas admis à l'abattoir. Les agneaux destinés à l'alimentation ne pourront être admis qu'à partir du 1er mai. — Si, malgré la visite sur pied et après avoir été abattu, un animal était reconnu malsain ou trop maigre, toutes les chairs et issues seront mises dans un local spécial. S'il n'y a pas contestation, ils seront transportés au parc à fumier... »

Règlement de l'abattoir public d'Auxerre, du 18 décembre 1889 (TT.)

« *Art.* 58. Tout animal maigre sera mis en observation après avoir été pesé vivant, pour être visité. Après l'abatage et un séjour de 12 heures à l'échaudoir, la viande nette en provenant sera de nouveau pesée et si le rendement n'atteint pas 40 p. 0/0 du poids vif, l'animal sera refusé d'office. — *Art.* 59. On entend par viande nette, les quatre quartiers, y compris seulement la queue coupée au 4e nœud et toutes les graisses, moins celles qui enveloppent les intestins, mais sans y comprendre la langue, la tête, le cuir, les pieds, la panse, le cœur, les poumons, le foie, le ris, les petits et gros intestins avec leur graisse. — *Art.* 60. Les veaux pour être admis, devront être âgés d'au moins 6 semaines et peser vif au moins 45 kilogr. — *Art.* 61. Tout animal, signalé au boucher ou à ses agents comme douteux et dont après l'abatage on enlèverait les viscères avant la visite, sera refusé d'office. » — Art. 74. (Saisie de toute viande exposée en vente, même estampillée, qui ne sera pas dans un parfait état de conservation).

_____

(*) *Règlement de l'abattoir de Rennes du 11 avril 1855. Art. 10* (reproduit par l'*art.* 15 du *Code de police de 1883*) : « Dans l'intérêt de la reproduction et de la salubrité, l'abatage des brebis sera interdit du 1er novembre au 1er avril. » — *Art.* 11. « Tout animal reconnu malsain sera exclu de l'abattoir après avoir été revêtu d'une estampille portant le mot : *Insalubre.* » — (L'*art.* 12 prescrit l'enfouissement de « tout animal mort naturellement », de tout animal reconnu malsain et impropre à la consommation après l'abatage.)

*Règlement de l'abattoir public de la ville de Bohain (Aisne),
du 1ᵉʳ juin 1893. (XX.)*

Ce règlement (*B.*) présente les différences suivantes avec celui de
Saint-Quentin 1889 (*S. Q.*) v. p. 53. — L'art. 5 (*B.*) reproduit
l'art. 12 (*S. Q.*), à l'exception des prescriptions relatives à l'âge des
veaux, agneaux et chevreaux.

L'art. 8 (*B*) est semblable à l'art. 13 (*S. Q*), sauf les modifications
suivantes : 1° Le n° 17° (*B*) est la copie du n° 16° (*S. Q.*) et le
n° 16° (*B.*) est ainsi conçu : « 16° La cryptorchidie pour les porcs. »
— 2° Il y a suppression des mots (« en terme de métier la musique »)
accolés aux mots : « le soufflage des viandes ».

Les art. 50 et 53 (*S. Q.*) sont respectivement remplacés par les
articles suivants 33 et 38 (*B*). — Art. 33. « Une viande reconnue
saine, mais jugée de qualité trop inférieure pour être consommée
à Bohain, pourra être refusée et renvoyée hors du territoire de la
commune. » — Art. 38... (Dans les étaux et boutiques), « toute
viande marquée qui ne serait plus dans un parfait état de conservation sera saisie. »

L'art. 53 (*B.*) est la reproduction textuelle de l'art. 42 (*S. Q.*)

*Règlement du 22 février 1894 sur le commerce de la boucherie, de
la charcuterie et de la triperie à Fougères (Ille-et-Vilaine). (YY.)*

Art. 51... (Aux halles), « toute viande même estampillée qui
sera gâtée ou corrompue ou impropre à la consommation sera
saisie et dénaturée, sans préjudice des poursuites ultérieures. »

L'Art. 58 est semblable à *l'art* 22 de Dijon 1888 (v. p. 40-41),
sauf les modifications suivantes : On a supprimé les mots : « *Javart
ou clou de rue ancien compliqué de suppuration; maux de garrot,
d'épaule, de nuque invétérés* ». — Au mot « psorospermose » on a
accolé une parenthèse dans les conditions suivantes : « *psorospermose (maladie fréquente chez les verrats et les truies livrées à la
reproduction)* ». — Aux mots « *viande gélatineuse*», on a fait une
addition dans les conditions suivantes : « *Morts-nés et animaux
trop jeunes (viande gélatineuse). Les veaux des races du pays, (nor-
mands, manceaux, grands bretons, etc., et leurs croisements), âgés
de moins de trente jours et pesant moins de trente-cinq kilogrammes
viande nette, les agneaux de moins de douze kilogrammes viande
nette, et les chevreaux de moins de quatre kilogrammes viande nette,
sont considérés comme trop jeunes. Les veaux des petites bretonnes
et des jersyaises feront exception à cette règle* ». — Le paragraphe
des *saisies totales* de l'art. 58 est ainsi terminé : « *Les animaux morts
à la suite de maladie ou accidentellement, sans avoir été saignés, les
brebis du 1ᵉʳ novembre au 1ᵉʳ avril, dans l'intérêt de la reproduction
et de la salubrité* ».

*Règlement général de l'abattoir et de l'inspection des viandes de bou-
cherie de la ville de Vierzon (Cher), du 15 février 1896. (ZZ.)*

Art. 7. — Les veaux exposés, mis en vente (au marché aux
bestiaux), devront être âgés d'au moins six semaines. — **Art. 48.**
Les veaux, chevreaux, agneaux, pourceaux, poulains et ânons trouvés dans le corps des animaux abattus ne pourront en aucun cas et
sous aucun prétexte être transportés hors de l'enceinte de l'abattoir.....

Art. 63. — Cet article est semblable à l'*art.* 22 du Règlement de
Dijon 1888 (v. p. 40 41), sauf les modifications suivantes relatives
aux saisies pour tuberculose, ladrerie et échinococcose :

« SAISIES TOTALES DANS LES CAS DE : « tuberculose et maigreur associées, quel que soit le degré de l'une et de l'autre ; tuberculose musculaire, quel que soit l'embonpoint ; tuberculose ganglionnaire généralisée, quel que soit l'embonpoint ; tuberculose à la fois thoracique et
abdominale, lorsque l'embonpoint laisse à désirer et quand les lésions sont étendues ; tuberculose avancée dans la poitrine et commençant dans l'abdomen ou réciproquement, si l'embonpoint
laisse à désirer ; tuberculose dont les lésions existent en très grande
masse dans les poumons, sur les plèvres et dans les ganglions de la
poitrine, ou dans les organes ou les ganglions de l'abdomen et que
l'embonpoint laisse à désirer. » — « Saisie totale en cas de : « *ladrerie*, quel que soit le nombre des vésicules visibles. Cette prescription
est applicable à la ladrerie du bœuf. »

« SAISIES PARTIELLES EN CAS DE : « tuberculose dans tous les cas non
prévus aux saisies totales. »

Aux cas de saisies partielles, l'*échinococcose* a été ajoutée avant
le mot *distomatose.*

Art. 85. — (Dans les étaux), toute viande, même estampillée, qui
sera trouvée avariée ou corrompue sera saisie.

*Règlement sur l'inspection des viandes de boucherie de la commune
de Vierzon-village, du 18 mars 1896. (Aa.)*

Art. 19. Cet article donne la liste des cas de saisie totale ou partielle. Il reproduit l'*art.* 63 du règlement de la ville de Vierzon 1896
(v. p. 221, ZZ), sauf les modifications suivantes.

La partie relative aux saisies totales pour tuberculose est ainsi
conçue : « *Saisie totale dans le cas de* : « tuberculose et maigreur
associées ; tuberculose musculaire ; tuberculose ganglionnaire,
quelque soit l'état d'embonpoint ; tuberculose thoracique et abdominale et maigreur ; tuberculose avancée dans la poitrine et commençant dans l'abdomen et maigreur ; tuberculose très étendue
dans la poitrine et l'abdomen et maigreur. »

Les mots : « *viande fiévreuse, saigneuse* » ne sont pas suivis des mots : « *fatiguée, surmenée* », ni des « *exemples* » terminant le paragraphe b de *l'art.* 22 du règlement de Dijon 1888 (v. p. 40-41).

Les paragraphes *c* et *d* de *l'art.* 22 de Dijon se réduisent à ceci à Vierzon-village : « Maladies ou affections chroniques qui rendent la viande insalubre ; transformation, ramollissement, dégénérescence du tissu musculaire ».

A partir des mots : « *Animaux empoisonnés* », la fin des saisies totales de Vierzon-village est semblable à la fin correspondante de *l'art.* 63 de Vierzon-ville, y compris la partie relative à la ladrerie et avec suppression de la parenthèse « *(viandes gélatineuses).* »

On lit ensuite : « Saisie partielle dans le cas de : « tuberculose dans tous les cas non prévus aux saisies totales ; lésions aiguës, chroniques, ou parasitaires des viscères, des séreuses et de quelque tissu que ce soit ; traumatismes, plaies, etc. Viandes avariées et corrompues. »

Art. 25. Comme *l'art.* 85 de Vierzon-ville.

Règlement de l'abattoir et du service sanitaire de la ville de Gap, du 12 juin 1896. (Bb.)

L'art. 24 est, en ce qui concerne les saisies totales ou partielles, la reproduction textuelle de l'art. 68 du règlement de Troyes 1894, v. p. 68, sauf les modifications suivantes (*). On y a omis le paragraphe ainsi conçu : « Tuberculose avec lésions sur les organes de la cavité thoracique et les ganglions d'autres régions » (**). — Au paragraphe « défaut d'âge », on a enlevé les mots : « poulains, ânons, muletons ». — On a supprimé les mots : « crapaud et eaux aux jambes pour les chevaux ». — Le paragraphe complémentaire relatif à la fièvre aphteuse et à la tuberculose comporte les changements suivants : « Pour les animaux atteints de fièvre aphteuse, la saisie ne sera que partielle. La salaison pourra être ordonnée par le vétérinaire pour certains animaux tuberculeux ».

Règlement général de l'abattoir de la ville de Chaumont (Haute-Marne), du 20 juin 1896. (Cc.)

Art. 49 — Cet art. reproduit textuellement les prescriptions relatives aux saisies de *l'art.* 22 de Dijon 1888 (v. p. 40), sauf les modi-

---

(*) De même qu'à Troyes 1894, la saisie totale est prescrite à Gap, en cas de « tuberculose et maigreur associées quel que soit le degré de l'une et de l'autre ». J'ai oublié de signaler pour Troyes, p. 68, cette question de degré. En comparant le paragraphe b de l'art. 22 du règlement de Dijon 1888, v. p. 40, on trouve dans le Règlement de Troyes 1894 et celui de Gap 1896 les différences suivantes, marquées en lettres grasses et que j'ai oublié de signaler p. 68 : « *Maladies générales ou* **inflammations** *contagieuses ou non, quand elles s'accompagnent d'un état fébrile et donnent une viande fiévreuse,* **saignante,** *surmenée.* » Le mot « fatiguée » de Dijon (1888, art. 22) manque dans le passage guillemeté précédent, commun aux Règlements de Troyes (1894, art. 68) et de Gap (1896, art. 24)

(**) Pour les cas de ladrerie au-dessus de 20 grains, le règlement de Gap ne mentionne pas de traitement spécial, la salaison par exemple, et ne comprend pas de prescriptions analogues à celles de l'art. 69 du Règlement de Troyes 1894, v. p. 68-69

fications suivantes : Les mots de Dijon indiqués ci-dessous en lettres italiques et guillemetées ont été retirés à Chaumont : 1° *« dans les ganglions »* au passage (a) : « Tuberculose généralisée *dans les ganglions* avec ou sans lésions sur les viscères » 2' « *fatiguée* » au passage (b) « viande fiévreuse, *fatiguée*, surmenée » etc. On a imprimé par erreur « *claudée* » pour « *clavelée* » (b) et « *migue* » pour « *nuque* » (c).

L'*art.* 49 est terminé en outre par les lignes suivantes : « Tous animaux vivants, introduits à l'abattoir, jugés de qualité alimentaire insuffisante par le vétérinaire inspecteur (tels que animaux maigres, fatigués, fiévreux, etc.), en seront exclus et conduits immédiatement en dehors de la ville. Un certificat constatant cette sortie, et délivré par le bureau d'octroi où elle a été effectuée, devra par les soins du propriétaire de l'animal exclu, être remis dans les 24 heures au vétérinaire inspecteur à l'abattoir. Lorsque les viandes, provenant d'animaux abattus, seront reconnues de qualité alimentaire insuffisante par le vétérinaire inspecteur, elles ne pourront être mises en vente qu'au marché couvert et après être revêtues d'une marque spéciale. »

Service sanitaire vétérinaire de la ville de Saint-Etienne. — Réglementation du 10 mars 1897. (Dd.)

Art. 94... Le receveur de l'octroi sera tenu de signaler au service sanitaire vétérinaire, (après le pesage sur pied), « le poids dès animaux qui, chétifs ou trop jeunes, n'atteindraient pas le poids minimum réglementaire, soit : 1° pour les veaux, moins de 45 kilos ; 2° pour les agneaux, moins de 10 kilos ; 3' pour les chevreaux, moins de 5 kilos. »

« *Art.* 130. — Sont considérées comme impropres pour l'alimentation et comme telles doivent être saisies, les viandes présentant les altérations ci-après, savoir :

Saisies totales dans le cas de : Peste bovine, morve et farcin, charbon essentiel ou symptomatique, fièvre charbonneuse, rage, tuberculose, rouget et pneumo-entérite infectieuse, dans les cas prévus par les articles 16 du *décret du 28 juillet* 1888 *et* 1er *de l'arrêté ministériel du 28 septembre* 1896. Infection purulente, septicémie, gangrène, tétanos, trichinose, ladrerie ; carcinome et mélanose généralisés ou en voie de généralisation. Dégénérescence graisseuse des muscles, psorospermose. Maigreur extrême, état cachectique, étisie, hydroémie. Etat fiévreux ; viande saignante, surmenée ; ictère généralisé ; urémie ; infiltrations urineuses ; javart ou clou de rue ancien et compliqué de suppuration ; maux de garrot, de nuque. Animaux empoisonnés ; ceux dont la viande serait altérée par une médication ; ceux morts à la suite de maladie ou accidentellement et non saignés, ou lorsque cette opération a été faite trop tardivement. — Morts-nés ou viandes d'animaux trop jeunes, soit celles provenant de veaux, d'agneaux et de chevreaux pesant, pour les premiers, moins de 30 kilos ; pour les deuxièmes, moins de 5 kilos et pour les troisièmes, moins de 2 k. 500.

Saisies part.elles, *dans les cas de* : Lésions aiguës, chroniques ou parasitaires des viscères, des séreuses ou de quelque tissu que ce soit. Traumatisme, ecchymoses, plaies, abcès ; viandes fiévreuses, saigneuses ; sclérose et induration du foie ; distomatose et strongy-lose avancées ; actinomycose ou ostéosarcome ; coccidiose ; viandes avariées ou corrompues. »

Art. 181. (*Viandes foraines*)... « Le poids des veaux, des agneaux et chevreaux morts ne devra jamais être moindre de : 30 kilog. pour les veaux ; 5 kilog. pour les agneaux ; 2 k. 500 pour les chevreaux. » — *Art.* 198. (Comme l'art. 58 de Givors, v. p. 42).

« *Art.* 206. — Il est défendu de mettre en vente les volailles, les lapins, les cobayes, le gibier et notamment celui à poil comme le lièvre, le sanglier, le chevreuil, morts ou atteints de maladie, en état de décomposition, détériorés par le transport ou la dent des chiens. Le gibier à plumes où à poil devra présenter des traces évidentes d'occision. — *Art.* 207. Semblable interdiction vise les marchan-dises à l'égard desquelles on aurait usé de manœuvres susceptibles de cacher un commencement de décomposition. — *Art.* 208. Seront détruits et saisis les poissons en état d'altération commen-çante, ceux tués avec des substances narcotiques ou autrement nuisibles, ceux pêchés dans les eaux bourbeuses ou corrompues. — *Art.* 209. Il est expressément défendu d'employer des subs-tances colorantes, même non nuisibles, dans le but de faire paraître comme frais les crustacés, les poissons et les mollusques en état d'altération commençante. — *Art.* 210. Les poissons conservés (salés, fumés ou marinés dans l'huile), qui se trouvent altérés ou détériorés d'une manière quelconque, seront saisis et détruits. »

Règlement des abattoirs et de l'Inspection des viandes de la ville de Caen, du 1er août 1897 (Ee.)

« *Art.* 11. — L'entrée sera interdite aux veaux dont le poids brut n'atteindra pas 56 kilogrammes. Toutefois exception sera faite en faveur des veaux de race bretonne dont le poids pourra n'être que de 30 kilogrammes. — *Art.* 32. Les avortons ne seront dans aucun cas jetés à la *fumière*, mais portés à la salle des viandes saisies et dénaturés. La peau, si elle est utilisable, pourra être enlevée. »

« *Art.* 66. — Seront considérées comme impropres à la consommation et devront être saisies, les viandes présentant les altérations suivantes :

Saisies totales. — Mort naturelle, quelle qu'en soit la cause. Tuberculose généralisée, tuberculose ganglionnaire, tuberculose et maigreur associées quel que soit le degré de l'une ou de l'autre. — Ladrerie, peste bovine, morve, farcin, charbon essentiel ou symptomatique, rage. — Trichinose, carcinose ou mélanose généralisées. — Septicémie, infection purulente, gangrène. Maigreur extrême ou étisie. Maladies inflammatoires, contagieuses ou non, quand elles s'accompagnent d'un état fébrile et donnent une viande fiévreuse, saigneuse, fatiguée, surmenée, comme la pneumonie, la pleurésie, la péritonite, la métrite, etc, Rouget généralisé et pneumo-entérite infectieuse. Anasarque, gourme maligne. Accidents de parturition avec fièvre. Arthrite suppurée, urémie et infiltration urineuse. Psorospermose. Cachexie, anémie ou hydro-anémie. Animaux empoisonnés ou dont la viande a été altérée par la médication. Tétanos. Météorisme et asphyxie. Animaux trop jeunes, etc.

Saisies partielles. — Lésions chroniques ou parasitaires des viscères ou séreuses, et de quelque tissu que ce soit. Traumatismes, ecchymoses, plaies, abcès (non accompagnés de fièvre généralisée). Viandes avariées ou corrompues. Sclérose et induration du foie, distomatose et strongylose, actinomycose, echinococcose, cysticercose, aspergillose, les cœnures, etc. Rouget du porc non généralisé. Crapaud et eaux aux jambes. Tuberculose localisée aux organes pectoraux ou abdominaux, etc. »

Art. 91. (Dans les étaux et boutiques), « toute viande même estampillée qui se trouvera avariée et corrompue sera saisie immédiatement. »

CHAPITRE II. — *Allemagne.* (105).

Ordonnance ministérielle du 11 février 1860 pour l'instruction des inspecteurs des viandes du royaume de Saxe. Résumé. (A).

(§ 3. Les animaux jusqu'alors sains et propres à la boucherie peuvent être déclarés dignes de l'étal en cas de météorisation brusque, blessures, fractures osseuses et autres accidents, s'ils sont abattus régulièrement et aussitôt après avoir subi ce dommage, à condition que leur viande présente les caractères exigés au § 2, c'est-à-dire soit plus ou moins *persillée*, offre une teinte fraîche ainsi qu'une odeur agréable, sans être corrompue et sans commencer à se gâter. — § 4. En cas de faibles altérations morbides locales ne causant aucun trouble notable de la santé et de l'état de nutrition, les animaux peuvent être déclarés dignes de l'étal après enlèvement minutieux des parties et des organes ainsi altérés,

pourvu que leur viande se trouve dans les conditions exigées au § 2.
— § 5. Pour être dignes de l'étal et ne pas être malsains, les veaux
ne doivent être ni trop petits ni trop jeunes. Ils ne peuvent être
abattus pour la boucherie que s'ils sont âgés d'au moins 14 jours,
ce qui d'ordinaire se reconnaît suffisamment à ce que les huit incisives sont sorties des gencives alors légèrement rouges et y sont
déjà solidement fixées.

La viande indigne de l'étal, mais encore mangeable, est beaucoup
moins savoureuse et moins nutritive, sans être malsaine ; elle doit
se vendre ailleurs qu'aux boucheries publiques (§ 6), après saisie
des parties et viscères malades dont l'exclusion est mentionnée au
§ 4 (§ 9). Elle comprend : toute chair digne de l'étal qu'une légère
mauvaise odeur, provoquée par la chaleur ou une longue conservation, empêche de rester dans cette catégorie tout en la laissant
mangeable (§ 7) ; les animaux maigres et fatigués (d'ailleurs sains),
les veaux trop jeunes, les bêtes dépourvues de graisse et dont la
viande est pâle, foncée, aqueuse, gluante, privée de l'odeur naturelle de la chair (§ 8) ; les animaux dont la santé générale est
altérée par une maladie et qui sont plus ou moins déchus sans
qu'il y ait danger de mort prochaine, sans qu'il s'agisse d'un état
morbide et d'un caractère de viande mentionnés aux §§ 12 à 16
(§ 9) ; les animaux abattus pendant ou après un accouchement laborieux, des opérations chirurgicales graves, au cas où l'état des
sujets, les caractères de la viande, soit ceux de quelques parties
ou organes n'empêcheraient pas de consommer ces animaux (§ 10) ;
les bêtes frappées de la foudre, à condition qu'elles soient débitées
et consommées promptement, parce qu'elles entrent facilement en
putréfaction en raison de la décomposition du sang. (§ 11).

§ 12. La viande est complètement impropre à la consommation
humaine : a) si elle sent très mauvais ou est déjà en voie de corruption ; si elle provient : b) d'animaux crevés, c) d'animaux qui,
préalablement malades, offraient déjà les signes d'une mort imminente, d) d'animaux atteints ou suspects de charbon de rate,
affectés de maladies analogues (typhoïdes) ou de rage ; e) d'animaux sous le coup d'un empoisonnement prouvé ou simplement
présumé avec vraisemblance ; f) de chevaux affectés de morve et
farcin.

La viande est encore complètement impropre à la consommation
dans les cas suivants. Animaux qui présentent après l'abatage :
un sang décomposé, noir et poisseux, accumulé dans quelques
viscères ; une viande noire, brun foncé, gluante, laissant écouler
du sang décomposé noir et poisseux, des épanchements muqueux
jaunâtres dans le tissu cellulaire séparant les fibres musculaires
(§ 13). Animaux dont la viande est extraordinairement colorée en
rouge clair ou rouge brique, offre une consistance molle, présente

casse d'animal reconnu malade ou impropre à l'alimentation humaine. (G).

Le *Règlement de la boucherie publié par les Etats de l'île de Jersey*, *le 14 février* 1887, contient des prescriptions dont voici le résumé : [Art. 2. On ne peut introduire dans l'île de Jersey que de la viande reconnue, par un vétérinaire, « *saine et propre à servir à la consommation du public* » — Art. 6 et 7. Il est défendu de débiter, pour l'alimentation de l'homme, de la viande « *insalubre ou impropre à la consommation du public* », ainsi que « tout animal ou partie quelconque d'un animal malade ou mort de maladie rendant la viande impropre à la consommation. » (H).

La *Loi de* 1891 *sur la santé publique à Londres* (Sect. 47. 1°, 2°) prescrit la saisie et la destruction de tout animal malade, insalubre ou malsain, préparé pour l'alimentation de l'homme et exposé en vente. (I).

CHAPITRE V. — *Hollande.*

Arrêté royal du 4 décembre 1870, *exécutif de la Loi du 20 juillet* 1870 *réglant la surveillance vétérinaire de l'Etat et la police vétérinaire en Hollande.* — Résumé. (108).

(*Art.* 3. On doit enfouir ou brûler: 1° les animaux abattus comme atteints ou suspects de peste bovine (§ 1er); 2° les animaux abattus comme affectés de morve ou de farcin (§ 4); 3° les animaux abattus comme atteints de clavelée (§ 6); 4° le bétail affecté de rage ou mordu par des animaux enragés (§ 8); 5° les organes pectoraux et abdominaux des bêtes bovines abattues comme affectées de péripneumonie exsudative (§ 2). — *Art.* 4. On doit enfouir ou brûler le bétail mort d'une maladie contagieuse.)

CHAPITRE VI. — *Italie* (109).

Dans la première partie de ce rapport relative à l'Italie (v. p. 145-154), j'ai tantôt cité simplement, tantôt écourté certains documents gouvernementaux, très propres à faciliter l'étude de divers règlements municipaux italiens dont je parlerai plus loin. Aussi je crois devoir compléter ici l'exposé de ces documents et en faire connaître d'autres.

I. — Prescriptions gouvernementales.

Décret royal du 8 juin 1865 *portant règlement sur la santé publique, pour l'exécution de la loi sur la santé publique du 20 mars* 1865. Extrait. (A).

« Art. 59. Sont considérés comme insalubres (et doivent être détruits) : 1° Les fruits non en état de maturité; 2° les aliments gâtés comme les *viandes pourries,* les céréales et les légumes pourris, *les poissons frais ou salés en état de fermentation* et les autres denrées semblables ; 3° les aliments falsifiés avec des substances hétérogènes et pernicieuses ; les aliments *corrompus* comme *les viandes d'animaux morts d'une maladie quelconque....* »

Décret royal du 6 septembre 1874 portant règlement sur la santé publique. Extrait. (B).

« Art. 54. Sont considérés comme insalubres (et doivent être détruits) : 1° Les fruits gâtés ou malsains pour cause de non maturité ; 2° les aliments *gâtés* comme *les viandes pourries,* les céréales altérées, les légumes pourris, *les poissons en état de fermentation* et les autres denrées semblables ; 3° LES ALIMENTS FALSIFIÉS AVEC DES SUBSTANCES HÉTÉROGÈNES ET PERNICIEUSES ; 4° *les animaux morts de maladie...* »

Avant 1873, la liberté la plus absolue régnait à l'égard des porcs ladres. Si quelques villes comme Milan et Turin les éliminaient entièrement de la consommation, d'autres les laissaient utiliser sans aucun contrôle. En 1873, le Syndicat des charcutiers de Turin demanda l'autorisation d'en employer la graisse pour la consommation. Cette réclamation fut transmise au *Conseil provincial,* puis au *Conseil supérieur de santé.* (Bb).

Lettre du Ministre de l'Intérieur au Préfet de Turin sur la ladrerie porcine. 4 juin 1873. Extrait résumé. (C).

(Conformément à l'avis du *Conseil supérieur de santé,* on doit exclure de l'alimentation humaine la viande et la graisse des porcs dont la chair, abondamment pourvue de cysticerques, est véritablement infiltrée de grains de ladre. Quand la chair ne contient que des cysticerques isolés, la viande peut être vendue au public, après avoir été découpée menue et bouillie *une heure* au moins dans un abattoir public sous une surveillance sanitaire ; dans ce cas la vente de la graisse est également permise après fusion à une température de 200° C. au moins. Les viscères sont détruits, quel que soit le degré de ladrerie.)

Circulaire du Ministre de l'Intérieur aux Préfets d'Italie relative à la ladrerie porcine. 18 mai 1875. Extrait résumé. (D).

(Conformément à l'avis du *Conseil supérieur de santé :* 1° La viande et la graisse des porcs, dont la chair est abondamment pourvue et véritablement infiltrée de cysticerques, doivent être exclues de la consommation et seulement utilisées industriellement. — 2° Quand la viande des porcs ne contient que des cysticerques rares et isolés, elle peut ainsi que la couenne être considérée comme comestible, sous condition préalable d'un découpage en morceaux *d'un centimètre cube* au plus, et d'une ébullition *d'une heure et demie* au moins. — 3° Il y a lieu de détruire ou d'utiliser industriellement le bouillon résultant de la cuisson précitée, ainsi que la graisse inférieure retirée des carcasses, des os, etc., soumis à l'ébullition. — 4° En cas de ladrerie légère, la graisse peut servir à l'alimentation après fusion à une température de 150° C. au moins, à condition qu'elle soit filtrée dans une passoire à réseau métallique très fin, propre à arrêter les cysticerques rendus libres, et que le dépôt graisseux resté au fond de la chaudière soit détruit. — 5° Les opérations précitées doivent s'effectuer dans les abattoirs publics sous une rigoureuse surveillance sanitaire. — 6° La cervelle, le cœur, le poumon, le foie, la rate, les reins, l'estomac, les intestins, tous les viscères en un mot et le sang des porcs ladres à un degré quelconque seront détruits ou utilisés industriellement.)

Le Syndicat des charcutiers de Milan adressait bientôt au Ministre une pétition relative à sa *circulaire du* 18 *mai*. Il appelait son attention sur ce fait que, traitées conformément à l'article 2 de cette *ordonnance,* les viandes de porc faiblement ladres se réduisaient en une bouillie visqueuse, inutilisable pour l'usage domestique aussi bien que pour l'industrie. Il demandait la suppression de cet inconvénient par le moyen suivant : Au lieu d'être soumises à la cuisson immédiatement après le hachage précédant l'enrobage, les dites viandes ne devraient être cuites qu'après leur transformation en saucissons. (Dd).

Circulaire du Ministre de l'Intérieur aux Préfets d'Italie, modifiant l'art. 2 de la Circulaire précédente relative à la ladrerie du porc. 4 avril 1876. Extrait résumé. (E).

(En conformité de l'avis émis par le *Conseil supérieur de santé,* dans sa séance du 13 mars, l'article 2 de la *Circulaire du* 18 *mai* 1875 est ainsi modifié : 2° En cas de ladrerie légère, traduite par la présence de cysticerques isolés et rares dans les chairs, celles-ci peuvent être considérées comme comestibles à condition qu'elles soient découpées en morceaux *d'un centimètre cube* au plus, puis bien lavées à l'eau pure ou salée avant d'être transformées en saucissons. Ceux-ci, dont le diamètre ne dépassera pas 5 centimètres, devront, après avoir été fabriqués, subir une ébullition ininterrompue d'au moins *une heure et demie*.)

En 1877, le Pr Perroncito émettait les réflexions suivantes à l'occasion de ces prescriptions : La graisse des porcs *très ladres* peut toujours être consommée sans aucun danger, après avoir été portée à une haute température, selon l'usage en vigueur à l'abattoir de Turin. La durée de la cuisson des chairs n'est pas pratique, car Naborre de Capitani a démontré qu'une heure d'ébullition faisait perdre la valeur marchande des viandes préalablement coupées menues, et ne permettait que l'utilisation de la graisse. Le lavage des petits fragments, destinés à être mis en saucissons, ne sert qu'à enlever les principes nutritifs du tissu musculaire. Pour les porcs ladres à un degré quelconque, l'inspecteur devrait désigner après examen les viscères susceptibles ou non d'être consommés, attendu que les cysticerques manquent fréquemment dans le poumon et surtout dans le foie, la rate et les reins. (Ee).

Instruction du Conseil supérieur de santé (partie relative à la ladrerie porcine.) 1885. (*). (F).

Art. 1. Les porcs, ayant de nombreux cysticerques et pour ainsi dire farcis de grains ladre, sont absolument retirés de la consommation. La viande et la graisse n'en peuvent être utilisées que pour l'industrie. — Art. 2. Les viandes, faiblement ladres ou ne contenant que quelques rares cysticerques, peuvent être livrées à la consommation dans les conditions suivantes : Après avoir été découpées en morceaux *d'un centimètre cube* au plus, elles sont transformées en saucissons de 5 *centimètres* de diamètre maximum, et ceux-ci sont soumis à une ébullition *d'une heure et demie* au moins. — Art. 3. Le bouillon résultant de l'ébullition des saucissons doit être détruit ou utilisé industriellement. — Art. 4. Ces opérations doivent être faites dans les abattoirs publics, sous une surveillance sanitaire rigoureuse. — Art. 5. En cas de ladrerie peu grave, non compliquée de cachexie hydatique, le lard est utilisable pour l'alimentation aux conditions suivantes : Il subit une salaison plus forte et plus longue qu'à l'ordinaire sous la surveillance immédiate de l'officier sanitaire municipal, dans un local approprié de l'abattoir où il est ensuite conservé *pendant trois mois.* — Art. 6. Quel que soit le degré de la ladrerie, la graisse autre que le lard peut servir à l'usage culinaire, pourvu qu'elle soit filtrée dans un linge après avoir été fondue à 100° C. — Art. 7. Le poumon, le foie et

---

(*) Certaines parties de cette Instruction de 1885 visent encore d'autres maladies, dont certaines ont été indiquées brièvement p. 151 et dont la liste va être complétée ici. Elles autorisent la consommation de la viande dans les cas suivants : Peste bovine peu grave, péripneumonie contagieuse peu avancée ou sans maigreur excessive, bronchite vermineuse sans émaciation, piétin sans émaciation, boiterie enzootique lombarde des bovins sans fièvre ni dénutrition, *barbone* du buffle au début, clavelée à un faible degré, agalaxie contagieuse de la brebis et de la chèvre, cowpox. Elles interdisent la consommation en cas de rouget du porc (viande et graisse même fondue), charbon bactéridien, charbon bactérien, angine charbonneuse du porc.

les reins des porcs ladres sont consommables à l'exclusion de
tous les autres viscères ; les intestins peuvent servir à envelopper
les viandes salées des porcs sains.

*Décret du 8 octobre 1889 portant règlement pour l'exécution de la
loi sur la protection de l'hygiène et de la santé publique du
22 décembre 1888. (G). Extrait. v. p. 151.*

Art. 103. Il est interdit d'abattre des animaux affectés de rage,
de morve, de farcin, de charbon, de variole ou d'autre maladie
transmissible à l'homme. Ces animaux doivent être détruits à une
haute température ou enfouis à une profondeur d'au moins 2 mètres ;
dans ce dernier cas, la peau préalablement multitailladée sera
aspergée de pétrole ou couverte de chaux vive... On ne pourra
utiliser que pour un usage industriel les animaux morts de peste
bovine, soit d'une autre maladie infectieuse ou inflammatoire, ceux
ayant succombé par épuisement des forces où à la suite de mauvais
traitements, ceux reconnus atteints de trichinose ou de ladrerie
grave ou de phtisie perlée généralisée. — La viande et la graisse
des porcs et des bœufs, atteints de ladrerie légère, ne pourront être
mises dans le commerce, qu'après avoir préalablement subi une
cuisson prolongée dans des locaux appropriés de l'abattoir public
ou dans un autre lien, sous la surveillance municipale immédiate.
Dans tous les cas de lésions locales, morbides ou parasitaires des
viscères, ceux-ci seront détruits et le reste de l'animal sera livré à
la consommation.

Art. 105. Il y a lieu de considérer spécialement comme insalubres, suivant l'article 42 de la loi : *a)* les viandes citées à l'art. 103 ;
b) les viandes de tous les animaux offrant des signes de décomposition même commençante......*d)* les aliments et les boissons
falsifiés avec des substances hétérogènes, ou artificiellement colorés
aux fins d'imitation ou d'augmentation de la couleur naturelle.

Art. 106. Même quand les aliments et les boissons ne sont pas
jugés nuisibles suivant l'art. 42 de la loi, ils doivent être considérés
comme falsifiés lorsqu'ils ont été dépouillés d'une partie de leurs
principes nutritifs, ou mélangés à des matières de qualité inférieure,
ou modifiés dans leur composition naturelle d'une manière quelconque, à moins qu'ils ne soient annoncés avec l'indication des
modifications subies.

*Décret du 3 août 1890, réglementant la surveillance hygiénique des
aliments. (H). Extrait. Suite. v. p. 151-154.*

Art. 56. Les intestins d'animaux servant à la confection des
saucissons devront être sains, convenablement lavés et désinfectés.
Art. 70. Seront détruits et saisis les poissons en état d'altération

commençante, ceux tués avec des substances narcotiques ou autrement nuisibles, ceux pêchés dans des eaux bourbeuses ou dans des eaux ayant servi au rouissage du lin ou du chanvre, et enfin ceux d'espèces reconnues nuisibles, particulièrement pendant l'été ou à l'époque du frai. — Art. 71. Il est interdit d'employer des substances colorantes, même non nuisibles, dans le but de faire paraître comme frais les crustacés, les poissons et les mollusques en état d'altération commençante. — Art. 72. Il est interdit de fabriquer des saucissons et des saucisses de poisson avec des viandes gâtées. — Art. 73. Les poissons conservés (salés, fumés ou marinés dans l'huile), qui se trouvent altérés ou détériorés d'une manière quelconque, doivent être saisis et détruits.

Art. 114. Il est défendu de vendre pour l'alimentation des graisses animales ou végétales : a) qui se sont altérées en rancissant ; b) qui proviennent respectivement d'animaux atteints de maladies infectieuses visées aux art. 18, 19 et 20 ou de graines pourries. — Art. 115. Il n'est pas permis de mettre dans le commerce, sous le nom d'huile ou de graisse, accompagné de la désignation d'origine et de provenance, un produit différent indiqué avec une semblable dénomination, soit un produit gâté ou sophistiqué par des substances étrangères qui en diminuent le pouvoir alimentaire, ou qui sont par elles-mêmes nuisibles. — Art. 116. Les graisses ne doivent pas contenir d'eau, d'acide sulfurique, de carbonates alcalins, de l'alun, du plomb, des huiles résineuses, des huiles minérales, de l'acide oléique ou être additionnées d'acides gras solides.

Art. 129. Il est défendu de vendre des conserves alimentaires : a) préparées avec des substances animales ou végétales avariées; b) ayant éprouvé successivement un *processus* d'altération ; c) additionnées, sans indication claire du mélange, de substances d'une valeur alimentaire ou commerciale moindre que celle des substances dont les conserves portent le nom ; d) additionnées d'acides minéraux libres, de glucose impure, de glycérine, de saccharine, d'essences nuisibles ou d'autres substances également nuisibles.

Art. 130. Les conserves, préparées avec des produits naturellement colorés, ne doivent pas contenir des matières colorantes étrangères. On admettra, pour les conserves d'usage, des sels de cuivre dans la proportion de 1 décigramme par kilogramme.

II. — Prescriptions municipales.

Règlement de police urbaine de Nice, du 30 avril 1853, publié en français. — Extrait. (1).

« Art. 288. Les bœufs, les vaches amenés du Piémont ne pourront être conduits à l'abattoir que deux jours après leur entrée

dans l'entrepôt des bestiaux ; un séjour de 24 heures suffira pour
les veaux provenant du Piémont ou de la montagne. — Art. 292.
Les bestiaux ne peuvent être gonflés avec le souffle humain ; ils le
seront au moyen d'un soufflet... — Art. 294. Les bestiaux reconnus insalubres ou de qualité inférieure... seront séquestrés...
Ceux reconnus insalubres seront enfouis... Les bestiaux de qualité
inférieure seront transportés au magasin destiné à la vente de cette
qualité de viande, où ils seront vendus pour compte et aux frais
des contrevenants, et au prix qui sera fixé par le Syndic, sur le
rapport du vérificateur des viandes. La diminution du prix ne
pourra jamais être moindre de 15 centimes le kilogramme sur le
prix ordinaire ; elle sera annoncée au public par le trompette de
la ville. — Art. 295. Tout veau abattu et éventré, dont le poids de
la viande ne sera pas au moins de vingt-cinq kilogrammes, sera
séquestré comme viande inférieure; les agneaux et les chevreaux
qui, abattus et éventrés ne pèseront pas au moins quatre kilogrammes, seront séquestrés pour être vendus pour le compte du
propriétaire, comme viande de qualité inférieure. »

« Art. 296. Pour donner à la chair et à la graisse le temps de
se raffermir, et au sang celui de s'égoutter parfaitement, les bœufs
et les vaches ne pourront être coupés en quartiers que six heures
après l'égorgement. — Art. 297. La viande ne pourra être enlevée
de l'abattoir que 12 heures après qu'elle aura été dépouillée, inspectée et marquée. » — Art. 324. (Saisie de toute viande commençant à se corrompre dans les étaux.)

« Art. 339. Tout porc destiné à la consommation ne pourra être
égorgé ou mis en vente, qu'après avoir été langueyé et marqué par
le vérificateur des viandes. — Art. 340. Tout porc reconnu atteint
de maladie quelconque, sur la déclaration du vérificateur, sera
enfoui ; il pourra cependant être salé, si le vérificateur déclare ne
pouvoir en résulter aucun danger pour la santé publique; dans ce
cas, il ne pourra être salé qu'en présence du commissaire de police.
— Art. 341. Les porcs, qui sont introduits morts dans la ville,
seront saisis et enfouis... » — Art. 344. (Saisie des saucisses et
saucissons gâtés ou corrompus colportés ou mis en vente)

*Instructions du 7 octobre 1857 sur le service vétérinaire municipal
de Turin.* Extrait résumé. (J).

§ 18. On doit classer en bonne boucherie ou qualité *syrienne*
(*qualita soriana*) : *a*) les taureaux et les vaches ; *b*) les veaux,
génisses, bouvillons et bœufs atteints de maladies externes ou
accidentelles (tumeurs, fractures, plaies, contusions), sans fièvre
ni grande suppuration. Il y a lieu d'en exclure les sujets ayant des
aphtes, des maladies contagieuses aiguës ou chroniques et des
affections cutanées malpropres.)

(§ 19. Il est interdit de débiter : *a*) des animaux morts même à la suite de plaies, chute, contusion, asphyxie (y compris l'asphyxie consécutive à la météorisation produite par l'indigestion de trèfle), et autres cas semblables ; *b*) des vaches mortes à la suite de parturition naturelle ou d'avortement).

(§ 20. Les animaux peuvent être acceptés en basse boucherie : 1° sous condition de saisie des viscères, quand ces organes présentent après l'abatage les lésions suivantes, non causées par des maladies contagieuses transmissibles à l'homme, et que la viande est trouvée convenable : tubercules, granulations miliaires, kystes, hépatisation incomplète et autres altérations analogues du poumon, du foie, de la rate, du cœur, etc. ; 2° en cas de plaies graves, contusions, luxations, entorses, fractures, quand ces lésions sont récentes et non accompagnées de fièvre ; 3° en cas de consomption, non consécutive à une maladie et résultant uniquement d'une insuffisance de nourriture.)

(Les animaux autres que ceux atteints de maladies externes ou traumatiques, ne peuvent être abattus que s'ils sont en bon état de chair et de santé. Les petits porcs de lait sont admis à l'abatage, comme objets de luxe et d'usage non dangereux.)

(Il est interdit d'abattre : *a*) des femelles en état reconnu de gestation ; *b*) des femelles après une récente parturition ; *c*) des brebis et des truies pleines à une époque quelconque ; *d*) des brebis autres que celles reconnues stériles ; *e*) des truies non châtrées toutes jeunes ; *f*) des porcs non châtrés dès leur jeunesse.)

§ 24. (Défense de débiter des animaux en état d'immaturité.)

Règlement de l'abattoir de Milan. 12, 17 et 18 juin 1862. —
Extrait résumé. (K).

(Art. 24. En cas d'affections non contagieuses, les animaux ne sont pas abattus. Ceux atteints de maladies contagieuses sont sacrifiés et saisis en totalité ou en partie, selon qu'ils sont entièrement ou partiellement impropres à la consommation. — Art. 31. Les poumons doivent être gonflés avec un instrument approprié et non avec le souffle humain. Le tissu sous-cutané ne doit être insufflé que par des moyens mécaniques (gonflement de la peau). — Art. 33. Destruction de la matrice des femelles, reconnues pleines après l'abatage, et des fœtus à l'exception de la peau.)

Règlement de l'abattoir de Pérouse. 15 novembre 1867. —
Extrait. (L).

Art. 18. Il est interdit d'abattre : les animaux réduits à l'état d'extrême amaigrissement par les mauvais soins ou la maladie ; les veaux âgés de moins de trois mois, sauf quand ils pèsent plus de

50 kilogr. ; les femelles pleines; les taureaux. béliers et boucs non châtrés après leur utilisation pour la reproduction ; tous les animaux atteints de maladies fébriles, inflammatoires ou consomptives, d'affections charbonneuses, de cancer, anthrax, typhus, érysipèle malin, tuberculose, ladrerie, maladie vénérienne, ictère, hydroémie, gourme, exanthème, et toute autre maladie propre à rendre la viande insalubre. -- Art. 20. Il est interdit de livrer à la consommation les animaux qui présentent, après l'abatage, de graves lésions internes méconnues pendant la vie, telles que tubercules, abcès; épanchements séreux, purulents ou urineux ; cancer, cysticerques. ladrerie, trichinose, et toute autre altération quelconque rendant les viandes insalubres et dangereuses suivant le jugement du vétérinaire. — Art. 21. L'inspecteur décide si la consommation de la viande peut être autorisée, quand les animaux offrent les lésions suivantes : a) lipomes, stéatomes, hygromas, et autres altérations analogues absolument inoffensives; b) fractures, luxations; c) contusions des pieds, hémiplégie ou paralégie traumatique rendant la marche impossible. — Art. 22. Chez les femelles abattues, l'utérus doit rester naturellement en place jusqu'à l'inspection. Il est détruit avec son contenu, quand après l'abatage une bête se montre à la première période de la gestation. — Art. 31. Le tissu cellulaire sous-cutané doit être insufflé avec un soufflet et non avec la bouche de l'homme.

Règlement de l'abattoir de Turin. 22 décembre 1867. — Extrait résumé. (M).

(Art. 15. Défense d'abattre des animaux en état d'immaturité ; des bêtes mortes de maladie. d'empoisonnement ou de toute autre cause d'altération physico-chimique générale de l'organisme. — Art. 17 et 19. Les animaux non destinés à la basse boucherie sont exclus de l'abattoir, en cas de maladie non contagieuse. Tous les animaux sont abattus et envoyés à l'équarrissage, si cette affection rend la viande insalubre. ou s'il s'agit d'une maladie contagieuse. — Art. 20. Les animaux morts inopinément à l'étable sont, suivant les cas, débités en basse boucherie ou détruits).

Instruction pour l'exécution du Règlement de l'abattoir de Turin. 26 décembre 1867. — Extrait résumé. (N).

(Art. 35. Il est défendu d'abattre des animaux atteints de maladies non contagieuses et des femelles en état de gestation. — Art. 39 Conformément à l'art. 17 du Règlement, les maladies suivantes non transmissibles à l'homme, mais susceptibles de produire de graves désordres chez le consommateur, motivent l'abatage des animaux, puis leur transport à l'équarrissage : *Maladies*

chroniques de DISSOLUTION *associées à un mauvais état de nutrition :*
1° *chez les bovins,* peste bovine et typhus contagieux, péripneumonie contagieuse au 2° degré, cachexie aqueuse ou hydroémie ;
2° *chez les ovins,* typhus contagieux, clavelée, hydroémie ou
cachexie aqueuse ; 3° *chez les porcs,* ladrerie et trichinose (*). —
Art. 43. Conformément à l'art. 19 du Règlement, les maladies contagieuses suivantes motivent la destruction des animaux : 1° *chez
les bovins,* typhus charbonneux sous ses diverses formes, fièvre
charbonneuse, glossanthrax, angine charbonneuse, rage ; 2° *chez
les ovins,* typhus charbonneux, fièvre charbonneuse, rage ;
3° *chez les porcs,* typhus charbonneux, anthrax de la tête,
angine charbonneuse, anthrax de la bouche, érysipèle gangréneux,
rage. — Art. 51. Les animaux atteints des maladies suivantes
peuvent être admis dans la catégorie *syrienne (basse boucherie) :*
1° *Maladies externes ou accidentelles* (avec certificat du vétérinaire local légalisé par le maire du lieu d'origine) : *a)* hernies,
b) fractures, *c)* plaies, *d)* contusions, *e)* tuméfactions non symptomatiques de maladies contagieuses ; 2° épilepsie ; 3° paralysie
des membres ; 4° tournis dû au cœnure cérébral (on détruit les
organes altérés par les vers) ; 5° pneumonie au 1ᵉʳ degré ;
6° tous les animaux rejetés des autres catégories pour leur âge ou
d'autres causes. — Art. 67 et 68. Les bouchers doivent insuffler le
tissu sous-cutané par des moyens mécaniques (soufflets, etc.) et
non en soufflant, dans une canule, l'air altéré sortant de leurs
poumons. Ils doivent également insuffler les poumons des animaux
avec un petit soufflet. — Art. 80. Destruction du fœtus, des membranes placentaires et de l'utérus des femelles reconnues pleines
après l'abatage.)

Règlement d'hygiène publique de Novare. 1ᵉʳ mars 1868. —
Extrait résumé. (0).

(Art. 107. Défense d'abattre des truies à quelque époque que ce
soit, et de tuer des porcs hors du temps fixé par l'autorité municipale. — Art. 117. Défense de manger, vendre ou donner gratui-
tement la viande des bêtes mortes d'une maladie quelconque. —
Art. 119. Les animaux morts ou abattus à la suite de *maladies
absolument inoffensives,* comme plaies, fractures ou luxations des
membres et autres accidents semblables, peuvent servir à la consommation à condition que le vétérinaire communal en ait déclaré la viande non nuisible à la santé.)

(*) L'art. 83 prescrit l'examen microscopique de tous les porcs.

Règlement des abattoirs de Lucques. 17 avril 1869. — Extrait résumé. (P).

(Art. 10. (A). Sont exclus de l'abatage les animaux malsains et exténués par les souffrances ou par de violentes fatigues, les femelles *non* parvenues à la *moitié* de la gestation et les veaux âgés de moins de 40 jours).

Règlement de l'abattoir de Novare. 2 août 1869. — Extrait résumé. (Q)

(Art. 28. Défense d'abattre des animaux en état d'immaturité ou atteints de maladies non contagieuses. Séquestration des bêtes affectées de maladies contagieuses. — Art. 43. Destruction de l'utérus et du fœtus à l'exception de la peau, en cas de gestation constatée après l'abatage des femelles. — Art. 45. On doit insuffler le poumon et la peau avec un instrument approprié.)

Règlement d'hygiène de Palerme. 25 août 1870. — Extrait résumé. (R).

(Art. 124. Qu'ils soient frais, salés ou sous forme d'une préparation quelconque, la viande et les viscères de tous les animaux sont exclus de la consommation : a) quand ils sont pourris ou en cours de corruption ; b) quand ils proviennent d'animaux ayant absorbé des substances vénéneuses (ou à doses vénéneuses), *telles que préparations d'arsenic, de noix vomique et semblables; c)* quand ils proviennent d'animaux morts naturellement ou abattus à la suite de trichinose, rage, peste bovine, typhus, morve et farcin, affections charbonneuses, variole, cachexie ictéro-vermineuse ou gangréneuse ou tuberculeuse (*). Les viscères portant des échinocoques sont saisis. — Art. 125. En cas de cachexie aqueuse ou de maladie commune, les animaux peuvent être livrés à la consommation si, par l'inspection avant et après l'abatage, la viande est reconnue non nuisible. — Art. 126. (K). La ladrerie porcine entraîne la saisie des viscères, dans tous les cas, et la saisie des viandes infestées de grains de ladre ; mais les parties de l'animal, dépourvues de cysticerques, peuvent êtres livrées à la consommation et le lard est utilisable, pour l'alimentation, après fusion à la température de 70° C. Si les grains de ladre sont répandus dans plusieurs régions différentes du corps, la viande comme les viscères est détruite, et la graisse ne peut qu'être utilisée industriellement après

(*) *Règlement d'hygiène de Palerme du 23 août 1888.* Extrait resumé (Rr). — (Art. 64, Les animaux morts ou abattus à la suite de peste bovine, charbon, morve, farcin. clavelée, doivent être brûlés ou enfouis, — L'art. 77 reproduit les art. 137 et 138 du Règlement de Foggia 1874-1875, (v. p. 251-252, (X).

fusion et dénaturation. (L) L'examen microscopique est obligatoire pour la viande des porcs suspects de trichinose, ou provenant de localités où règne cette maladie. — Art. 127. Défense d'abattre *des femelles dépassant la moitié de la gestation*, des veaux âgés de moins de trente jours, des agneaux et des chevreaux pesant moins de 5 kilogr. ... Défense de vendre des veaux morts-nés. — Art. 131. En cas DE MALADIE SANS INFLUENCE SUR L'ORGANISME GÉNÉRAL, ou de chute, traumatismes externes récents rendant la marche impossible, les animaux ne peuvent être abattus qu'avec un certificat délivré par un vétérinaire du lieu d'origine et légalisé par le maire. Ils ne sont livrés à la consommation, que s'ils sont en bon état de nutrition et sans indice de souffrance organique consécutive.)

(Art. 139 à 150. Il est interdit de vendre pour la consommation : de la volaille malade ou pourrie, des quadrupèdes domestiques ou sauvages putréfiés (art. 139 et 140) ; du poisson commençant à se corrompre ; *des œufs de barbeau, notamment au printemps ;* des POISSONS, crustacés et mollusques atteints de maladies auxquelles ils sont sujets à certaines époques de l'année, ou au moment d'une épizootie (art. 141) ; *des viandes et des poissons putréfiés ou prêts à se corrompre faute d'avoir été vendus.* (art. 144) ; de la graisse d'animaux morts ou abattus malades (art. 145) ; des animaux ayant servi à des expériences chimiques ou toxicologiques quelconques, des poissons pris avec des substances narcotiques ou vénéneuses, des poissons pêchés dans des rivières et des étangs utilisés pour la macération du lin ou du chanvre (art. 147) ; des graisses et des huiles rances (art. 149) ; des boudins fumés dans les cheminées pour être séchés (art. 150)

Règlement de police urbaine de Vicence. 26 décembre 1870. — Extrait résumé. (S).

(Art. 42. Les viandes commençant à se putréfier doivent être enfouies ou détruites, alors même qu'elles sont estampillées. — Art. 54. Les agneaux de moins de 5 kilogr. et les chevreaux de moins de 4 kilogr. sont refusés pour immaturité et insalubrité. — Art. 57 et 59. Il est défendu de vendre des poissons et des volailles ayant subi un premier degré de putréfaction. — Art. 58. Les poissons marinés, salés ou autres, et les salaisons crues ou cuites doivent être en parfait état de conservation. — Art. 63. Défense de vendre des huîtres du 1er mai au 31 août. — Art. 64. Défense de vendre des œufs gâtés.)

Règlement d'hygiène de Catane avec appendice. 23 août et 12 septembre 1871. — Extrait résumé. (T).

(Il est interdit de vendre : la viande et la graisse des animaux

morts ou tués à la suite de maladie (§ 44 et *app.* § 2) ; des viandes
pourries ; des poissons (frais ou salés) ayant subi une période de
fermentation, pourris ou de mauvaise qualité (§ 50 et *opp.* § 2) ; des
boudins fumés dans les cheminées pour être desséchés, des aliments
infectés, des viandes d'animaux ayant servi à des expériences chimiques ou toxicologiques, des poissons pris avec des substances
vénéneuses. (*App.* § 2). — Il est interdit : d'exposer en vente de la
viande et des viscères dans l'eau (§ 46); d'introduire en ville des
veaux morts-nés et de tuer des veaux âgés de moins de 5 semaines (§ 52).

Règlement de l'abattoir de Vicence. 8 mai 1873. — Extrait
résumé. (U).

(Art. 39. On doit insuffler le tissu sous-cutané avec un instrument approprié et non avec le souffle humain. — Art. 50. Les
viandes et les viscères reconnus malsains (art. 40), la matrice et le
fœtus des bêtes trouvées pleines après l'abatage (art. 41) sont
saisis et jetés dans une citerne construite à cet effet. — Art. 55. En
cas de maladie contagieuse altérant les viandes, les animaux sont
aussitôt abattus et détruits. — Art. 56. Tout animal atteint de
maladie non contagieuse est immédiatement abattu, si cette affection
n'altère pas la viande ; en cas contraire, il est soigné à l'abattoir
ou expulsé de cet établissement).

Règlement de l'abattoir de Ferrare. 12 avril 1874. — Extrait
résumé. (V).

(Les animaux ne sont reçus à l'abattoir, que s'ils sont reconnus
sains et en état suffisant de nutrition. En cas d'affection contagieuse,
ils sont sacrifiés en dehors de cet établissement selon les prescriptions sanitaires; lors de suspicion, ils sont mis en observation
(§ 9). — Ceux qui tombent malades dans les étables de l'abattoir sont
tués dans l'établissement, si l'affection n'est pas contagieuse ou
n'altère pas la viande ; par exception, ils peuvent être soignés à
l'abattoir jusqu'à complète guérison ou en sortir avec une marque
spéciale, si la maladie n'est pas contagieuse et cause quelque
altération aux chairs (§ 46 et 52). — Le soufflage des poumons et
du tissu sous-cutané doit se faire avec un soufflet approprié et non
avec le souffle humain (§ 20). Quand des femelles sont trouvées en
état de gestation après l'abatage, la matrice et le fœtus sont
détruits (§ 23).

Règlement d'hygiène de Foggia. 19 décembre 1874 et 6 mars 1875. —
Extrait résumé. (X).

Les art. 61, 63, 67 et 73 reproduisent respectivement les art. 124,

127, 131 et 141 du Règlement *de Palerme* 1870, moins les mots en lettres italiques. Les art. 62 *f*, 62 *g*, 71, 72, 75, 76, 77, 79 reproduisent respectivement les art. 126 *K*, (avec l'addition : *destruction des porcs trichinés*), 126 *L*, 139, 140, 144, 145, 147 et 149 du *Règlement de Palerme* 1870 (v. p. 249 250, (R). — (Art. 137 et 138. Les animaux de boucherie, mordus par un chien atteint ou suspect de rage, ne peuvent être vendus que 4 mois après la morsure. Ils sont abattus et enfouis, dès qu'ils deviennent enragés. — Art. 119. Les animaux sont enfouis, en cas de mort ou d'abatage consécutifs aux maladies suivantes : variole, typhus bovin, ladrerie, morve ou farcin, érysipèle gangréneux, charbon ou fièvre charbonneuse, pneumonie simple, cachexie hydatique ou ictéro-vermineuse).

Règlement d'hygiène de Milan. 20 *juin*, 24 *et* 28 *juillet* 1876. — Extrait résumé. (Y).

L'art. 17 reproduit l'art. 54 du *Décret du 6 septembre* 1874 (v. p. 240, (B). — L'art 21, *a, b, c, d, e, f*, reproduit textuellement les art. 1, 3, 4, 5 et 6 de la *Circulaire ministérielle du* 18 *mai* 1875, relative à la ladrerie (v. p, 240-241, (D), et l'art. 2 de la même modifié par la *Circulaire ministérielle du 4 avril* 1876, relative à la ladrerie (v. p. 241, (E). — L'art. 25 reproduit l'art. 131 du *Règlement de Palerme* 1870, moins les mots en lettres italiques (v. p. 249-250, (R). — Les art. 40 et 41 reproduisent les art. 137 et 138 du *Règlement de Foggia* 1874-1875 (v. p. 251-252, (X).

(Art. 22. La viande des porcs, suspects de trichinose ou provenant de localités infectées par cette maladie, subit l'analyse microscopique et est détruite quand des trichines y sont observées. — Art. 23. La viande fraiche de porc se vend pendant les mois fixés par l'autorité municipale. — Art. 24. Il est défendu de vendre la viande des animaux morts-nés ainsi que celle des veaux, chevreaux et agneaux, qui n'ont pas acquis un développement physique garantissant la salubrité de leurs viandes. — Art. 28. La graisse des bêtes mortes ou tuées à la suite de maladie n'est reconnue alimentaire, que si l'usage n'en est pas jugé nuisible par l'autorité municipale.)

Instruction pour l'exécution du Règlement d'hygiène de Milan. 20 *juin* 1876 *et* 16 *mars* 1877. — Extrait résumé. (Z).

L'art. 78 reproduit l'art. 124 du *Règlement de Palerme* 1870, moins le mot « *rage* ». Les art. 93, 94, 95, 96, 98 et 100 reproduisent respectivement et textuellement les prescriptions des art. 139, 140, 141, 149, 147 et 150 du *Règlement de Palerme* 1870, (v. p. 249-250, (R). L'art. 162 reproduit l'art. 119 du *Règlement de Foggia* 1874-1875, avec l'addition : « *sauf dans les cas prévus à l'art.* 21 *du Règlement de Milan* » 1876, ladrerie, (*v. Règlement de Foggia p.* 251-252, (X), *et Règlement de Milan p.* 252, (Y).

(Art. 79. En cas de maladie commune, la viande peut servir à l'alimentation si l'innocuité en est constatée, par l'inspection des animaux avant et après l'abatage. — Art. 82. Il est interdit d'abattre des femelles dans la seconde moitié de la gestation, ainsi que les verrats dont l'inspecteur juge la viande insalubre. — Art. 88. Il est défendu de débiter des veaux morts-nés, des veaux âgés de moins de 20 jours, des agneaux et des chevreaux pesant moins de 5 kilogr. — Art. 101. La graisse des animaux morts ou abattus à la suite de maladie ne peut être vendue, pour l'alimentation, que dans des cas spéciaux désignés par le *Bureau sanitaire* et après fusion à 70° C. au moins).

Règlement de l'abattoir d'Udine. 28 juin 1872, 26 avril 1877. —
Extrait résumé. (AA).

(Art. 1. En cas de maladie contagieuse ou épizootique régnant dans la province, les bœufs et les vaches ne sont admis à l'abattoir, que s'ils proviennent d'une localité ou d'une étable déclarée indemne par un certificat du maire de la commune d'origine. — Art. 2. En cas de fatigues excessives, causées par de longues marches ou des courses rapides et forcées, les gros animaux ne peuvent être abattus qu'après s'être reposés convenablement et avoir recouvré leurs forces. — Art. 15. Les abatteurs doivent avertir l'inspecteur, dès qu'ils constatent à l'ouverture d'un animal la moindre altération de couleur ou de volume, dans la viande ou les viscères soit de la poitrine, soit du ventre. — Art. 16. L'enfouissement est prescrit : 1° pour le fœtus et ses enveloppes, quand des vaches, brebis ou chèvres sont trouvées pleines après l'abatage ; 2° pour les viandes jugées impropres à la consommation, quand elles proviennent d'animaux atteints de maladie. — Art. 23. Quand, par suite de maladie ou d'insuffisance d'alimentation, des animaux sont sensiblement amaigris sans pour cela mériter d'être exclus de l'alimentation, il reçoivent l'estampille de la 3ᵉ catégorie. — Art. 24. Après l'habillage, les animaux restent suspendus entiers ou en quartiers, jusqu'à ce que le sang soit égoutté et que les viandes soient refroidies. — Art. 52. Les viandes, qui préalablement saines se sont putréfiées, sont saisies et enfouies.)

Règlement d'hygiène de Verceil. 1ᵉʳ juillet et 16 décembre 1876.
9 mai et 8 juin 1877. — Extrait résumé. (BB).

(Art. 62 et 63. Il est interdit de vendre de la volaille malade ou morte de maladie, ainsi que de la volaille, du poisson, des crustacés et des mollusques en état de décomposition même commençante. — Art. 80. Défense de vendre ou d'abattre, pour la boucherie, des animaux mordus par des bêtes enragées ou suspectes de rage, sauf 4 mois après la morsure.)

Règlement pour l'abatage et la vente de la viande chevaline à Parme.
1er février 1874. — Extrait résumé. (CC).

(Art. 9. — Tous les équidés peuvent être abattus pour l'alimentation humaine, à l'exception de ceux dont la viande est reconnue ou seulement supposée insalubre et même simplement non nutritive. — Art. 10. Il est interdit d'abattre et de débiter : 1° des équidés atteints de typhus grave, morve, farcin, rage, éruption furonculaire étendue, entérite ulcéreuse, ulcérations cutanées étendues et anciennes, pyémie, ictère, diathèse gangréneuse, tuberculose, fièvre charbonneuse, etc. ; 2° des équidés qui, tout en étant sains, n'ont pas atteint les deux ans de naissance avec un parfait développement ou sont trop vieux, soit trop émaciés. — Art. 11. Il est défendu de vendre pour la consommation l'estomac, les intestins, la rate, le poumon, l'utérus et ses annexes ainsi que les muscles *psoas lombaires*, alors même que ces viscères et ces muscles des équidés se trouvent dans un état parfaitement physiologique. Les autres viscères, tel que le foie, le cœur, le pancréas et les reins, doivent être détruits chaque fois qu'ils présentent le plus léger signe d'altération.)

Règlement de l'abattoir de Catane. 20 *août et* 10 *octobre* 1877. —
Extrait résumé. (DD).

(Art. 7. Les animaux sont détruits en cas de maladies chroniques *dissolvantes*, coïncidant avec un mauvais état de nutrition et en cas de maladies contagieuses. — Art. 8. La viande peut être vendue, quand les animaux sont atteints d'affections locales n'influençant point l'état général, telles que tumeurs kystiques, fractures récentes, luxations, hernies, plaies récentes, paralysié. — Art. 33. Les animaux peuvent être abattus en cas de maladie commençante n'altérant ni la viande ni les viscères. — Art. 35. Les animaux entreposés à l'abattoir doivent être nourris d'aliments secs et sains, en quantité suffisante, à l'exclusion absolue des aliments verts. — Art. 46. Le tissu sous-cutané doit être insufflé par des moyens mécaniques (soufflets) et non par l'introduction — avec une canule — de l'air altéré sortant des poumons de l'homme. — Art. 57. Il est interdit d'abattre des animaux trop vieux ou excessivement maigres ; des bovins âgés de moins de 3 mois ; des porcs, des ovins et des caprins âgés de moins d'un mois. — Art. 58. Les vaches ayant dépassé leur deuxième mois de gestation ne peuvent être abattues ; on saisit les fœtus et les enveloppes fœtales de celles reconnues pleines après l'abatage. — Art. 59. En cas de constatation d'une maladie ou d'une lésion notable sur des animaux abattus, les vétérinaires inspecteurs ont à décider si la saisie doit être totale ou partielle).

Règlement de l'abattoir de Naples. 23-25-28 janvier, 5 juin,
7-18 juillet 1879. — Extrait résumé. (EE).

(Les art. 33 (*soufflage*) et 35 (*fœtus*) reproduisent les art. 31
(*soufflage*) et 33 (*fœtus*) de Milan 1862, v. p. 246, (K). — Les
animaux sont repoussés de l'abattoir, quand ils présentent une
maladie sporadique à leur arrivée (§ 23). Ils y sont tués immédiatement, après l'avis du vétérinaire, lorsque cette affection n'apparaît
que pendant leur séjour à l'établissement et n'est point une cause
d'altération de la viande ; si ce motif d'altération existe, ils sont
mis en traitement ou expulsés (§ 58). Quand une maladie contagieuse est reconnue avant ou après l'entrée à l'abattoir, les animaux sont, suivant les circonstances, abattus ou placés aux étables
d'observation pour y être soignés; en cas d'abatage, les viandes
sont totalement ou partiellement détruites, selon qu'elles sont nuisibles en totalité ou en partie (§§ 23 et 57). Si une bête de boucherie
meurt en ville, le corps en est transporté à l'abattoir, et la viande
en est livrée à la vente ou détruite, suivant que le vétérinaire-inspecteur la juge propre ou impropre à l'alimentation (§ 25).

Règlement d'hygiène de Forli. 11 novembre 1879. —
Extrait résumé. (FF).

(Art. 12, 14 et 15. Les animaux morts de maladie contagieuse
ou non contagieuse doivent être enfouis. Défense d'en vendre la
viande. — Art. 17. En cas de ladrerie au 1er et au 2e degré, les
porcs sont soumis à l'ébullition à l'abattoir. En cas de ladrerie au
3e degré, ils sont brûlés à l'exception de la graisse qui peut être
vendue pour la fabrication du savon, avec l'autorisation de la
Commission des vivres.)

Règlement sur le service des vivres à Forli. 28 novembre 1879. —
Extrait résumé. (GG).

(Il est défendu de vendre : 1° des viandes de bêtes mortes naturellement (art. 83 et 88) ; 2° de la viande de porc et de la charcuterie
gâtées, corrompues ou falsifiées (art. 110) ; 3° des poissons salés
avariés ou en état de putréfaction commençante (art. 113) ; 4° des
poissons frais en état de putréfaction commençante ou prochaine
(art. 59 et 61).

Règlement de police sanitaire de Vérone. 15 juillet 1880. —
Extrait résumé. (HH).

(Les art. 46 et 58 reproduisent respectivement les parties suivantes du *Règlement de Palerme* 1870 (v. p. 249, (R): 1° la section *K*
de l'art. 126 (*Ladrerie*) avec la modification suivante : « *fusion du
lard à 150° C.* », au lieu de 70° C. ; 2° l'art. 124 avec l'addition des

mots suivants : « *autre maladie contagieuse ou infectieuse quelconque* », après les mots « *ou tuberculeuse* ». L'art. 47 reproduit l'article 22. (*trichinose*) du *Règlement de Milan. juin* 1876, (v. p. 252, (Y).

(Art. 32. Il est défendu de vendre : 1° des poissons pris avec des
substances narcotiques ou vénéneuses, pêchés dans des eaux rendues nuisibles par le rouissage du lin ou du chanvre, soit par
quelque autre cause ; 2° des huîtres et des grenouilles du 1ᵉʳ mai
au 31 août. — Art. 33. Les barbeaux et les squales doivent toute
l'année être vidés avant d'être vendus. — Art. 38. Il est interdit
d'abattre : *a*) des agneaux et des chevreaux pesant moins de
5 kilogr. ; *b*) des veaux âgés de moins de 40 jours ou pesant moins
de 70 kilogr. ; *c*) des vaches ayant dépassé la moitié de la gestation ; *d*) des animaux très exténués ou excessivement maigres ; *e*)
des bœufs, taureaux et vaches amenés à l'abattoir en voiture sans
le certificat d'un vétérinaire indiquant la véritable cause de l'em-
pêchement de la marche. — Art. 73. Les chevaux ne peuvent être
abattus que s'ils sont sains, suffisamment nourris et amenés en
main à l'abattoir ; on a toutefois la faculté de les transporter en
voiture en cas de fracture d'un membre, d'arrachement d'un sabot
ou de violente boiterie empêchant la marche. — Art. 74. Il est interdit d'abattre : 1° des chevaux atteints de charbon, morve, farcin,
tuberculose et autres maladies transmissibles à l'homme ; 2° des
chevaux atteints d'hydropisie, *infarctus* glandulaires, cachexie,
atrophie et semblables ; 3° des chevaux traités avec des remèdes
héroïques ou vénéneux. — Il est défendu de vendre : *a*) de la
volaille malade ou morte de maladie (art. 80) ; *b*) de la volaille
et des quadrupèdes en état de décomposition putride, soit ayant
servi à des expériences chimiques ou toxicologiques (art. 82) ; *c*)
de la graisse de bêtes malades ou mortes de maladie, de la graisse
rance (art. 83).

Règlement des abattoirs de Modène. 3 *décembre* 1879. 16 23 *août* 1880.
Extrait résumé. (11).

(Art. 16 et 17. Il est interdit d'abattre et de livrer à la consommation : 1° les animaux atteints de fièvre, maladies contagieuses
aiguës et chroniques, dermatose infectieuse quelconque, trichinose,
ladrerie, rage, typhus, charbon, cachexie ictéro-vermineuse, tuberculose, ictère, empoisonnements, cancer grave, lésions traumatiques surtout anciennes et suppurantes, maigreur quelle qu'en
soit la cause, pneumonie à la 2ᵉ période (l'abatage est autorisé à
la 1ʳᵉ période de la péripneumonie exsudative (art. 16) ; 2° les
veaux en état d'immaturité, nouveau-nés ou âgés de quelques
jours seulement, les veaux à haleine pestilentielle, les animaux
dont le souffle ou la viande exhale une odeur de fenugrec ou d'urine
causant un insupportable dégoût (art. 17). — Art. 18. Les maladies

autres que celles sus-indiquées n'empêchent pas l'abatage des animaux, si elles sont compatibles avec les exigences de la santé publique et non compliquées de maigreur. — Art. 20. La matrice et le fœtus des femelles reconnues pleines à l'abatage sont détruits à l'exception de la peau. — Art. 21. En cas de ladrerie porcine, les masses graisseuses et charnues — préalablement séparées de la *couenne* et des os — sont soumises à une cuisson prolongée, destinée à donner du saindoux et de la viande bouillie propres à l'alimentation. Quand cette affection n'est pas compliquée de cachexie hydatique, le lard est utilisable pour l'alimentation aux conditions suivantes : Il subit une salaison plus forte et plus longue qu'à l'ordinaire, sous la surveillance immédiate de l'officier sanitaire, dans un local approprié de l'abattoir où il est ensuite conservé *pendant au moins six mois*. Quel que soit le degré de la ladrerie, la graisse autre que le lard peut servir pour l'alimentation après fusion à 100° C. et tamisage. Le poumon, le foie, les reins sont seuls consommables et les intestins sont propres à envelopper les viandes salées des porcs sains. La couenne est employable pour les besoins ordinaires de la charcuterie, après un raclage complet de la graisse et du tissu cellulaire sous-cutané. La destruction est applicable aux os, organes digestifs, rate, cœur, langue, cervelle, toutes parties de minime valeur. La graisse et la viande sont cuites exclusivement à l'abattoir sous une surveillance constante. — Art. 55. Les abatteurs doivent avertir les inspecteurs quand ils découvrent des lésions externes faciles à voir, telles que maladies cutanées, tumeurs, luxations, fractures osseuses, plaies, contusions et semblables. Il est interdit d'abattre des verrats.)

Règlement d'hygiène de Sienne. 1er août 1879. 18 juin et 15 septembre 1888. — Extrait résumé. (JJ.)

L'art. 28 est la reproduction de l'art. 54 du *Décret du 6 septembre* 1874 (v. p. 240 (B). — Les art. 39, 46, 51, 49, 50, 52 et 55 reproduisent respectivement les parties suivantes du *Règlement de Palerme* 1870 (v. p. 249-250, (R) : 1° la partie de l'art. 124 finissant après les mots : «*noix vomique et semblables*», avec l'addition : «*soit d'animaux morts ou tués à la suite de maladie*»; 2° les art. 131 et 141 moins les mots en lettres grasses; 3° les art. 139, 140, 144 et 149. — Les art. 42 a, b, c, d, e, f et 43 reproduisent respectivement les art. 21 a, b, c, d, e, f (*ladrerie*) et 22 (*trichinose*) *du Règlement de Milan*, 1876 (v. p. 252 (Y). — Les art. 74 et 75 reproduisent les art. 137 et 138 (*rage*) du *Règlement de Foggia* 1874-1875 (v. p. 251-252, (X). — Art. 44. Il est défendu de vendre des veaux mort-nés et d'abattre des veaux âgés de moins de 30 jours.

—

—— 258 —

Règlement d'hygiène de Turin 21 mai 1881. —
Extrait résumé. (KK).

(Art. 14 et 15. Il est défendu de vendre : 1° des aliments gâtés,
corrompus, infectés, altérés, ou insalubres d'une manière quelconque et nuisibles; 2° des viandes pourries; des poissons ayant
subi une période de fermentation; 4° des viandes d'animaux morts
de maladie. — Art. 16. Les viandes et les viscères des bêtes affectées
de maladies transmissibles à l'homme et aux animaux doivent être
détruits. La ladrerie porcine grave, arrivée à l'état de véritable
cachexie hydatique, motive la destruction de la viande et des
viscères ainsi que l'utilisation industrielle du lard. Quand les cysticerques sont nombreux, la viande est détruite, et quand ils sont
rares, elle est livrée à la consommation après cuisson prolongée ;
dans l'un et l'autre cas, le lard peut servir à l'alimentation après
une salaison plus forte et prolongée pendant 6 *mois* au moins.
Quel que soit le degré de la ladrerie sans cachexie, la graisse autre
que le lard est rendue comestible par la fonte à 100° C. au moins
et le tamisage. Le poumon, le foie et les reins sont consommables
à l'exclusion des autres viscères ; les intestins peuvent être utilisés
pour envelopper les viandes salées des porcs sains. Toutes ces
opérations s'effectuent aux frais des propriétaires, sous la surveillance immédiate des agents municipaux. — Art. 18. Sont exclus
de la consommation : 1° les femelles ayant dépassé la moitié de la
gestation, les veaux mort-nés, les veaux âgés de moins de 30 jours,
les agneaux et les chevreaux trop jeunes, et en général les animaux
dont l'état de nutrition est plus que médiocre ; 2° les animaux ayant
servi à des expériences chimiques ou toxicologiques, les poissons
tués avec des substances narcotiques ou autrement nuisibles, les
poissons pêchés dans des eaux de macération du lin ou du chanvre.)

Règlement de l'abattoir de Bologne. 12 janvier, 20 décembre 1881.
Extrait résumé. (LL).

(Les animaux sont abattus et saisis en cas de maladie contagieuse (art. 23, 27 et 41). — Ils peuvent être abattus pour la consommation en cas de maladie non contagieuse, n'influençant point
l'organisme général (art. 27), et en cas de péripneumonie exsudative au 1er degré (art. 38). — Les fœtus sont saisis à l'exception de
la peau avec l'utérus des vaches pleines (art. 38). — La peau et les
poumons doivent être insufflés non avec le souffle humain, mais
par des moyens mécaniques et avec des soufflets appropriés fournis
par l'abattoir (art. 37). — Il est interdit d'abattre des équidés âgés
de moins de deux mois, ainsi que ceux reconnus trop vieux ou en
état d'émaciation morbide (art. 41). — Les porcs très ladres sont
détruits, à l'exception de la graisse qui peut être vendue après avoir

été fondue et tamisée. Les porcs peu ladres sont traités de la façon suivante dans un local spécial de l'abattoir, sous la surveillance des vétérinaires inspecteurs : La viande est transformée en saucissons cuits, dont la vente est autorisée après une séquestration de *deux mois* ; le lard est salé plus fort qu'à l'ordinaire et entreposé pendant *six mois* ; la graisse est fondue (art. 50). — Il est interdit d'abattre des agneaux et des chevreaux pesant moins de 6 kilogr. (art. 52 abrogé par une délibération de la *junte* du 22 août 1882).

Règlement de l'abattoir de Venise. 5 janvier, 30 mars et 6 juin 1885.
Extrait résumé. (MM).

(Art. 3. Il est défendu d'abattre : 1° des animaux en mauvais état de nutrition, des bêtes atteintes de maladies contagieuses, de tuberculose et d'autres affections propres à rendre les viandes nuisibles ; 2° des veaux âgés de moins d'un mois ; 3° des porcs, du 1er avril au 14 octobre ; 4° des vaches en état de gestation. — Art. 4. Les bêtes atteintes ou suspectes des maladies désignées à l'art. 3, 1° sont détruites, sauf quand ces affections ne rendent point les viandes dangereuses. Dans ce dernier cas, elle sont livrées à la consommation après saisie des parties jugées impropres à l'alimentation. — Art. 16. Quand des animaux sont conduits à l'abattoir en voiture et encore vivants, ou sont morts accidentellement pendant le transport à cet établissement, ou ont péri à l'étable en ville, ils doivent être dépouillés et éventrés dans un local spécial de l'abattoir, sous la surveillance du vétérinaire inspecteur. Ils ne peuvent être livrés à la consommation qu'avec l'autorisation de ce fonctionnaire et après un délai de 24 heures. — Art. 24. Défense de gonfler avec l'air expiré les poumons et le tissu sous-cutané. Ces parties doivent être insufflées avec des instruments appropriés fournis par la municipalité. — Art. 25. En cas de ladrerie porcine, de trichinose, la viande est traitée conformément à l'art. 24 du Règlement sanitaire communal de 1883.)

Règlement de l'abattoir de la ville de Trévise. 10 décembre 1884 et 18 mai 1885. — Extrait résumé. (NN).

(Art. 10. Quand des bœufs, vaches ou taureaux sont amenés en voiture à l'abattoir à la suite d'un accident justifié, comme épuisement, perte d'onglons, fracture de jambe, plaies, traumatismes, douleurs des reins, boiteries graves, les parties malades sont saisies et les parties qui ont souffert du transport reçoivent l'estampille de la 3° qualité. — Art. 12. Il est interdit d'abattre : a) des animaux en état d'exténuation extraordinaire ou d'excessive maigreur ; b) des veaux, agneaux et chevreaux âgés de moins de 30 jours ; c) des porcs pesant moins de 60 kilogr. ; d) des femelles de toutes espèces soit en état de gestation, soit ayant récemment mis bas ou avorté ;

e) toute bête atteinte de maladie propre à rendre la viande nuisible. En cas d'affections contagieuses, les animaux sont séquestrés ou abattus et détruits. — Art. 13. L'estampille de la qualité inférieure (art. 19) est appliquée sur la viande — reconnue consommable — de toute bête chez laquelle l'abatage révèle une maladie ou l'état de gestation. — Art. 17. Le tissu conjonctif sous-cutané et les poumons doivent être insufflés avec un soufflet approprié et non avec la bouche. — Art. 44. Les bouchers ne peuvent vendre que de la viande crue et non cuite, récemment abattue, dépourvue d'odeur indiquant une prochaine décomposition, et surtout non arrivée à un degré quelconque de putréfaction.)

Règlement d'hygiène de Casal-Montferrat. 2 et 30 décembre 1880.
1er décembre 1885. — Extrait résumé. (OO).

(L'art. 33 prohibe la vente : 1° des aliments interdits par l'art. 54 du *Décret du 6 septembre 1874* (v. p. 240, (B) ; 2° des poissons ayant subi une période de fermentation ; des œufs de barbeaux ; de tous poissons, crustacés ou mollusques offrant les signes des maladies auxquelles ils sont sujets. — Art. 41. Il est défendu de vendre : 1° des animaux morts d'une maladie quelconque ; 2° des animaux mort-nés ; 3° des veaux, agneaux et chevreaux n'ayant pas atteint un développement physique propre à garantir la salubrité de leurs viandes. — Art. 44. La viande des porcs atteints de ladrerie (à l'état de cachexie hydatique), de trichinose et d'autres infections est exclue absolument de la consommation, en conformité des art. 7, 8, 9 du Règlement de l'abattoir.)

Règlement des boucheries de la commune et des faubourgs de Trévise.
3 mai et 30 juillet 1886. — Extrait résumé. (PP).

(L'art. 19 est semblable à l'art 17 de *Trévise* 1885. L'art. 22 reproduit respectivement dans ses § a, b, c, d, les prescriptions des § a, b, c, e, de l'art. 12 du *Règlement de Trévise* 1884-1885 ; mais il omet celles relatives aux femelles du § d dudit art. 12 (v. p. 259, NN). L'art. 24 reproduit l'art. 21 a, b, c, d, e, f (*ladrerie*) et l'art. 22 (*trichinose*) du Règlement *de Milan* 1876. (v. p. 252, (Y) — (Art. 5 et 23 L'estampille de la qualité inférieure est appliquée sur la viande reconnue consommable des bœufs maigres, des femelles en état de gestation et des animaux affectés de maladies communes.)

Règlement de l'abattoir de Casal-Montferrat. 9 février et 3 mars 1888.
Extrait résumé. (QQ).

(Art. 8. L'utilisation industrielle est applicable à la quantité refusée de tout porc saisi en totalité ou en partie pour ladrerie. En cas de ladrerie moins grave permettant la consommation de tout ou partie de l'animal, le porc est soumis aux prescriptions gouvernementales en vigueur; à défaut du consentement du propriétaire, il est détruit. — Art. 9. La viande des porcs suspects de trichinose, ou provenant de localités infectées par cette maladie, subit l'analyse, microscopique du vétérinaire inspecteur. Quand des trichines sont observées, on exécute les prescriptions de l'art. 8 précité ou d'autres mesures de plus grande précaution indiquées par le maire. — Art. 10. Du 1er mars au 30 septembre, les animaux abattus ne peuvent être mis en vente qu'après être restés au moins 24 heures dans leur peau et autant de temps dans la glacière. Du 1er octobre au 28 février, ils ne peuvent être vendus qu'après être restés 48 heures au moins dans leur peau. — Art. 11. Au bout de 24 heures en été et de 48 heures en hiver, les animaux abattus et non encore dépouillés reçoivent une estampille noire sur la peau, afin d'être distingués des animaux tués plus récemment. — Art. 19. En cas de grand orgasme consécutif à des courses violentes, à de longs et pénibles voyages, à des mauvais traitements ou à un jeûne prolongé, les animaux sont placés dans des étables spéciales et ne peuvent être abattus qu'avec l'autorisation du vétérinaire inspecteur. Il est défendu d'abattre : 1° des bêtes trop jeunes, c'est-à-dire des veaux âgés de moins de 40 jours et pesant moins de 65 kilogr., des agneaux et des chevreaux pesant moins de 5 kilogr. ; 2° des bêtes extrêmement vieilles, maigres et exténuées ; 3° des femelles de toutes espèces en état de gestation ou de récente parturition. Les femelles trouvées pleines après l'abatage sont vendues en basse boucherie, après la destruction de la matrice et du fœtus. Les porcs mâles ou femelles ne peuvent être abattus que s'ils sont bien châtrés, gras et âgés d'au moins 4 mois. — Art. 21. La viande des bêtes bovines atteintes de maladies accidentelles ou fébriles et non compromettantes pour l'hygiène publique est vendue en basse boucherie.)

Règlement de l'abattoir de Caserte. 29 novembre 1887 et 10 mars 1888. Extrait résumé. (RR.)

L'art. 24 prescrit le soufflage comme l'art. 31 du Règlement de Milan 1862, (v. p. 246, (K). — (Art. 15. En cas d'affections sporadiques, les animaux ne peuvent être abattus. Quand ils sont atteints de maladies contagieuses, ils sont sacrifiés et détruits. — Art. 26. La matrice de toute bête abattue trouvée en état de gestation est détruite avec le fœtus, à l'exception de la peau fœtale qui peut être laissée au propriétaire.)

Règlement des abattoirs de Livourne. 15 janvier 1889. — Extrait résumé. (SS).

(Art. 35. Le vétérinaire peut autoriser l'abatage des animaux atteints de maladies non susceptibles d'altérer la viande. — Art. 40.

En cas de maladie contagieuse et propre à rendre la viande dangereuse pour l'alimentation, les animaux sont abattus et détruits. — Art. 61. Les fœtus mûrs ou en état d'immaturité, trouvés dans la matrice des vaches ou des autres femelles, doivent être détruits avec l'utérus. — Art. 62. Les veaux de lait doivent être *gonflés* avec un soufflet approprié et non avec l'air expiré par les poumons.

Règlement pour l'abatage des équidés à Rome, 26 août 1892. —
Extrait résumé. (TT).

(Art. 3. Les chevaux exclus de l'abattoir pour maladie contagieuse sont conduits à l'équarrissage; ils reçoivent la marque au feu R (*repoussé*) sur le sabot antérieur droit, quand leur exclusion est due à une autre cause (*).

Règlement pour l'abatage des porcs à Rome. 24 octobre 1892. —
Extrait résumé. (UU).

(Art. 5. Il est absolument interdit de langueyer les porcs, en vue de reconnaître avant l'abatage ceux qui sont ladres ; toute autre manœuvre ayant pour but de déjouer la surveillance sanitaire est également prohibée. — Art. 8 et 10. L'abatage des porcs a lieu quotidiennement, excepté le mercredi et les jours fériés. On ne doit pas en tuer plus de 1700 par jour, sauf dans des cas spéciaux où ce chiffre peut être dépassé avec l'autorisation du directeur de l'abattoir, mais avec des conditions en rapport avec les locaux, les exigences hygiénico-sanitaires et les nécessités du service. — Art. 14. En cas de ladrerie ou d'autres maladies rendant les viandes impropres à la consommation, les porcs sont séquestrés et traités conformément aux lois et règlements sanitaires en vigueur.)

Règlement des abattoirs de Florence. 4 et 24 avril 1889. —
Extrait résumé. (VV).

(Art. 26. — Le service d'inspection vétérinaire autorise l'abatage des animaux atteints de maladies non contagieuses, qui ne sont pas susceptibles d'altérer la viande ; exceptionnellement, il en permet le traitement à l'abattoir ou la sortie de cet établissement. — Art. 33 et 34. En cas de maladie contagieuse rendant dangereux l'usage de la viande, les animaux sont aussitôt abattus et détruits. Si cette maladie n'est pas une cause d'insalubrité pour la viande, les animaux sont sacrifiés dans les conditions ordinaires. — Art. 55, 59 et 69. Les fœtus moins la peau sont saisis ainsi que la

(*) *Règlement de l'abattoir de Rome : 25 février 1891.* Extrait résumé. (Ta). — Art. 11 Le service sanitaire vétérinaire doit baser son inspection des bestiaux sur toutes les prescriptions des règlements hygiénico-sanitaires gouvernementaux et municipaux.)

matrice, quand des femelles sont reconnues en état de gestation après l'abatage.

Projet de règlement sur la surveillance hygiénique des aliments à Pérouse. 1893. — Extrait résumé. (XX).

Les art. 12 à 27, 45. 54, 56, 57, 59 à 63, 65, 67 à 70, 110 à 112, 124, 125 reproduisent les art. 18 à 31, 34, 47, 56, 57, 59, 62 à 68, 70 à 73, 114 à 116, 129, 130 du *Décret du 3 août* 1890 (v. p. 151-154 et 243-244). — (Art. 55. L'addition de sel de nitre en vue de rendre plus vive la couleur de la chair des saucissons est interdite.)

Projet de règlement de l'abattoir de Plaisance. 12 janvier 1893. — Extrait résumé. (YY).

(Art. 56. Les animaux ne doivent être gonflés que par des moyens mécaniques et avec des soufflets fournis par l'abattoir. — Art. 63. La ladrerie porcine très étendue provoque la destruction de la viande et la fonte de la graisse pour le commerce. En cas de ladrerie restreinte, la viande est livrée à la consommation en sau-cissons cuits et le lard est utilisé pour l'alimentation après *trois mois* au moins de salaison plus forte qu'à l'ordinaire. Les opérations motivées par la ladrerie s'effectuent sous la surveillance des agents municipaux. — Art. 68. Il est interdit d'abattre des chevaux trop vieux ou en état d'émaciation morbide. Ceux atteints de maladie contagieuse sont séquestrés.)

Règlement de l'abattoir de Venise. 7-9 juin. 21 juillet et 21 oct. 1893. Extrait résumé. (ZZ).

(Art. 1. L'abatage des porcs est permis toute l'année, tout en étant subordonné d'avril à octobre à un préavis d'au moins 12 heures. — Art. 42. Il est interdit d'abattre : *a*, des animaux n'ayant pas atteint un âge ou un développement physique et un degré de nutrition convenables, par exemple, des veaux, porcs et chevaux âgés de moins d'un mois, des ovins de moins de 20 jours ou d'un poids inférieur à 5 kilogr. ; *b*, des animaux très vieux ou amaigris ; *c*, des animaux gravement maltraités non encore rétablis. — Art. 43. En cas de rage, morve et farcin, charbon, *tétanos* (Za), clavelée, ou d'autres maladies dangereuses et transmissibles à l'homme, les animaux sont séquestrés et détruits.

Art. 44. L'utilisation industrielle de la viande et des viscères est permise, après *aspersion* de pétrole ou de solution phéniquée : 1° pour les animaux atteints des *maladies suivantes* : Fièvre puer-pérale, métro-péritonite, pyémie, saproémie, septicémie, cancer généralisé, actinomycose généralisée, ictère grave, cachexie ictéro-vermineuse, diphtérie, rouget du porc, hydropisie, affections graves des reins, urémie, empoisonnements, ladrerie grave, phtisie perlée généralisée, trichinose ; 2° pour les animaux morts de typhus ou peste bovine, d'épuisement des forces, de mauvais traitements graves ; 3° pour les animaux en état de putridité même commençante, pour ceux présentant une mauvaise odeur ou une mauvaise saveur contractée par l'usage continu de certains médicaments)

Art. 45. La viande et les viscères des animaux qui se trouvent dans les conditions suivantes, peuvent être vendus en totalité ou en partie, selon l'appréciation du vétérinaire inspecteur, mais toujours comme marchandises inférieures et exclusivement utilisables après cuisson : 1° Tuberculose d'un organe ou des viscères seulement sans infection du système ganglionnaire lymphathique ; 2° aphtes épizootiques : 3° abatage ou mort à la suite de météorisme, hémorragie, lésions traumatiques ou accidentelles, cardite ou péricardite traumatique, rhumatisme musculaire ou articulaire. pleurésie, pneumonie, ou autre maladie tant interne qu'externe d'un caractère dangereux pour l'homme ; 4° mort survenue à l'étable. en ville ou en cours de route de l'octroi à l'abattoir et maladie quelconque ayant nécessité le transport en voiture de l'animal vivant. (Dans ces cas (4°), les animaux sont préparés dans un local spécial de l'abattoir sous le contrôle d'un agent sanitaire).

Art. 46. La viande et les viscères des animaux visés à l'art. 45 restent consignés jusqu'à ce qu'ils soient complètement refroidis et que le vétérinaire inspecteur se soit prononcé sur leur salubrité ou leur comestibilité. — Art. 47 La ladrerie légère motive la consommation : 1° de la graisse après fonte et tamisage ; 2° du lard après salaison de *trois mois* au moins ; 3° de la viande après ébullition prolongée ou transformation en saucissons cuits à l'abattoir sous la surveillance des agents sanitaires. — Art. 48. On détruit les viscères et les parties malades, dégénérés, altérés d'une manière quelconque ou gâtés, les matrices des bêtes pleines ou récemment parturientes, les fœtus moins la peau. — Art. 53. Les poumons et le tissu conjonctif sous-cutané ne doivent être insufflés qu'avec des appareils (*pompes*) fournis par la commune.)

Règlement des abattoirs de Gênes 20 mars 1894 —
Extrait résumé. (Fe).

(Art. 4. Le maire peut fixer l'époque où l'abatage des porcs est autorisé. — Art. 10. L'insufflation du tissu conjonctif sous cutané, destinée à détacher la peau, doit se faire par des moyens mécaniques. — Art. 32. Il est interdit d'abattre des animaux ne se trouvant pas dans les conditions prescrites par le *Décret du 3 août* 1890 et le présent *Règlement*. Il est défendu de tuer des veaux et des porcs âgés de moins d'un mois, des agneaux et des chevreaux de moins de trois semaines et des animaux trop amaigris. On peut tuer des petits porcs de lait âgés de 1 à 2 semaines, destinés à la préparation de quelques produits de charcuterie. — Art 38. La viande et la graisse des porcs ladres ou trichinés sont traitées en conformité de l'art. 103 du *Règlement du 9 octobre* 1889, ch. 2 et 3 (v. p. 243, (G). — Art. 39. Les utérus gravides sont séquestrés. Il est interdit d'abattre des femelles dont l'état de gestation est avancé et dépasse le 6° mois pour les vaches ou le 3° mois pour les brebis. Les femelles mettant bas à l'abattoir ne peuvent être tuées que 8 jours au moins après le part. — Art. 37 et 40. Les vétérinaires inspecteurs peuvent autoriser l'abatage immédiat des animaux affectés : *a.* de graves traumatismes récents (fractures, plaies, luxations, etc.); *b*, de météorisme ou de lésions accidentelles graves. — Art. 41. Les animaux morts à l'abattoir pour quelque cause que ce soit et sans effusion de sang sont saisis et détruits.)

Projet de règlement d'hygiène de Turin. 7 mai 1897. — Extrait résumé. (Gg).

(Les art. 318 à 327, 329, 330, 373, 379, 380, 382, 383, 385, 393, 398 à 400, 406, 407, 409, 410. reproduisent les prescriptions des art, 18 à 31, 34, 47, 56, 57, 59, 62 à 68, 70 à 73 du *Décret du 3 août* 1890 (v. p 151-154 et 243-244). — Art. 334. Sont admis en basse boucherie : 1° les animaux morts ou tués à la suite de maladies ou d'accidents traumatiques ne rendant pas les viandes insalubres ; les animaux se trouvant dans les conditions indiquées par les art. 321, 323, 324 et 326 du présent Règlement, c'est-à-dire par les art. 22, 25, 26, 27 et 28 du Décret précité. — Art. 335. Les verrats, les truies, et les boucs sont exclus de l'alimentation (*). — Art. 460. Il est défendu de vendre pour la consommation du saindoux, du suif et du lard : *a*) rances ou autrement altérés, ou de consistance. couleur, odeur ou saveur anormales ; *b*) provenant d'animaux atteints de maladies infectieuses désignées aux art. 318, 319 et 320 du présent *Règlement* (art. 18, 19 et 20 du Décret précité) ; *c*) mêlés de graisses animales ou végétales étrangères, soit additionnés d'eau, alun, carbonate de chaux, plâtre, carbonate de soude, farine, amidon ou autres substances étrangères (art. 114 et 116 du Décret de 1890). — Art. 484 et 487. Il est interdit de vendre : 1° des conserves, préparations ou extraits de viande, poisson, œufs, lait, farine, légumes, herbages, fruits ; 2° des mélanges conservés de produits animaux et végétaux ; 3° des *sauces* commerciales : se trouvant dans les conditions indiquées aux art. 129 *a, b, c, d*, et 130 du *Décret du 3 août* 1890. (art. 484 *a, b, c, d*, et art. 487 du

---

(*) Les art. 331 et 335 reproduisent respectivement les art. 225 et 227 du *Projet de Règlement de police* de Turin du 23 janvier 1895. D'après l'art. 231 de ce projet de 1895, le tissu conjonctif et les poumons ne peuvent être insufflés que par des moyens mécaniques. (Hh).

présent Règlement); contenant des composés toxiques (plomb,
étain, zinc, etc.) et les substances conservatrices suivantes : acide
borique ou salicylique, sulfites, phénol, alun et semblables ou glycérine, acide acétique impur, alcools supérieurs, etc. (Art. 484 e, f).
— Art. 485. Il est défendu de vendre des conserves de viandes,
saucissons, saucisses, mortadelles, cervelas, etc : a) fabriqués avec
des chairs d'animaux malades, des viandes non mûres ou altérées,
des viandes d'animaux non communément utilisés pour l'alimentation, des boyaux malsains, non convenablement lavés et désinfectés; b) altérés même légèrement dans leur consistance, couleur,
odeur, saveur ou contenant des vers (cysticerques, trichines, etc.),
des acares, des germes pathogènes pour l'homme ou des substances
toxiques; c) colorés artificiellement: d) renfermant des substances
amylacées (amidon, farine, mie de pain) ou de l'albumine conservée sans que l'indication nette de ce mélange soit faite par
étiquette et à l'acheteur; e) contenant plus de 65 pour 100 d'eau.
— Art. 486. Il est interdit de préparer et de vendre des conserves
de poissons tués avec des substances toxiques, de poissons non
frais, à intérieur non vidé, de poissons préparés avec de l'huile
rance ou du vinaigre impur.)

*Règlement d'hygiène de Naples. 26, 28, 30 janvier et 2 février 1886.
27 juillet, 18 août et 14 novembre 1888. 9 janvier 1889. —
Extrait résumé (Ii).*

(Art. 90. Il est interdit de vendre pour l'alimentation humaine
des denrées alimentaires gâtées, corrompues, infectes ou altérées,
ou nuisibles et insalubres en quoi que ce soit (art 89), telles que,
i) Les viandes fraîches, salées ou préparées d'une façon quelconque
en cours de corruption, ou provenant soit d'animaux ayant absorbé
des substances vénéneuses ou à doses vénéneuses, soit d'animaux
non admis à la vente et à l'abatage. l) Les poissons, tant frais que
salés, corrompus ou offrant un commencement de corruption ; les
œufs de barbeau, spécialement au printemps ; les poissons, mollusques et crustacés, présentant des signes des maladies spéciales
auxquelles ils sont sujets à certaines époques de l'année, et quand
il est notoire qu'une épizootie quelconque règne parmi eux ; les
poissons pris au moyen de substances narcotiques ou vénéneuses,
soit pêchés dans les fleuves ou étangs servant à la macération
du lin et du chanvre. m) Les graisses et les huiles rances. —
Art. 97. Les animaux admis à l'abatage sont : les bovins ordinaires
et ceux de l'espèce du buffle, y compris les veaux ; les porcs ; les
brebis, y compris les agneaux ; les chèvres, y compris les chevreaux.
— Art. 99. Il est interdit d'abattre les animaux mort-nés, les
veaux âgés de moins de 30 jours, les petits porcs ayant moins
d'une semaine, les animaux fatigués par un long voyage. Les per-

sonnes qui veulent abattre des femelles en état de gestation, doivent s'engager à ne pas vendre de fœtus et la matrice pour l'alimentation. — Art. 100. Il est défendu d'abattre des animaux très amaigris et blessés, des bêtes malades et notamment des sujets affectés de charbon, rage, morve, farcin, glandage suspect, pyémie, septicémie, peste bovine, variole, phtisie perlée (tuberculose bovine), maladie aphteuse, bronchite vermineuse, gale (des brebis), scorbut (pourriture des soies), érysipèle des porcs, tétanos, coliques, actinomycose, trichinose, cachexie ladrique. — Art. 101. En cas de maladie *externe* sans influence sur l'organisme général; soit de chute *ou autres lésions violentes ou récentes* empêchant la marche, les animaux peuvent être abattus si le fait est régulièrement attesté dans un certificat très nouvellement délivré par un vétérinaire du lieu d'origine et légalisé par le maire, à condition en outre que le vétérinaire municipal les trouve en bon état de nutrition et *sans indice de maladie équivoque. Toutefois l'abatage n'en est permis que 12 heures au plus après la production de la lésion.* — Art. 102. Quand l'une des maladies précitées (§ 100) n'est reconnue par le vétérinaire qu'après l'abatage des animaux, ceux-ci sont saisis. — Art. 104 et 135. Défense de vendre pour la consommation de l'homme des viandes d'animaux morts naturellement. — Art. 112 et 113. Il est interdit de vendre de la volaille malade, de la volaille et du gibier pourris ou suspects d'être morts de maladie.

CHAPITRE VII. — *Principauté de Monaco.* (110).

Ordonnance du 6 juin 1867 sur la police générale de la ville de Monaco. Des Boucheries. — Extrait. (A).

Art. 47. Il est défendu d'exposer en vente ou de vendre des viandes gâtées ou corrompues.

Arrêté municipal du 1ᵉʳ juillet 1886 sur les abattoirs. — Extrait. (B).

Art 5. Tout animal présumé malsain sera séquestré, puis abattu et détruit, s'il est reconnu malade. — *Art.* 8. Dans le cas où les chairs d'un animal seraient gâtées, corrompues ou nuisibles, elles seront détruites. — *Art.* 10. Ne pourront être abattus et livrés à la consommation que les chevreaux âgés au moins de 20 jours, les agneaux de 30 et les veaux de 40. — Art. 11. Tout animal mort avec son sang ne pourra être livré à la consommation. (Il sera détruit). — Art. 16. L'abatage des porcs aura lieu.... pendant le temps où la vente de la viande de porc est autorisée dans la Principauté. (*).

CHAPITRE VIII. — *Norvège* (111).

Décret royal du 5 novembre 1895, sur les mesures à prendre pour l'exécution de l'inspection de la viande de boucherie en vertu des lois des 27 juin et 27 juillet 1895. — Extrait résumé. (A).

(Art. 9. La viande de bétail importée du Danemark doit être accompagnée d'un certificat d'un vétérinaire danois, déclarant qu'elle n'est pas avariée et qu'elle ne provient pas d'animaux trop amaigris pour servir à l'alimentation. Chaque quartier ou moitié doit porter intérieurement un bout de papier rouge, présentant les mots imprimés : « *Viande d'animal sain* », et signé par l'inspecteur vétérinaire danois avec nom, domicile et date.)

(Art. 12. La viande est timbrée par des estampilles de couleur noire avec les signes *II KL* (2e classe), quand elle est reconnue corrompue (viande d'odeur anormale ou mal maniée, viande d'animaux amaigris ou malades), mais qu'elle est d'une qualité telle qu'une préparation soignée peut l'empêcher d'être dangereuse pour la santé humaine. Ces estampilles sont rondes et pourvues en outre de la lettre *B* (*inspection de ville*) ou carrées et munies de la lettre *L* (*inspection foraine*), selon que la viande provient d'animaux examinés dans la tuerie avec tous leurs viscères, ou qu'elle est foraine ou n'est pas visitée avec tous ces organes (**). — (Art. 13. Les municipalités ont la faculté, avec l'approbation du ministère compétent, de décider la mise en vente de la viande de 2e classe dans des locaux spéciaux, signalés par leurs enseignes comme étaux réservés à cette viande (***). — (Art. 14 et 15. La chair qui n'est pas nourrissante doit être immédiatement séquestrée. Si, par la cuisson complète, elle peut être rendue propre à la consommation, elle est restituée au propriétaire après cuisson effectuée aux frais de ce dernier sous la surveillance de l'inspecteur. En cas contraire, elle est incisée et dénaturée avec du pétrole ou

---

(*) Il est défendu d'importer et d'abattre des porcs pendant la saison chaude. Chaque année, le vétérinaire indique l'époque de l'interdiction et la police en informe les charcutiers. [*Note de la Municipalité de Monaco*].

(**) Art. 11. La viande reconnue bonne à tous les points de vue est marquée par des estampilles de couleur bleue avec les signes *I KL*. (1re classe.) Ces estampilles sont ovalaires avec la lettre *B*, ou triangulaires avec la lettre *L*, selon que la viande provient d'animaux inspectés dans la tuerie avec tous leurs viscères ou qu'elle n'est pas examinée avec tous ces organes. Elles mentionnent en outre le nom de la commune

(***) A Copenhague (Danemark, (v. p. 127), la viande porte une estampille bleue ou une estampille noire suivant qu'elle est absolument ou conditionnellement salubre. Dans ce dernier cas, le timbre noir indique qu'elle ne doit être utilisée que bien rôtie ou bien cuite, et ne peut servir à la fabrication du saucisson. Il n'y a pas à Copenhague d'étal de basse boucherie proprement dit (B).

quelque liquide analogue; si elle est dangereuse pour la santé humaine ou contagieuse, elle est détruite par cuisson à vapeur, combustion ou enfouissement.)

CHAPITRE IX. — *Russie* (112).

Faute de documents, je me borne à donner les renseignements suivants remontant à 1893 :

« Une loi russe, relative à la réglementation de la boucherie s'exprime ainsi : La consommation de la viande des animaux malades est interdite. En vertu de cette loi, on détruit la viande des animaux atteints de peste bovine, de charbon, d'actinomycose pulmonaire, d'hyperthermie dépassant 40 degrés centigrades. En cas de fièvre aphteuse et de péripneumonie contagieuse, les parties malades seules sont détruites, si la température animale n'atteint pas 40 degrés centigrades avant l'abatage. Aucune loi n'interdit de vendre en Russie pour la consommation la viande des animaux trop jeunes. D'ailleurs, les conditions économiques du pays ne poussent pas à cette vente, et c'est un usage établi de ne pas tuer des bêtes de moins de deux semaines. Pour la tuberculose, les mesures varient excessivement suivant les abattoirs. Ici on saisit tous les animaux tuberculeux, quel que soit le degré de l'affection; là on ne retire de la consommation que les organes malades : les vétérinaires inspecteurs se laissent guider à ce sujet par leurs appréciations sur la nocuité ou l'innocuité de la viande... Le Gouvernement russe doit prochainement publier des prescriptions réglementaires pour l'inspection de la viande, analogues à celles en vigueur dans plusieurs États de l'Allemagne. »

CONSIDÉRATIONS SUPPLÉMENTAIRES

A l'époque où j'émis mes premières conclusions (1ᵉʳ août 1896), les saisies pour tuberculose étaient réglementées par l'*Arrêté Ministériel du 28 juillet 1888* (v. p. 22). Ce document était trop concis; il manquait de clarté, faute surtout de définir l'éruption des parois de la poitrine ou de l'abdomen et d'indiquer s'il visait un nombre quelconque ou une quantité approximativement déterminée de tubercules. Cette lacune entraîna une véritable anarchie d'interprétations dans les divers abattoirs ; les mêmes cas de tuberculose constatés par des inspecteurs différents motivaient des saisies différentes, selon le tour de main appliqué aux prescriptions ministérielles. J'ai tenté de remédier à cette situation, en proposant une ligne de conduite détaillée en matière de tuberculose (p. 92, 10°; p. 93, *e* et 1°; p. 94, 2° et 3°).

La variation désordonnée des saisies ne tarda pas à provoquer, de la part des cultivateurs, de nombreuses réclamations portant naturellement sur les différences *en plus* comparées à celles *en moins*. L'*Arrêté Ministériel du 2? septembre 1896* et l'*Instruction Ministérielle du 27 juillet 1897* en furent les conséquences (v. p. 201-203). L'arrêté de 1896 est plus tolérant et plus explicite que celui de 1888, sans être toujours très précis. L'Instruction de 1897 en a recommandé l'application modérée sans y ajouter plus de clarté.

Le Gouvernement eut simplifié la situation en détaillant la conduite à tenir dans les cas suivants : 1° Tuberculose miliaire de la rate sans lésion des autres parenchymes, ou coexistant avec une tuberculose minime des séreuses ; 2° Tuberculose miliaire de tous les parenchymes autres que celui de la rate ; 3° Tuberculose d'un seul ganglion intramusculaire et d'un organe voisin ou éloigné, par exemple du poumon et d'un g. préscapulaire ou d'un g. poplité ; 4° Tuberculose de deux ganglions intramusculaires de la même région et d'un organe voisin ou éloigné, par exemple du poumon et de 2 g. sus-sternaux, etc. ; 5° Tuberculose de deux ganglions intramusculaires *symétriques* et d'un organe voisin ou éloigné, par exemple du poumon et des 2 g. préscapulaires ou des 2 g. poplités ; 6° Tuberculose de deux ganglions intramusculaires *asymétriques* et d'un organe voisin ou éloigné, par exemple : *a*) du poumon, d'un g. préscapulaire et d'un g. sus-sternal; *b*) du poumon, d'un g. préscapulaire et d'un g. poplité; *c*) du poumon, d'un g. précrural et d'un g. poplité; etc., etc.

Une Instruction complémentaire eut pu donner les indications suivantes : 1° désignation des cas où la saisie des viandes grasses peut être remplacée par la stérilisation; 2° classification des ganglions intramusculaires en g. profonds (poplités, préscapulaires. etc.), en g. superficiels (précruraux, sus-costaux, etc.), en g. voisins des cavités splanchniques (ischiatiques, prépectoraux, etc.) ; 3° obligation d'autopsier minutieusement tout sujet tuberculeux partiellement saisissable, avec examen en détail et coupes exploratrices de tous les viscères avec leurs glandes lymphatiques, des ganglions des parois splanchniques, de ceux de la tête et du cou, des ganglions préscapulaires, sous-scapulaires, prépectoraux, sus-sternaux, rétro-costaux, inguinaux, mammaires, pré-cruraux, ischiatiques, poplités. Etc.

Les variations d'opinions sur les viandes tuberculeuses ne sont pas nouvelles ; elles ont été constatées à diverses époques, presque toujours dans l'ordre suivant : 1° rigueur, 2° modération, 3° laisser aller, pour se renouveler ensuite de la même façon. Vers 1680, un peu après la mort de 12 personnes empoisonnées par des viandes malsaines à Leipzig (1667), des mesures très sévères furent prises en Allemagne pour empêcher la vente des chairs insalubres. Les cadavres des animaux tuberculeux et même la hache ayant servi à l'abatage devaient être livrés à l'exécuteur des hautes œuvres. Les bouchers n'osaient même plus toucher les bêtes, dès qu'ils constataient la moindre trace de tuberculose à l'ouverture du corps.

Vers le milieu du 18e siècle, celles de ces mesures qui avaient subsisté commencèrent à soulever des protestations ; elles étaient estimées trop draconiennes et surtout trop onéreuses pour les éleveurs. Les bourreaux, il est vrai, en avaient déjà modifié l'application. Ils n'enfouissaient pas toujours la viande des bêtes tuberculeuses, jugeant plus à propos de la faire consommer par leur famille ou de la vendre à d'autres personnes. Moyennant le paiement d'un *thaler* d'amende, le boucher lui-même pouvait reprendre la hache qui avait servi à l'abatage des animaux tuberculeux. En même temps, plusieurs médecins prônaient publiquement la bonne qualité des chairs de ces animaux. L'un d'eux, Zwierlein, joignant l'exemple à la parole, mangea 25 livres de viande d'un bœuf tuberculeux pour en bien démontrer l'innocuité. Il fit même préparer un bouillon *avec des tubercules* et le but sur la place du marché de Bruckenau en présence d'un public nombreux. Ebranlés par ces idées qui gagnaient du terrain, les gouvernements allemands ne tardèrent point à diminuer la sévérité de leurs règlements à l'égard des viandes tuberculeuses. Une ordonnance prussienne du 27 juin 1785 prescrivit de livrer celles-ci à la consommation, après enlèvement et destruction des lésions tuberculeuses (113).

A mon avis, la question des viandes tuberculeuses traverse actuellement en France la fin d'une période rappelant celle d'Allemagne de 1680 à 1785. Je ne pense pas qu'il y ait des Zwierlein parmi nos confrères, mais je crains de rencontrer trop de vétérinaires disposés à recommander la vente libre de viandes tuberculeuses qu'ils refuseraient, pour la consommation de leur maison, surtout en biftecks. Que les temps sont changés depuis le Congrès de la tuberculose de 1888, depuis le Congrès vétérinaire international de 1889 où se trouvaient seulement 4 opposants contre l'adoption de la conclusion de M. Arloing, réclamant la saisie totale en cas de tuberculose à un degré quelconque !

On ne saurait trop se garder des exagérations, dans un sens comme dans un autre. Il ne faut pas plus aller au régime du *bouillon de Bruckenau* qu'à celui de la destruction de toutes les bêtes tuberculeuses. Conservons pour l'alimentation le plus de viande possible de ces animaux, mais n'en conservons que ce qu'il convient. Faisons concourir à ce sauvetage la stérilisation officielle dans certains cas, et la salaison officieuse dans d'autres où l'emploi du sel équivaut à une promesse sûre de cuisson parfaite. Nous sommes malheureusement trop souvent des sauveteurs incompris ou mal écoutés des intéressés, au profit desquels nous voulons faire pratiquer ces opérations.

J'ai eu recours à la cuisson avant qu'elle fût indiquée par l'*Arrêté ministériel de 1896* sur la tuberculose. Je l'ai mise à la portée même des petits ménages agricoles, en faisant recouvrir de graisse fondue les viandes préalablement cuites des animaux tuberculeux, et en donnant ainsi la faculté de conserver pendant plusieurs mois la chair de toute une vache. La plupart des propriétaires ont renoncé à cet avantage : quand ils n'envoyaient pas leurs animaux tuberculeux à l'équarrisseur, ils les abandonnaient aux *petites sœurs des pauvres*, très heureuses de profiter de l'aubaine après stérilisation à l'abattoir de Troyes (114).

Beaucoup de cultivateurs me tenaient le langage suivant : « Ma vache tuberculeuse est très bonne et ne mérite pas d'être saisie; *je voudrais bien n'en manger jamais que de la pareille.* » — « La perte résultant de la saisie, répondais-je, peut être atténuée par l'utilisation de l'animal stérilisé. Une vache, cuite à l'abattoir et conservée dans la graisse, peut nourrir tous les habitants d'une ferme pendant plusieurs mois. A ce procédé on peut substituer la salaison d'un mois à l'abattoir, garantissant une bonne cuisson à domicile. » — Les explications suivantes m'étaient souvent données : 1° « La cuisson ou la salaison feraient notre affaire, si elles pouvaient avoir lieu chez nous; mais à l'abattoir, les frais sont trop grands. » — 2° « Une vache, c'est trop de viande pour notre consommation ; elle serait perdue. » — « 3° Nous venons de tuer un cochon pour la saison. » — 4" « Nous n'aimons pas le bœuf salé, c'est trop dur et trop sec. » — « 5° A dire vrai, la viande d'un animal tuberculeux nous répugne; nous n'en voudrions point manger et nos domestiques la refuseraient s'ils venaient à savoir ce qu'elle est. »

La plupart du temps, le dernier motif invoqué était le seul réel, et les autres n'étaient que de fallacieux prétextes destinés à le dissimuler. Dans de pareilles conditions, il est aisé de mettre les plaignants *à quia*. En effet, pourquoi laisserait-on vendre au public, comme irréprochable, de la viande *non stérilisée* que les vendeurs refusent eux-mêmes de consommer *stérilisée*? Pourquoi se montrer, dans l'espèce, plus royaliste que le roi? Pourquoi déplorer le dommage *sciemment* supporté par le vendeur et se montrer insensible au préjudice subi par l'acheteur *à son insu*? L'acquéreur de viande malsaine n'est-il point aussi digne de compassion que le propriétaire d'un animal saisi pour insalubrité? On fait appel à la pitié des inspecteurs. Rien de mieux, si ce sentiment ne doit pas favoriser le producteur aux dépens du consommateur. Il ne faut pas non plus que la mollesse des agents sanitaires encourage les agriculteurs, à ne rien faire pour se débarrasser de la tuberculose animale; ce serait presque offrir une prime de conservation de cette maladie. J'ai d'autant plus de liberté pour m'exprimer ainsi, que je crois n'avoir jamais été un exagéré en matière de saisies pour tuberculose.

Je reviens sur les étaux de basse boucherie si peu connus et si mal appréciés chez nous, quoique l'usage en soit prévu à Avignon 1855 (p. 206, § 9), à Nice 1869 (p. 209, § 14), à Blois 1871 (p. 80, § 10), à Cannes 1878 (p. 210, § 13), à Raon-l'Étape et à Rambervil'ers 1887 (p. 90, § 5 et § 7), à Grasse 1887 (p. 211, § 14), à Antibes 1888 (p. 210. § 11), à Saint-Mihiel 1888 (p. 217-218, § 8), à Chaumont 1896 (p. 223, § 49 *in fine*). Le transport *hors du territoire communal* des viandes faiblement ladres à Montpellier 1885 (p. 37, § 19), des viandes *de qualité trop inférieure pour la consommation de Saint-Quentin* 1889 (p. 54, § 50) et de *Bohain* 1893 (p. 220, § 33), constitue, à mon avis, une reconnaissance implicite de l'utilité d'une classification officielle de certains animaux en viandes de basse boucherie. Il en est de même du fait suivant, rapporté par M. le pro-

fesseur Peuch en 1888 et relatif à deux veaux gras de 5 à
6 mois : « La graine du fenugrec avait communiqué à la
chair une odeur si repoussante, *qu'elle n'avait pu être
vendue qu'à la criée* (à Toulouse) et à très bas prix » (115).

Les adversaires des basses boucheries prétendent qu'elles
n'auraient pas de succès chez nous. Sur quoi s'appuient-ils
pour émettre une telle assertion ? Il leur reste à démontrer
qu'elle est bien fondée. Les étaux de viande de cheval ont
bien été combattus pareillement autrefois et le sont encore
aujourd'hui, ce qui n'empêche pas l'hippophagie de réussir
en France. Il est vrai que certaines viandes chevalines sont
au moins équivalentes ou mêmes supérieures à celles des
vieilles vaches, des brebis épuisées, des chèvres âgées, des
boucs hors de service, des truies réformées, des verrats mis
en non-activité, qu'on débite dans beaucoup de nos boucheries
et charcuteries ordinaires pour du bœuf, du mouton et du
porc de bonne qualité. Il est non moins exact qu'en de nombreuses villes d'Allemagne, d'Autriche et de Suisse (v. p. 81-
114, p. 161-181 et p. 225-235, passim), les basses boucheries
ont le monopole du débit — avec étiquetage spécial — des
viandes d'animaux sacrifiés à la suite de certains accidents
ou maladies et des viandes très jeunes, qui sont vendues
librement et sans étiquetage dans les boucheries ordinaires
de notre pays. Le procédé étranger sauvegarde justement
l'intérêt des acheteurs, en leur permettant de choisir de plein
gré et à bas prix des viandes défectueuses. Le procédé français au contraire sacrifie absolument le consommateur au
vendeur, en livrant au premier une viande défectueuse à son
insu au prix courant d'une viande irréprochable. Aussi je
ne vois pas pourquoi on ne tenterait pas loyalement de
généraliser les étaux de basse boucherie chez nous (116).

Il est interdit d'abattre des porcs en été dans plusieurs
villes du sud-est de la France, notamment à Nice, Dragui-
gnan, Cannes, Grasse, Montpellier, Béziers, Cette, etc.,

(*) J'extrais de quelques règlements d'abattoirs espagnols, cités p. 131-132, les prescriptions suivantes non insérées dans mes publications antérieures. *Règlement de
Lerida*, 1878 : Les porcs ne peuvent être abattus que du 29 septembre au 30 avril, sauf
en cas d'autorisation accordée par l'autorité après avis de la Commission sanitaire
(§ 79). — *Règlement de Cordoue*, 1885 : Les porcs ne sont abattus pour la consommation

ainsi qu'en Grèce et dans de nombreuses villes d'Italie et
d'Espagne (*). J'ai traité cette question ailleurs avec insertion de textes réglementaires, non reproduits généralement
dans mes divers chapitres où ils auraient pu être placés
(v. pp. 37-69, pp. 129-144, pp. 244-266 passim). Comme je la
crois très intéressante pour nos confrères du Midi, j'estime
que le Congrès ferait œuvre utile en la discutant (117).

Après l'ajournement du Congrès à 1897, j'ai été invité par
le Comité d'organisation a étendre les limites primitives de
mon rapport en traitant le sujet suivant : « *Généralisation
et organisation de l'inspection des viandes dans toute la
France* ». Je m'occupais alors d'annexer de nombreux règlements français et étrangers à mon mémoire sur la « *réglementation des motifs de saisie* ». Il me fallait rechercher tous
ces documents, les étudier, les coordonner, insérer les uns
in-extenso et les autres en abrégé. Il me restait trop peu de
temps pour m'acquitter convenablement de ce surcroît de
besogne. A tout autre moment j'aurais accepté cette mission,
car depuis longtemps je recueille, en vue d'un long travail de
ce genre, une collection de matériaux dont plusieurs m'ont
déjà servi pour diverses publications indiquées plus loin
(118). Une question aussi importante doit sortir de
l'abandon où elle est laissée cette année; son étude s'impose
pour un avenir prochain. Il faut qu'elle figure à l'ordre du
jour du Congrès suivant, et qu'elle soit traitée à cette assemblée avec les développements les plus étendus. En attendant, je signale au Congrès un travail que j'ai rédigé à ce
sujet et que la *Société vétérinaire de l'Aube* a adressé, sous
forme de pétition, à la *Chambre des députés* le 31 mai 1897
et à tous les *Conseils généraux* de France pour la session
d'août 1897 (119).

Cette pétition contient les vœux suivants qui concernent

---

publique que du 1er novembre jusqu'au jour fixé par la municipalité, en conformité des
prescriptions supérieures en vigueur et après avis du conseil communal de santé (§ 17).
Ordinairement il ne peut être sacrifié plus de cent porcs par jour (§ 19). -- *Règlement
de Tarragone*, 1889 : L'abatage des porcs commence et finit chaque année aux époques
fixées par la municipalité (§ 40).— *Règlement de Carthagène*, 1813 : Conformément aux
ordonnances royales sur la matière, on ne peut abattre des porcs, pour en vendre la
viande fraiche et fabriquer du saucisson, que du 15 octobre au 15 avril (§ 56).

la « *réglementation des motifs de saisie dans les abattoirs* », et que la *Société Vétérinaire de l'Aube* a adressés au *Grand-Conseil des vétérinaires de France* pour la session de 1897 :

« 1° *Qu'une loi désigne les principales maladies, contagieuses ou non contagieuses, et les principaux états anormaux, qui rendent les viandes impropres à l'alimentation humaine;*

« 2° *Que cette loi indique les différentes pénalités, encourues par ceux qui prépareraient en vue de l'alimentation, exposeraient en vente ou vendraient des viandes impropres à la consommation de l'homme.* »

Dans sa séance du 13 août 1896, la *Société Vétérinaire de l'Aube* avait déjà émis le vœu suivant, destiné à être soumis aux délibérations du Grand-Conseil des vétérinaires de France (120) :

« 7° *Il est nécessaire d'instituer une réglementation gouvernementale des motifs de saisie dans les abattoirs, avec l'indication des peines à infliger à ceux qui mettraient en vente des viandes impropres à la consommation, désignées par cette réglementation.* »

Le Grand-Conseil des Vétérinaires réuni en novembre 1896, à Paris, ne discuta pas ce vœu. Dans sa séance du 12 novembre 1896 (121), il se borna à renouveler plusieurs autres vœux sur l'inspection des viandes. Antérieurement, notamment en 1894, il avait réclamé une liste uniforme des saisies pour tous les abattoirs de France. (v. p. 77-78).

CONCLUSIONS

Je demande au Congrès l'émission du vœu suivant :

Que le Gouvernement établisse à bref délai, dans une loi ou dans un règlement d'administration publique, une liste des principales maladies, contagieuses ou non contagieuses, et des principaux états anormaux rendant les viandes impropres à la consommation de l'homme.

Je propose en outre au Congrès *la nomination d'une commission de douze membres, composée par moitié de*

*professeurs ou chefs de travaux des Ecoles vétérinaires,
et de vétérinaires inspecteurs des viandes, chargée d'établir
une liste des motifs de saisie qui serait présentée au Gouvernement avec des rapports à l'appui.*

Octobre 1897.

AVIS

Il n'a pu être publié en 1897 et distribué aux membres du Congrès vétérinaire, à l'ouverture de cette réunion, en novembre de la même année, qu'une édition incomplète du *Rapport sur la réglementation des motifs de saisie dans les abattoirs* : Brochure in-8 de 97 pages. (Voir l'*Avis*, p. 81 du tirage précité.)

Cette première édition comprenait : I° l'*Introduction*, p. 1-3 ; II° le *Chapitre 1er*, p. 3-81 ; III° le *Résumé* et les *Conclusions*, p. 82-97 (actuellement p. 185-200) ; IV° un *Avis*, p. 81.

L'édition définitive n'a été publiée qu'en 1898 : I° *Introduction*, p. 1-3, et II° *Chapitre 1er*, p. 3-81 (comme au 1er tirage) ; III° *Chapitres 2-14*, p. 81-184 (après suppression de l'*Avis*, avec remise en pages du *Résumé* et des *Conclusions*, p. 185-200) ; IV° *Documents supplémentaires*, p. 201-268 ; V° *Considérations supplémentaires*, p. 269-278 ; VI° *Index bibliographique*, p. 281 ; VII° *Table des matières* ; VIII° *Errata*.

A l'INDEX BIBLIOGRAPHIQUE, imprimé en novembre 1898, figurent quelques publications *postérieures au Congrès Vétérinaire de 1897 et parues en 1898.*

Les chiffres arabes, accolés entre parenthèses à différentes publications mentionnées par l'*Index bibliographique*, correspondent aux N°s de renvoi des diverses parties du *Rapport*.

1er Novembre 1898.

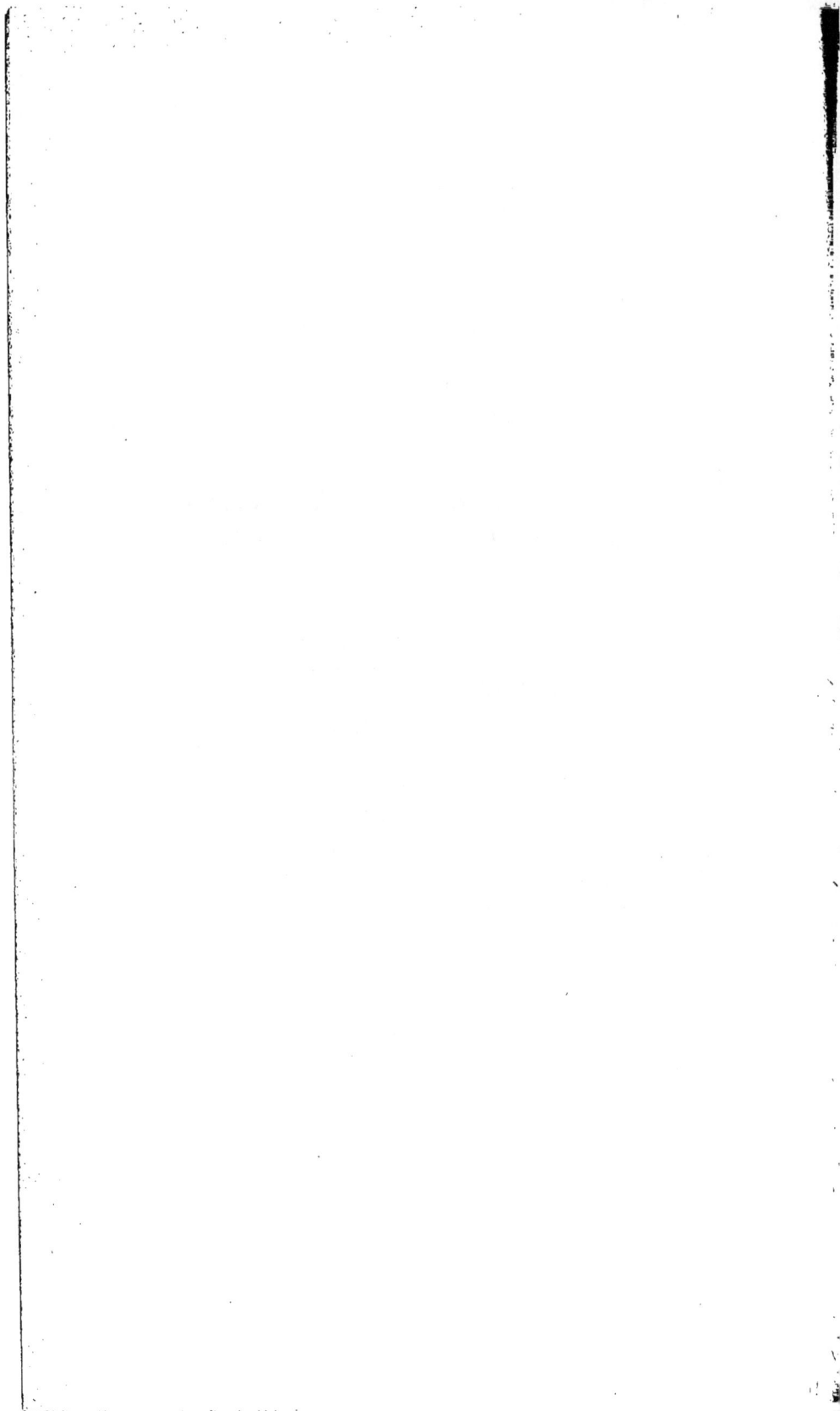

INDEX BIBLIOGRAPHIQUE

(*118*) p. 275. — Ch. Morot. — PUBLICATIONS DIVERSES sur la Généralisation et l'Organisation de l'Inspection sanitaire des viandes.
I-XX. (*).

I. — *a*) Nécessité d'une réorganisation de la police sanitaire de la boucherie. — *b*) Utilité de la généralisation de l'inspection des viandes de
boucherie en France. (*Congrès de la Tuberculose. Comptes rendus.*
a) 2ᵉ Session, 1891, p. 309-312. — *b*) 3ᵉ Session, 1893, p 224-232.)
II. — *a*) De la nécessité d'un règlement d'administration publique
sur la surveillance hygiénique des différents aliments d'origine animale et sur l'inspection sanitaire des divers établissements servant à
la préparation, au dépôt et à la vente de ces substances (31). — *b*) A
propos du IIIᵉ Congrès vétérinaire national (*passim :* Considérations
sur l'inspection des viandes). — *c*) Organisation de l'inspection sanitaire des abattoirs publics, des tueries particulières et des clos d'équarrissage dans toute la France (119). Pétition adressée par la Société
vétérinaire de l'Aube : 1ᵒ à la Chambre des Députés le 31 mai 1897 ;
2ᵒ aux Conseils généraux de France et d'Algérie à la session d'août 1897.
(*Bulletin de la Société vétérinaire de l'Aube*. *a*) 1ᵉʳ trimestre 1892.
Troyes, 1892, p. 7-34 et Brochure in-8 de 36 p. Troyes, 1892, p 2 30 (**).
— *b, c*) An. 1896. Troyes, 1897. *b*) p. 22 31 ; *c*) p. 94 101.)
III. — De l'inspection sanitaire des viandes. (*Revue d'hygiène et de
police sanitaire*. Paris. 20 juillet 1892. p 559-573.)
IV. — La viande, son inspection et ses inspecteurs. (*Annales d'hy-
giène publique et de médecine légale* Paris, février 1893, p. 118-145, et
-Brochure in-8 de 31 pages. Paris, 1893.)
V. — Dangers des viandes non inspectées. (*Œuvre de l'enseignement
élémentaire de l'hygiène et des sanatoriums et hospices maritimes pour
les enfants débiles, lymphatiques et scrofuleux*, par le Dʳ Armaingaud.
Bordeaux. 1893. Janvier, nᵒ 1. p 3-10, et février. nᵒ 2. p 3 10.
VI. — Meat inspection. The importance of generalization and uniform
regulations for the inspection of meat in all countries. (*Proceedings of the
thiertieth annual convention of the United States veterinary medical
Association and first veterinary Congress of America*. Chicago, october
16, 17, 18, 19 and 20, 1893. Philadelphie, 1894, p. 181-185) (*Congrès vétérinaire de Chicago*, 1893)
VII. — De la inspección de carnes. Utilidad de generalizarla y regirla
con igualdad en cada pais. Necesidad de su uniformidad internacional
en determinados sitios. (*Gaceta de Medicina veterinaria* Madrid, 15 avril
1894. Nᵒ 16, p. 213-220.)

(*) Un grand nombre de ces publications ont été analysées ou reproduites par la
presse agricole, scientifique. politique, etc.
(**) Discussion : Henriot. Reibel, Nallet. Approbation par la Société, p. 34-38 du
Bulletin, et p. 30-34 de la *Brochure*.

VIII. — a) Le saucisson devant l'hygiène. — b) Du commerce des viandes sous le rapport de la santé publique. Autrefois et aujourd'hui (2). (*Journal d'hygiène.* Paris. a) 29 mars 1894, n° 914, p. 147-149. — b) 13 février 1896, n° 1012, p. 81-83.)

IX. — a) Nécessité de la généralisation de l'inspection des viandes dans toutes les communes et de sa réorganisation complète dans les localités déjà pourvues de ce service d'hygiène - b) Des abattoirs au point de vue hygiénique et technique. — c) La viande pour l'armée (*). (*VIII° Congrès international d'hygiène et de démographie* Budapest, 1er-9 septembre 1894. *Comptes rendus et mémoires.* Budapest, 1896. a, b) T. IV. a) p. 171-178; b) p. 182-187. — c) T. V, p. 218 221.)

X. — Nécessité de l'inspection sanitaire des viandes dans les campagnes. Etude des moyens les plus propres à assurer le fonctionnement de ce service. (Brochure in-8 de 34 pages Troyes, 1895. Publiée par la *Société vétérinaire de l'Aube.*)

XI. — Des moyens les plus convenables d'amener les pouvoirs publics à organiser l'inspection sanitaire des viandes dans toute la France. (*Recueil de médecine vétérinaire.* Paris, 1895. p 420-425.)

XII — Nécessité de l'inspection sanitaire des animaux de boucherie abattus dans les campagnes. (*Journal d'agriculture pratique.* Paris, 28 novembre 1895 N° 48. p. 765-769)

XIII — Les viandes de boucherie et l'hygiène. (*Progrès vétérinaire.* Agen. 22 décembre 1895. N° 51. p. 801 805)

XIV. — Utilité du contrôle sanitaire des abattoirs, des tueries et des clos d'équarrissage, principalement sous le rapport de l'intérêt des campagnes. (*Journal de l'agriculture* Paris, 22 février 1896. N° 1527, p 290-296.)

XV. — La salubrité des viandes de boucherie dans les campagnes. (*Gazette du Village* Paris, 10 janvier 1897. N° 2. p. 19-20)

XVI — Inspection sanitaire des abattoirs publics ou particuliers et des clos d'équarrissage (*Progrès agricole.* Amiens, 10 et 17 janvier 1897. N°° 495 et 496. p. 20 21; p. 37 38.

XVII. — Les viandes malsaines dans les villes et les villages (*France agricole et horticole.* Paris, 14, 21 et 28 février 1897. N°° 7, 8 et 9, p. 79-80 , p 90-91 , p. 103-105.)

XVIII. — a) Les viandes de boucherie et l'hygiène rurale; b) Les viandes de boucherie et l'hygiène urbaine. (*L'Eleveur* Paris. 28 février et 28 mars 1897. N°° 635 et 639, a) p. 102-103 ; b) p 149 151.)

XIX. — La généralisation de l'inspection des viandes au point de vue de l'hippophagie. (*L'Avenir vétérinaire*, 1er janvier 1898. N° 1, p. 14 17.)

XX. — De l'inspection des viandes de boucherie et de charcuterie. Nécessité de sa généralisation en France. (*Association française pour l'avancement des sciences (Afas). Congrès de Nantes.* 4-11 août 1898. A publier.)

PUBLICATIONS PÉRIODIQUES TRAITANT PLUS OU MOINS SPÉCIALEMENT DE L'INSPECTION DES VIANDES (**)

France

LAQUERRIÈRE. — *Répertoire de police sanitaire vétérinaire et d'hygiène publique.* Paris, 1885-1898. 14° année. 12 n°° par an.

(*) MONTLUÇON. De la qualité des viandes de boucherie consommées dans l'armée. (*Progrès vétérinaire* 1893, p. 81-88.).
(**) Voir en outre les divers journaux de médecine vétérinaire. de médecine, d'hygiène, etc.

Espagne

M. Arciniega. — *Revista de inspeccion de carnes, mataderos y mercados.* T. 1-2. Vitoria. 1896-1897. T. 1. 6 nᵒˢ. 15 octobre-31 décembre 1896. — T. 2. 23 nᵒˢ. 15 janvier-15 décembre 1897. Publication suspendue.

Allemagne

Ptaszinski. — *Der Fleischbeschauer. Zeitschrift für Lebensmittelprüfung.* Publikations-Organ des Vereins Berliner Fleischbeschauer. T. 1. Berlin, octobre 1880-septembre 1881. 24 nᵒˢ. (Ce journal a cessé de paraître.)

Schmidt-Mülheim. — *Zeitschrift für Fleischbeschau und Fleischproduktion.* T. 1-3. 1886-1888. Wiesbaden, 12 nᵒˢ par an. Ce journal a cessé de paraître et a été remplacé par le suivant.

Schmidt-Mülheim. — *Archiv für animalische Nahrungsmittelkunde.* 12 nᵒˢ par an. T. 4. 1889. Wiesbaden. De 1890 à 1893, ce journal a été publié à Cologne par Sticker. T. 5-8. Il a cessé de paraître après 1893.

R. Ostertag. — *Zeitschrift für Fleisch-und Milchhygiene.* 12 nᵒˢ par an. Berlin, 1891-1898. T. 1-8.

Hans Heger. *Zeitschrift für Nahrungsmittel-Untersuchung, Hygiene und Waarenkunde.* T. I-XII. Vienne, 1886-1898.

Der Trichinenschauer. *Der Fachzeitschrift für die Interessenten der Fleischbeschau und Mikroskopie* Années 1892-1898 Chemnitz, 1892-1898. 12 nᵒˢ par an.

Vollers et Kuhnau. — *Central-Zeitung für Veterinaer-Viehmarkt-und Schlachthof-Angelegenheiten.* 52 nᵒˢ par an. Hambourg, 1837. Ce journal a cessé de paraître. Il avait remplacé la revue suivante : *Mittheilungen für Thieraerzte.* T. 1-3. Hambourg 1894-1896.

A. Schoets — *Der Fleischbeschauer. Unabhaengige Fachzeitschrift für die gesamte mikro-und makroskopische Fleischbeschau* T. 1 2. Leipzig, avril 1896-mars 1898.

Dʳ B. Alexander Katz. — *Centralblatt für Nahrungs-und Genussmittel-Chemie, sowie Hygiene.* T. 1-2. 24 nᵒˢ. Gorlitz 1895-1896. (Ce journal paraît depuis cette époque sous le titre : *Zeitschrift für oeffentliche Chemie.* Rédacteur : Dʳ R. Hefelmann. 3ᵉ année. Weimar, 1897.)

Hollande

Von Hamel Roos. — *Revue internationale des falsifications.* Amsterdam.

TRAITÉS, MANUELS, BROCHURES, MÉMOIRES

Traitant des qualités et de la salubrité des viandes en général (*).
Ouvrages publiés en France et à l'étranger (**).

I. — France

E. Fodéré. — *Traité de médecine légale.* T. 6ᵉ. Paris, 1813. §§ 1211, 1224, 1225, 1268, 1269, 1310, etc (Viandes malsaines, poissons, etc.)

J.-B.-C. Rodet (D'après Toggia). — *Traité analytique de médecine légale vétérinaire.* In-18 Paris. 1827. (Chap. VI. Des viandes, p. 76-87.)

O. Delafond. — *Traité sur la police sanitaire des animaux domestiques.* In-8. Paris, 1838.

(*) Voir en outre les divers traités, manuels, dictionnaires, etc., de médecine vétérinaire, de médecine, d'hygiène, de police sanitaire, etc.
(**) Je prie les personnes qui constateraient des omissions dans cette liste de vouloir bien me les signaler. Ch. M.

(104 F.) Bizet. — *Du commerce de la boucherie et de la charcuterie de Paris.* In-8. Paris, 1847. p. 493-521.

Le Bidois. — *Quelques réflexions sur l'insalubrité de certaines viandes de boucherie.* Caen, 1850.

(5) O. Delafond — *De l'insalubrité et de l'innocuité des viandes de boucherie qui peuvent être vendues à la criée du Marché des Prouvaires, à Paris.* In-8 de 20 pages. Paris, 1851.

Le Bidois et Cailleux — *Renseignements sur les caractères distinctifs des bonnes et des mauvaises viandes.* Caen, 1853

(101. F.) *Nouveau manuel complet de la boucherie taxée ou code des vendeurs et acheteurs de viande* In-18 de 198 pages. Paris, 1856 (Encyclopédie Roret) p 82 116.

(6) G. Soumille. — Considérations générales sur les viandes de boucherie. (*Mémoires de la Société centrale de médecine vétérinaire.* 1ʳᵉ Série. T. IV. Paris, 1859 p. 181-204.)

Kopp — De l'inspection des viandes de boucherie (*Gazette médicale de Strasbourg.* 1867. p. 157).

Nouveau manuel complet du charcutier, du boucher et de l'équarrisseur. In 16 de 352 pages. Paris, 1869. (Encyclopédie Roret.)

Ch. Pierre — Appréciation des qualités de la viande. (*La Culture.* T. 11. Paris, 1869-1870, p. 113, 131, 154, 181.)

Mauclère. — Des caractères qui permettent de reconnaître la salubrité de la viande de cheval (*Journal de médecine vétérinaire.* Lyon, 1870, p. 305 3'0 (Trois mois d'hippophagie, p 296-310), et *Annales d'hygiène.* 2ᵉ série T. XXXVI. 1871 p. 22: et s)

(93) *Journal militaire officiel* Edition refondue et mise à jour, conformément à la décision ministérielle du 11 octobre 1871. *Règlement provisoire sur le service des subsistances militaires et du chauffage.* 1ᵉʳ vol. Règlement, p 1-217. Documents, etc, p. 219-427. Notices concernant l'exécution des différentes branches du service. p 429-868. In 8. Paris, 1872. (Notice sur les Vivres Viandes p. 801 et s)

Zundel — De l'inspection vétérinaire des viandes de boucherie. (*Recueil de médecine vétérinaire* Paris. 1872. Brochure in-8 Paris, 1872)

(8) a) Van Hertsen. — De l'inspection des viandes de boucherie.
b) Roinard. Rapport sur l'opuscule de M. Van Hertsen. (*Mémoires de la Société vétérinaire de la Seine-Inférieure et de l'Eure* An. 1871 1872 In-8 Rouen, 1873. a) p. 81-147; b) p. 148 167.)

J Reynal. — De l'inspection des viandes (J. Reynal Traité de la police sanitaire des animaux domestiques. In-8. Paris, 1873. Chap. XIX, p. 898-908.)

A. Zundel. — Art.: Boucherie du *Dictionnaire de médecine, de chirurgie et d'hygiène vétérinaires,* par Hurtrel d'Arboval. (Edition entièrement refondue et augmentée par A. Zundel, T. Iᵉʳ. Paris 1874. p 191-207.)

A. De la Porte. — Hygiène de la table. Traité du choix des aliments dans leurs rapports avec la santé In-8 de 516 pages. Paris, 1874. (Des poissons. Ch IV, p. 235-293. — Des gibers Ch V, p. 294-338. — Des volailles. Ch. VI, p. 339-358. — Des viandes de boucherie. Ch. VII, p. 359 388)

Salle. — Des viandes de boucherie. (*Journal de médecine vétérinaire militaire.* T XIII Paris, 1875 1876. N° 8. Janvier 1876, p. 471 477.—N° 9. Février 1876, p 552-566.

L Baillet. — Traité de l'inspection des viandes de boucherie considérée dans ses rapports avec la zootechnie, la médecine vétérinaire et l'hygiène publique. 1ʳᵉ édition Paris, 1876 — 2ᵉ édition. In-8 de 700 pages. Paris, 1880.

(13) H. Bouley et E. Nocard. — Des moyens pratiques de constater et d'assurer la bonne qualité des viandes de boucherie. — a) *Congrès inter-*

national d'hygiène. Paris, 1er-10 août 1878 Comptes rendus. T. 1 Paris, 188·', p. 430-470. — *b)* Congrès national des Vétérinaires de France. Paris, 8-15 septembre 1879. Compte rendu. Paris. 1879. p. 146-194. — *c) Archives vétérinaires* Alfort. 1878. p. 712, 757, 796, 873, 917, 947; 1879, p. 76. 115, 58 et 193 — *d) Revue vétérinaire* Toulouse. 1878, p 513; .1879, p. 36, 90, 182, 321, 370, 426.

V. GALTIER. - - Traité des maladies contagieuses et de la police sanitaire des animaux domestiques 1re édition. In-8 de 941 pages, Lyon, 1880. — 2e édition 2 vol. in-8 de 935 et 975 pages Paris, 1891-1892. — 3e édition. 1 vol in-8 de 1280 pages Paris, 1897. — Voir aussi, V. GALTIER. Manuel de police sanitaire. In-18 de 579 pages. Lyon, 1883.

A. CHEVALLIER et E. BAUDRIMONT. — Dictionnaire des altérations et falsifications des substances alimentaires, médicamenteuses et commerciales avec l'indication des moyens de les reconnaître. 6e édition Paris 1882. (Art. Axonge, p. 164-166. — Art. Charcuterie. p. 290-292. — Art. Graisses animales, p. 593 594. — Art. Suif, p. 1219-12 3. — Art. Viandes, p. 1342-1350.)

C. HUSSON (de Toul). — L'alimentation animale. La viande. Son histoire, ses caractères, son utilité, ses dangers. Statistique, hygiène, police sanitaire. G in-8 de 272 pages. Paris, 1882.

L. VILLAIN. — Les animaux de boucherie du Marché de Paris et les viandes insalubres In-8 de 262 pages. Paris, 883.

Th. BOURRIER. — De l'hygiène et de l'inspection de la volaille, du gibier et du poisson au point de vue de l'alimentation In-18 de 292 pages. Paris, 1883.

F PEUCH. — Précis de police sanitaire vétérinaire. In-18 de 392 pages. Paris, 1884.

BERTHOUD. - La charcuterie pratique In-18 de 38· pages. Paris, 1884.

DRONNE. — Charcuterie ancienne et moderne. Traité historique et pratique. 3e édition. In-8 de 370 pages. Paris. 1885.

(96) E. DECROIX. — Recherches expérimentales sur la viande de cheval et sur les viandes dites insalubres au point de vue de l'alimentation publique. Mémoire présenté à l'Académie de médecine (*Annales d'hygiène publique et de médecine légale.* Juin 1885, p 481-530; Brochure in-8 de 56 pages. Paris. 1885)

V. GALTIER. — Manuel de l'inspection des animaux et des viandes de boucherie. In 18 de 243 pages. Lyon, 1885.

E. T. - Notions sur la viande fraîche destinée à la troupe. II 2e édition. In-18 de 96 pages. Paris et Limoges (H.-Ch. Lavauzelle.), 1886. (Petite Bibliothèque de l'armée française.)

L. VILLAIN et V. BASCOU (avec la collaboration de BOURRIER, CARTIER, CHARPENTIER, GILLAIN, LAFOURCADE, MOREAU, PASCAULT, PION). — Manuel de l'inspection des viandes. 1re édition. Paris, 1886. In-18 de 431 pages. Complément (de ce Manuel). In-8 de 150 pages. Paris. 1888 (avec la collaboration de LAFOURCADE, MOULÉ, MÉRAUX). — 2e édition. In-8 de 632 pages. Paris, 1890.

P CAVAL. — Inspection de la boucherie. Considérations scientifiques et pratiques sur l'inspection des viandes. (*Répertoire de police sanitaire vétérinaire et d'hygiène publique* An 1886, p. 520-528. An. 1887, p 19 33, 85-91, 121 126, 168-172, 304-308, 349-357, 403 415, 450-456, 496-501, 542-549. An. 1888, p. 12 17)

(96) Th BOURRIER.— Le porc et les produits de la charcuterie. Hygiène, inspection, réglementation. In-18 de 585 pages. Paris. 1888.

(28) L. GUINARD. — Mairie de Dijon. Inspection générale des viandes de boucherie et denrées alimentaires. Rapport sur la réglementation du service. In-8 de 71 pages. Dijon, 1888.

E PION.— Le commerce de la boucherie. In-18 de 350 pages Paris, 1890.

MACÉ. — Les substances alimentaires étudiées au microscope, surtout au point de vue de leurs altérations et de leurs falsifications. In-8 de 512 pages. Paris, 1891.

L. VILLAIN. — La viande saine. Moyens de la reconnaître et de l'apprécier. In-8 de 134 pages. Paris, 1892.

L. PAUTET. — Précis de l'inspection des viandes. In-18 de 364 pages. Paris, 1892.

J. DE BREVANS. — Le pain et la viande... Altérations et falsifications. In-16 de 364 pages. Paris, 1892.

E. PION et G. GODBILLE. — Vente et achat du bétail vivant. In 18 de 300 pages. Paris, 1893.

G. PENNETIER. — Les viandes (p. 138-148). Les graisses (p. 149-153). (*Histoire naturelle agricole du gros et petit bétail* In-8, Paris, 1893.

POLIN et LABIT. — Examen des aliments suspects. In-18 de 229 pages. Paris, 1894.

L. VILLAIN — La viande malade. Moyens pratiques de la reconnaître. In-8 de 167 pages. Paris, 1894.

A. MARTHA. — Les intoxications alimentaires. Paris, 1894. In-16 de 218 pages.

A. SANSON. — ART. Viande du *Nouveau dictionnaire pratique de médecine, de chirurgie et d'hygiène vétérinaires*. Paris 1894. T. 22ᵉ, p. 570-611.

(93) a) Instruction ministérielle du 4 décembre 1894 sur le contrôle et l'inspection de la viande destinée à l'alimentation de la troupe. — b) *Annexe*. Instructions techniques pour la reconnaissance et l'examen de la viande sur pied et abattue. (*Bulletin officiel du Ministère de la Guerre. Partie réglementaire.* Décembre 1894. Nᵒ 56. — a) p. 667-670 ; b) 671-682)

L. BAILLET. — Caractères permettant de reconnaître les animaux et les viandes de boucherie de bonne ou de mauvaise qualité. Résumé de trois conférences faites aux élèves du service de santé de la marine, à Bordeaux. (*Extrait des Archives de médecine navale et coloniale.* In-8 de 14 pages. Paris. 1895.)

E. MARCHAL. — Notice sur la boucherie militaire de Verdun et guide pratique pour les achats de bétail et l'inspection des viandes dans l'armée. In-8 de 128 pages. Paris, 1895.

J. DE BREVANS.. — Les conserves alimentaires. In-16 de 396 pages. Paris, 1896.

NOCARD et LECLAINCHE. — Les maladies microbiennes des animaux. Paris, 1ʳᵉ édition. 1896. In-8 de 816 pages. — 2ᵉ édition, 1898.

(96) Th. BOURRIER — Les industries des abattoirs... Préparations, commerce et inspection des viandes. In-16 de 356 pages. Paris, 1897.

FRANÇOIS et BISSAUGE. — Manuel à l'usage des préposés municipaux à la surveillance des tueries et des viandes dans les campagnes. In-18 de 44 pages. Orléans, 1897.

E. CONTE. — Police sanitaire des animaux. In-16 de 518 pages. Paris, 1898.

HÉTET. — La viande des animaux malades au point de vue de leur inspection. In-8 de 15 pages.

CARREAU. — Inspection des viandes (*Encyclopédie Cadéac*). Ouvrage annoncé : sous presse pour paraître en 1897, à la librairie J.-B. Baillière, à Paris. Non encore paru.

Belgique

SQUILLIER — Traité populaire des denrées alimentaires et de l'alimentation. Choix, falsifications, etc. In-12 de 432 pages. Bruxelles, 1863.

Ch SIEGEN. — a) Considérations générales sur les animaux et les viandes de boucherie. — b) Appréciation des viandes de boucherie.

(*Echo vétérinaire* Liège. — *a*) T. 5°, janvier 1876, p. 405-417. — *b*) T. 8°, mai 1878, p. 108-117

J. Hugues — Guide de l'acheteur chez le boucher. Bruxelles, 1877. In-12 de 38 pages.

a. L. Brouwier. — De la nécessité d'un service d'inspection des viandes de boucherie dans toutes les communes et des moyens à employer pour arriver à son organisation. — *b*. E. Van Hertsen. — Des qualités des viandes de boucherie — (*Les denrées alimentaires, leurs altérations et leurs falsifications. Conférences données au grand Concours international de Bruxelles en 1888*. Bruxelles, 1889. In 8 de 310 pages. *a*, p. 187-218.   *b*, p. 277-291.

(63) et (64). P. Coremans. — Inspection des viandes Manuel à l'usage des inspecteurs non vétérinaires. Bruxelles, 1891. In 12 de 142 pages. (63) p. 26-27 ; (64) p. 31-34.

G Mosselman et G. Hébrant. — La viande et les produits qui s'y rattachent dans l'alimentation de l'homme. Bruxelles, 1896. In-8 de 172 pages.

Espagne.

Ventura de Pena y Valle — Tratado general de carnes. In-8 de 255 pages. Madrid, 1832.

J. Morcillo Olalla. — Guia del veterinario inspector o sea policia sanitaria veterinaria aplicada á las casas-mataderos y pescaderias. In-18 de 197 pages. Madrid, 1858 (1re édition). — La 2e et la 3e édition ont été publiées sous le titre : Guia del veterinario inspector de carnes. 2e édition. In 18 de 487 pages. Jativa 1864. — (116) 3e édition, 2 vol. in 8 de 483 et 585 pages. Jativa, 1882.

Manuel Prieto y Prieto. — Manual teorico practico del veterinario inspector de mataderos y mercados publicos. In-18 de 303 pages. Madrid 1880.

J. Arderius y Banjol. — Manual del veterinario inspector de carnes. Publication annoncée par la *Revista de inspeccion de carnes*, de Vitoria. N° d'octobre 1897, p. 684. Ouvrage non encore paru.

Italie.

J.-P. Frank. — Sistema completo di polizia medica. Ouvrage traduit de l'allemand en italien, par Barzelotti (?). 19 vol. in-12. Milan 1807. (Aliments, viandes, poissons, etc., 5e vol.)

(80) Metaxa. — Rego amenti di sanita proposti e adottati fin dal 1825 nello Stabilimento di mattazione in Roma. Compilati da L. Mataxa. In-8. Rome, 1835.

(79) D. Vallada. — Polizia sanitaria. 2e édition. Turin, 1883. In-8, 508 pages. p. 29-46.

A. Baranski. — Guida per la visita del bestiame e delle carni. Ouvrage traduit en italien sur la 2e édition allemande et augmenté par P. Oreste. Naples, 1885. In-18, 335 pages.

I. Nosotti. — Carni fresche, carni salate o in altro modo preparate e conservate. Grassi animali. Milan, 1886. In-16, 308 pages.

Bosio. — Norme per l'ispezione delle carni da macello. Turin, 1886. In-16, 124 pages.

O. Hansburg et F.-O. Kuhn. — Mercati ed ammazzatoi tedeschi. Traduction italienne, par A. Boccalari. P. in 4 de 39 pages. Gênes, 1888.

G. Musso — La vigilanza sanitaria sull'annona ed i laboratori chimici per l'analisi delle sostanze alimentari. Turin, 1889. P. In-4°

G. Musso. — Carne da macello. Turin, 1891. G. in 4°. 24 pages. (*Extrait* du supplément de la 6e édition de l'*Enciclopedia italiana*)

A. Poli. — Spacci di carne macellata e preparata. Prescrizione, norme igieniche e consigli per la loro costruzione. In 8, 200 pages. Turin 1890.

A. Poli. — Guida per la compilazione del regolamento et delle relative istruzioni per i mercati di bestiame e gli ammazzatoi. In-18, 212 pages. Turin. 1890.

A. Poli. — Mercati ed ammazzatoi. Industrie e stabilimenti accessori. (Sardigna. crematoio, ghiacciaia, frigorifero, canile, concieria, ecc.) Norme igieniche principali che debbono presiedere la costruzione dei mercati di bestiame e degli ammazzatoi, nonche dei locali annessivi. (Ouvrage dont la publication prochaine a été annoncée en 1890 par M. G. Candeletti, éditeur à Turin. — Non encore paru.)

A. Poli. — Manuale per l'ispettore veterinario adetto ad un ammazzatoio. (Ouvrage annoncé en préparation en 1890, par M. G. Candeletti, éditeur, a Turin. — Non encore paru.)

G. Lancia. — Manuale del macellaio e pizzicagnolo. Turin 1892. In-8º, 690 pages.

A. Maggiora et G. Musso. — Carni fresche... Criteri di apprezzamento. Polizia sanitaria. Turin, 1893. In-4º, 71 pages. (Extrait du supplément de l'Enciclopedia di chimica, Fasc. 102-104. IXe année, 1893.)

A. Boccalari. — Per costrurre ed organizzare un grande ammazzatoio pubblico. In-8 de 95 pages. Gênes, 1894.

A Maggiora, G. Musso et A. Revelli. - Le conserve alimentari... Alterazioni, falsificazioni ed analisi... Turin, 1896. In 4º, 180 pages. (Extrait du supplément annuel de l'Enciclopedia de chimica. XIIe vol. Annuario di chimica)

S. Brusaferro. — Igiene della carne. Manuale d'ispezione sanitaria. Turin, 1898. In-12, 427 pages.

I. Nosotti. — L'ispezione igienica degli alimenti d'origine animale, secondo la nuova legge sanitaria e regolamenti relativi. G. in 8º. (Ouvrage en cours de publication depuis juin 1898, chez M. E. Voghera, éditeur, à Rome.)

Angleterre.

G. Fleming. — A manual of veterinary sanitary science and poli e. 2 vol. Londres.

(107) W. Wylde. — The inspection of meat. A guide and instruction. Book to officers supervising, contract-meat and to all sanitary inspectors. In 8 de 104 pages. Londres, 1890. — (107) B, p. 101 ; Bb, p. 102.

(107) Th. Walley. — A practical guide to meat inspection. 2e édition. In 8 de 207 pages. Edimbourg et Londres, 1891. — (107). Bb, p. 187 ; D et E, p. 189 ; F, p. 191.

Fr. Vacher. — The food inspector's handbook. In-12 de 140 pages. Londres, 1892.

J. Stacpole. — Guide to meat inspection for regimental officers. In-12 de 52 pages. Londres, 1894.

Suède.

G. Kjerrulf. — Handbok Kœttbesigtning. In-8 de 256 pages. Stockholm, 1896.

Suisse.

A. Hess. — Handbuch der Metzgerei und Wursterei. 3e édition. In-18 de 106 pages. Zurich, 1892.

Allemagne.

J.-P. Frank. — System einer vollstændigen medicinischen Polizey. 3ᵉ Band. Mannheim, 1783. 1° Abtheilung. 1° Abschnitt. Besorgung der Fleischnahrung. p. 27-142.

F. Tscheulin. — Thierærztliche Polizey. 1ᵉ Theil. Karlsruhe, 1821. In-8, 382 pages.

C. Meuth — Anleitung zur Fleischbeschau. Nach den Erfahrungen d. Th A. Obermaijer. Mannheim, 1833. In-16, 157 pages.

J.-M. Kreutzer. — Anleitung zur Bestimmung und Begrenzung der thierærztlichen Nothhilfe und empirischen Vieh und Fleischbeschau. Augsbourg. 1843. in-8, 287 pages. 2° Abschnitt. Anleitung zur empirischen Vieh-und Fleischbeschau, p. 339-387.

A. Grüll. — Anleitung den Gesundheitszustand und die Krankheiten der schlachtbaren Hausthiere im lebenden wie geschlachteten Zustande zu erkennen. 2ᵉ édition. Breslau, 1848. In-8, 36 pages.

J. Kern. — Ueber die Beurtheilung des Fleisches kranker Hausthiere, hinsichtlich seiner Schædlichkeit als Nahrungsmittel für Menschen. Erlangen, 1853. In-8, 27 pages.

B. Mittenzweig. — De carnis animalium aegrotantium esu. Berlin, 1853. In-8, 36 pages.

Hildebrandt. — Ueber das Fleisch der schlachtbaren Hausthiere, in gewerblicher und sanitæts-polizeilicher Erziehung. Magdebourg, 1855. In-16, 144 pages.

Th. Adam. - Die Veterinær-Polizei mit Beruecksichtigung der neuesten Gesetzgebungen. Munich, 1862. In-8 de 243 pages. 3° Abschnitt Vorsorge gegen Beschædigung des Menschen durch Hausthiere, p. 85-122, etc.

Vincenti. — Das Metzgergewerbe in technischer und oekonomischer Beziehung und ein Leitfaden zur Fleischbeschau. Munich, 1862. In-10 de 134 pages.

A. Zürn — Anleitung zur rationellen Fleischbeschau. Leipzig, 1864. In-16, 135 pages.

A. Rueff. — Das Fleisch als menschliches Nahrungsmittel. Stuttgart, 1866. In 8, 48 pages.

C. Haubner. — Handbuch der Veterinær-Polizei. Dresde, 1869. In 8, 378 pages. (Die Beaufsichtigung und Untersuchung des Schlachtviehes. Schlachterordnung. Fleischschau. p. 372-376.)

(44) C. Gerlach — Die Fleischkost des Menschen vom sanitairen und marktpolizeilichen Standpunkte. Berlin, 1875. In 8, 176 pages. — (44). G, p. 122-127. (Voir aussi p. 127-133).

(44) A. Lydtin. — Anleitung zur Ausübung der Fleischbeschau für badische Fleischbeschauer. Karlsruhe. 1ʳᵉ édition. 1879. — 2ᵉ édition, 189 '. In-18. 316 pages. (44). AA, p. 10-33; BB. p. 30.

(44) P. Falck. — Das Fleisch. Gemeinverstandliches Handbuch der wissenschaftlichen und practischen Fleischkunde. Marbourg; 1880. In-8, 610 pages. — (44). AA. p. 562-567.

(44) etc. A. Schmidt-Mülheim. — Handbuch der Fleischkunde. Eine Beurtheilungslehre des Fleisches unserer Schlachtthiere mit besonderer Rücksicht auf die Gesundheitspflege des Menschen und die Sanitatspolizei. Leipzig. 1884. In-8, 326 pages. — (44). O. p. 270-275; AA. p. 296 302. — (105) A. p. 290-293. — (48) B. p. 302-304; O, p. 309; G. p. 313. (Voir aussi p. 278-282, 283-290, 304-307, 308. 309 312.)

A. Schmidt-Mülheim. Der Verkehr mit Fleisch und Fleischwaaren und das Nahrungsmittelgesetz vom 14 Mai 1879. 1ʳᵉ édition. Berlin, 1887. In-16,178 pages. — 2ᵉ édition, revue par Goltz. Wiesbaden, 1895. In-16. 166 pages.

(90) G. Ambühl. — Die Lebensmittelpolizei. Anleitung zur Prüfung und Beurtheilung von Nahrungs-und Genussmitteln. 2ᵉ édition. Leipzig, 1888. In-8 de 256 pages. Fleisch und Fleischwaaren, p. 59 72. — Ord. Saint-Gall, p. 211-217.

(44) R. Ostertag.— Handbuch der Fleischbeschau. Stuttgart. 1ʳᵉ édition 1892. In-8, 568 pages. *H*. (44). *V*. p. 23; *X*. p. 271; *Ua*, p. 278. *U* p. 278; *Y*. p. 414; etc. – (105). *g*. (***). p. 385. — 2ᵉ édition 1895.

W. Georges. — Anleitung zum Unterricht in der Fleischbeschau. Gotha, 1892. In-16, 40 pages.

F. Moelter. Leitfaden zum Unterrichte in der Fleischbeschau. 2ᵉ édition. Munich, 1894. In-16, 147 pages.

N. Schenk. — Katechismus der praktischen Schlachtviehbeschau. Wiesbaden, 1894. In-16, 75 pages

Schwarznecker. — Anleitung zur Begutachtung der Schlachtthiere und des Fleisches. Berlin, 1894, In-16, 68 pages.

Simon. — Grundriss der gesammten Fleischbeschau Ein Leitfaden für empirische Fleischbeschauer. Berlin. 1894. In-16 67 pages.

O. Schwarz. Bau. Einrichtung und Betrieb œffentlicher Schlacht-und Viehhœfe. Ein Handbuch für Sanitæts und Verwaltungsbeamte Berlin. 1ʳᵉ édition. 1894. In 8 de 238 pages. — 2ᵉ édition 1898. In 8 de 488 pages.

F. Fischœder -- Leitfaden der praktischen Fleischbeschau. Berlin, 1ʳᵉ édition 1895. In 8. 272 pages. — 2ᵉ édition 1897.

R. Edelmann. — Fleischbeschau. Iena 1896. G In-8. 154 pages *Extrait de Handbuch der Hygiene herausgegeben von* Th. Weyl. 3° vol 2ᵉ part. p. 4 2-566.

H. Falk. — Zum diesjæhrigen Scatessen der Stettiner Thie ærzte wieder aufgewarnt. mit Beilagen versehen und als Nachtisch servirt von Falco Sediniensis. (Brochure en vers sur l'inspection des viandes. Stettin. 1896. p. in-4°. 21 pages)

Drechsler. — Auswahl, Einkauf und Beurteilung unserer Fleischkost nebst allen dem Tierreiche entstammenden Lebensmitteln. In 8 de 104 pages. Munich. 1897.

W. Hengst et R. Schmidt — Das Fleisch unserer Schlachttiere Die Bedeutung der Fleischnahrung sowie die sachgemæsse Beurteilung und die Verwendung des Fleisches der Schlachttiere im Haushalte. G. in-4° de 27 pages avec atlas. Leipzig. Sans date.

En dehors des ouvrages d'inspection ordinaire. il existe en Allemagne un très grand nombre de petits manuels indiquant les moyens de découvrir la trichinose porcine. J'indique ci-dessous le nom de plusieurs auteurs avec les lieux et dates de publication des manuels.

Virchow. Berlin.	1864	Herzog Stettin.	1884
Pagenstecher. Wiesbaden.	1865	Niemeyer. Brandebourg.	1885
Niemeyer.	1866	Roller. Trèves.	1886-1897
Kuchenmeister Dresde.	1866	Wolff. Breslau.	1886-1896
Stinde. Hambourg.	1866	Stüler. Berlin	1886
Flitner. Lippstadt.	1875	Rupprecht. Hettstædt.	1887
Claus. Vienne.	1877	Johne Berlin.	1889-1896
Duncker. Berlin.	1878	Mende Einbeck.	1889
Benecke. Strasbourg.	1879	Eingelbrecht. Brunswick.	1891
Krocker. Posen.	1879	Tiemann Breslau.	1892
Hœver. Neuwied.	1881	Penkert. Mersebourg.	1893
Hœver Leipzig.	1885-1894	Räffert. Leipzig.	1887-1895
Kuntz. Stuttgart.	1883	Weiss. Dusseldorf.	1896
Jacobsen. Salzwedel.	1883	Long. Berlin	....
Greve Oldenbourg.	1884	Long et Preusse. Berlin.	1898

Autriche.

ALOÏS KOCH. — Encyklopædie der gesammten Thierheilkunde und Thier-
zucht. 11 vol. g. in-8. Vienne, 1884-1894. — a), Animalische Nahrungsmittel; b) Aufblasen des Fleisches; c) Bankwurdiges Fleisch; d) Beschau
der Schlachtthiere; e) Faules Fleisch; f) Fischfleisch; g) Fischmarkt; h)
Fleisch; i) Fleischbeschau. Principieu; j) Fleischbeschau bei Seuchen
Krankheiten; k) Fleischuntersuchung; l) Fleischverwerthung; m)
Milchfleisch; n) Pferdefleisch; o) Rohesfleisch; p) Ungeniessbares
Fleisch; q) Unreifes Fleisch; etc. — (T. I. a) p 192; b) p. 294; c) p. 406;
d) p. 479. — T. III. e) p. 76; f) p 166; g) p. 167; h) p. 184; i) p 191;
j) p 195: k) p 209; l) p. 217. — T. VI. m) p. 526; — T. VII. n) p.592.
— T. VIII. o) p.506. — T. X. p) p. 510: q) p. 523; etc
    (48) etc. A. BARANSKY — Anleitung zur Vieh-und Fleischbeschau.
Vienne. 3e édition, 1887 In-8. 248 pages. — (48), B, p. 59-62; A,
p. 62-63; T. p 63-66; S, p. 69; C, p. 69 70: Oa, p 71; Q. p. 73-75;
E. p. 154-155 (*); D, p. 160. — (44). V, p. 197-198; AA, p. 238 244. —
(Voyez aussi : p. 70. 75, 211, 212, etc.). — 4e édition. 1897.
    M. SEIMANN. — Belehrung für Vieh und Fleischbeschauer, velche
nicht Thierærzte sind. Korneuburg, 1892. In-16, 125 pages.
    (48) etc. A. POSTOLKA et A TOSCANO. — Die animalischen Nahrungs-
und Genussmittel des Menschen mit Berüksichtigung der œsterreichis-
chen und deutschen Gesetzgebung. Vienne, 1893 In-8, 437 pages. — (49).
p. 309-315, — (48). B, p. 316-318; A, p 319; U, p 321-327; V. p. 327-
330 ; C, p. 333 334; H, p. 335 343; M, p. 344-346; R, p. 347-351;
T, p. 355 360; P p. 370-372; Q, p. 372-373; X, p. 376-385. — (44). V,
p. 394-395; U, p. 402; AA, p. 422-427. — (Voir aussi : p. 331, 334, 353,
388, 389, etc.)

Ouvrages sur l'inspection judaïque des viandes.

Dᵉ RABBINOWICZ. — Principes de Schehitah et de Téréphah au point
de vue médical Paris, sans date.
    BENJAMIN. — Das Schæchtfach. In 8, 120 pages. Leipzig, 1874.
    Dʳ BEUGNIES-CORBEAU. — Archéologie médicale de l'Egypte et de la
Judée. 1er fascicule, in 8, 95 pages. Liège 1891. Extrait de la *Gazette
médicale de Liège.* (I. Police des viandes alimentaires chez les Egyptiens
et les Juifs, p. 2-37. — II. Prescriptions alimentaires dans le Koran,
p. 37-39.

RECUEILS DE LOIS ET RÈGLEMENTS

*relatifs à l'inspection des viandes en Allemagne, Autriche-Hongrie,
Norvège, Amérique, etc.*

WURTEMBERG. — Sammlung der die Veterinær-Polizei im Konigreich
Württemberg betreffenden Verordnungen, Belehrungen, etc. In-8 de
285 pages Stuttgart, 1847.
    (44) BAVIÈRE. — Sammlung der veterinær-sanitats-polizeilichen Veror-
dnungen für das Konigreich Bayern. Herausgegeben von Th. ADAM.
1° Abtheilung In-8 de 196 pages Munich. 1863 — (44) J, p. 66, p 70-
80 ; M, p. 81, p 85 92; N, p. 96 102; H, p. 135-140 (Voir aussi : p. 103,
107 114. 123, 125-135.)
    (44) BAVIÈRE. — Das Civil Veterinærwesen Bayerns. Eine Sammlung
und systematische Zusammenstellung der dasselbe betreffenden Gesetze,

---

(*) F. Le *Décret ministériel du 27 juin 1885* relatif à la tuberculose et inséré dans
l'ouvrage de Baransky, p. 154-155, est un document prussien Il a été mis par erreur
avec les règlements autrichiens, pages 103-104.

Verordnungen und oberpolizeilichen Vorschriften. Herausgegeben
von H. Bürchner. In-8. Straubing, 1874. — (44) *J*, p. 152, 155-164;
M, p. 166, 170-176 ; *O*, p. 182-187; *I*, p. 216-220. (Voir aussi : p. 176,
178-182, 187, 189-195. 205, 207-216.) — 1° Supplementheft. Mühldorf-
am-Inn, 1875. (44) *Q*. p. 28-38. (Voir aussi : p 42, 45, 48, 52.) —
II° Supplementheft. Mühldorf-a-I, 1876. (p. 58-77.)

(48) Autriche. — A. Toscano et A. Postolka. — Handbuch der Thier-
seuchengesetzgebung. Vienne. — 1re édition. In-8 de 290 pages 1888.
(48) *C*, p. 28-29 ; *B*. p. 51, 54, 56, 59, 64, 68, 105, 106, 118, 119 ;
D, p. 72, 75, etc. — 2e édition, 1898.

(106) Hongrie. — VII Gesetzartikel vom Jahre 1888. Ueber die Regelung des Veterinærwesens. Mit Erlæuterungen, Anmerkungen und
Parallelstellen von Dr Akusius Azary. Uebersetz von Peter Fritz. Budapest, 1888. p. 24, 25, 28, 29, 30, 31, 33, 35.

Bavière. — Anleitung zur Handhabung der Lebensmittel-Polizei in
Bayern. Herausgegeben von G. Drechsler. In-8 de 72 pages. Munich, 1889.

(44) Bavière. — E. Junginger. — Das Civil-Veterinærwesen Bayerns
Eine Sammlung der dasselbe betressenden z. Z. geltenden Gesetze und
Verordnungen, etc. 1e und 2e Haelfte. In-8. Wurtzbourg, 1890. — (44)
J. p. 382; *K*, p. 391 ; *L*, p. 418; *O*, p. 391; *P*, p. 397; *R*, p. 411 ;
S, p. 419 ; *Q*, p. 436. — (Voir aussi : p. 4-9 et 443).

(48) Autriche. — Veterinær Normalien betressend die Organisation
des œsterr. und des ungar Veterinærwesens einschliesslich Bosniens
und der Hercegovina. Sammlung von Veterinærgesetzen und Verordnungen. Herausgegeben von Alois Koch, 1e Band. Das Civil-Veterinærwesen. In-18 de 1119 pages. Vienne 1891 — (48) *C*, p. 75-76, 585-586,
617, 825 826, 947-948, p. 1002 (§ II) ; *F*, p. 576-581 et 607-613 ; *G*, p. 111-
112; *H*, p. 208-220 : *I*, p. 282-289 ; *J*, p. 289-318; *K*. p. 447-454 ; *L*,
p. 66-67 ; *M*, p. 318-320 ; *N*, p. 457; *O*, p. 73-74; *Oa*. p. 584-585;
Ob, p. 320 ; *Oc*. p. 474-475; *P*, p. 827-830 ; *Q*, p. 830-832 ; *S*, p. 876-877;
T, p. 665-675 ; *U*, p. 51-60 ; *V*, p. 61-66 ; *X*, p. 9-9-943.

(44) Allemagne. — W. Schlampp. — Die Fleischbeschau. Gesetzge-
bung in den sæmmtlichen Bundesstaaten des deutschen Reiches. In-8
de 494 pages. Stuttgart 1892. — (44) *A*. p. 356-388 ; *B*, p. 391-393 ;
C, p. 147-158 ; *D*, p. 116-118; *E*, p. 417-418; *F*, p. 429-431 ; *I*, p. 49-53 ;
J, p. 35-43 ; *K*, p. 43 ; *L*, p. 63 ; *O* p. 43-49 et 53-57; *P*. p. 86-94 ; *Q*,
p. 81-86 ; *R*, p. 57-63 ; *S*, p 64-76 ; *T*. p. 213 ; *Z*, p 413-415 ; *Za*, p 214 ;
Zb, p. 215 ; *AA*, p. 16-18 ; *CC*, p. 485-492 ; *FF*, p. 141-143 : *GG*, p 144 ;
HH, p. 124-130 ; *II*, p. 130-138 ; *JJ*, p. 443-444 ; *KK*. p 444-445 ; *LL*,
p. 1-14. — (105) *C*, p. 161-162 ; *D*, p. 164-166 ; *R*, p. 250.

Belgique. — P. Coremans. - Inspection des viandes. Manuel. Dispositions légales complémentaires. In-8, lithographie de 65 pages.
Bruxelles, 1893.

(92. b) Etats-Unis d'Amérique. — U. S Departement of Agriculture
Bureau of animal industry. Dr E. Salmon, chief... Bulletin n° 9. In 8.
Washington, 1895, p. 5.

(105) Prusse. — Zusammenstellung der in Bezug auf die Untersuchung von Fleisch und Fleischwaaren und den Verkerhr mit denselben
im Regierungsbezirk Danzig giltigen Polizeiverordnungen und Regu-
lative, sowie die wichtigsten, hierher gehœrenden gesetzlichen Bestim.
mungen mit Erlæuterungen versehen von M. Preusse. Danzig, 1896.
p. 23-33.

(111) A. Norvège. — Dr O. Malm. — Beretning om Veterinaervæ-
senet og kjodkontrollen Norge for aret 1894 udgiven af direktoren for
det civile veterinaervaesen. Kristiana, 1896, p. IX-XIV.

PUBLICATIONS DIVERSES

(104. F.). — G. Delessert. — Collection officielle des ordonnances de police de la Préfecture de police depuis 1800 jusqu'à 1840. 3 vol. in-8. Paris 1844-1845. — T, II. p. 545 et s. N° 1351. (Cet ouvrage renferme plusieurs règlements relatifs à la boucherie de Paris et du département de la Seine.)

(3). D. Dalloz ainé et A. Dalloz. — Répertoire méthodique et alphabétique de législation. de doctrine et de jurisprudence T. VI. Paris, 1847. Art. Boucher. Boucherie. p. 323, § 9. (2). 5°.

(4). Huzard. — Rapports faits au Conseil de salubrité de la Seine. — a. Sur la vente de la chair provenant des animaux morts de maladies. — b. Sur l'insalubrité de la viande des porcs ladres. — c. Sur l'usage de la viande de jeunes veaux. — d. Sur les abattoirs généraux de la ville de Paris et sur les viandes qui en proviennent. (Annales d'hygiène publique et de médecine légale. Paris. — a, b : T. X. 1833. a, p. 80; b, p. 593. — c. T. XII. 1834. p. 69. — d Année 1848. n° de janvier. p. 380.)

(4) A. Tardieu. — Dictionnaire d'hygiène publique et de salubrité. 2ᵉ édition. Paris 1862. T. Iᵉʳ. Art. Chevreau, p 436 440. (Huzard. Rapport au Conseil d'hygiène et de salubrité publique de la Seine en 1858 sur la mise en vente et l'usage alimentaire de la viande de chevreau.)

(9) a. b. L'inspection vétérinaire des viandes de boucherie. (Société Vétérinaire d'Alsace-Lorraine. Altkirch. — a. Bulletin n° 4. Procès-verbal de la réunion tenue à Strasbourg les 25 et 26 mai 1866. p 21-28. b. Bulletin n° 5. Procès-verbal de la réunion tenue à Strasbourg les 9 et 30 septembre 1866. p. 4 28). — Dengler. Réflexions sur la consommation de la viande provenant d'animaux malades. Communication faite à la Société Vétérinaire d'Alsace-Lorraine, à la séance du 9 avril 1876. In-8. 22 pages. Schlestadt.

(10). Etude sur les mesures à prendre pour remédier aux effets de la vente de la viande des porcs atteints de ladrerie et de trichinose. Rapport de commission par M. Dareste de la Chavanne (Mémoires de la Société des Sciences, de l'Agriculture. et des Arts de Lille. Année 1866. IIIᵉ Série. 3ᵉ volume Paris-Lille. 1867. p. 273 et s.)

(11) et (12). Imlin — De la ladrerie du porc. Mesures à prendre à Strasbourg Extrait du Recueil des travaux du Conseil departemental d'hygiène publique et de salubrité du Bas-Rhin). — (15). L Baillet Rapport (au maire) sur l'inspection des viandes à l'abattoir de Bordeaux. — (16). H Bouley. Tuberculose. Mesures sanitaires différentes prises dans les abattoirs suivant les opinions des inspecteurs des viandes, etc. — (17). Lettre de M. Abadie sur la tuberculose. Avis de la Société de médecine du Nord sur la tuberculose. — (18). H. Bouley. Les vétérinaires inspecteurs d'abattoirs devraient s'inquiéter des résultats des expériences de laboratoire sur la transmissibilité de la tuberculose. — (19). a. H. Bouley. Rôle des vétérinaires inspecteurs des viandes. Lettre de M. Baillet. 25 juillet 1873. Commentaires; b. La phtisie dans les abattoirs de l'arrondissement d'Avesnes. — (20). a Dupont. A propos de la tuberculose; b. L. Baillet. Lettre à M H. Bouley au sujet de l'article précédent. 15 octobre 1873; c. Dupont. A propos de la virulence de la tuberculose. — (2) Ch. Morot La tuberculose bovine d'après les anciens statuts de la corporation des bouchers de plusieurs villes de France, du XIVᵉ au XVIIIᵉ siècle. — (96). a Pautet. Les viandes maigres; b. Decroix. Les viandes insalubres; c Ch. Morot. Des viandes trop maigres et des viandes trop jeunes; d. Griolet La tuberculose en police sanitaire; e. Griolet. Les viandes malsaines à la chaudière; f. Lignières. Quelques mots de réponse à M. Griolet. — (102) L. Villain.

Les viandes congelées. — (104). — (*Recueil de Médecine Vétérinaire*. Paris.
— (11) et (12). décembre 1867. p. 769-783. — (15). février 1873.
p. 135-141. — (16). mai 1873. Chronique. p. 328-344. — (17) octobre 1873 Chronique, p 728-730. — (18) juin 1873. Chronique. p. 401-
414. — (19). Août 1873. Chronique. *a*. p. 561-571 ; *b* p. 579. — (20). *a*.
Août 1873. p.613 6!9 ; *b* novembre 1873. p. 875 878 ; *c*. mai 1874 p 221-
228. — (2). 15 septembre 1887. p. 593-601. — (96). *a*. 15 décembre 1892.
p. 764-766; *b*. 15 janvier 1893. p. 54 56; *c* 1893. 15 février. p. 98-105,
et 15 mars p. 160-167; *d*. 15 décembre 1895. p 733 737; *e*. *f*. 15 avril
1896 : *e*. p. 235-241 et *f*. p. 241-243. — (102) 15 mai 1896. p. 298 304.
- (104) A. 15 octobre 1896. p. 650-653. — (104) B. 15 octobre 1897.
p. 641-642.)

(7). REYNAL. Rapport sur le Mémoire de SOUMILLE (viandes de
boucherie) — (21). *a*. H. BOULEY. Dans quels cas les inspecteurs de
boucherie doivent-ils saisir la viande des animaux affectés de tuberculose? *b*. *c*. DISCUSSION : *b*. CAGNY, DECROIX, NOCARD, SANSON, LEBLANC,
H. BOULEY, GOUBAUX; *c*. L. BAILLET, MATHIEU, MÉGNIN, BARRIER, TRASBOT.
— (2). CH. MOROT. De la réglementation du commerce des viandes de
boucherie du XII° au XVI° siècle dans plusieurs localités faisant actuellement partie de la France, d'après des documents anciens, notamment
des chartes de coutumes et de privilèges. — (96). L. MOULÉ. Rapport
sur « Les lacunes de l'inspection des viandes de boucherie », par
M. LIGNIÈRES. — (*Bulletin de la Société Centrale de la Médecine Vétérinaire*. — (7). S. 18 juillet 1854. p. 706-714. (Recueil). — (21). S. 11
et 25 janvier 1883 *a*. p. 41 45; *b*. p. 45 50; *c*. p. 45 *bis* 52 —
(2) septembre 1890. p. 485 517 et Brochure in 8, de 37 pages. Paris, 1890
— (96). S 22 juin 1893. p. 333-341.)

(41). E. VALLIN. Les intoxications alimentaires par la viande de veau.
— (42). *a*. E. NOCARD. Les intoxications alimentaires et la surveillance
sanitaire des viandes. — Discussion : *b*. TRASBOT, *c*. BROUARDEL, *d*.
LEBLANC, *e*. CORNIL, *f*. VALLIN, *g*. NOCARD. — (*Bulletin de l'Académie de
Médecine*. Paris, 1895. (41). N° 21. Séance du 8 mai p. 545-554 —
(42). N° 22. Séance du 4 juin. *a*. p. 579 584; *b*. P. 584-587; *c*. p. 587-
588; *d*. p. 588 590; *e*. p. 590; *f*. p 590 et 591-592; *g*. p. 590-591
et 592.)

(27). MANDEBEAU. — De la tuberculisation de l'homme par l'ingestion
des viandes phtisiques. Des moyens prophylactiques. Projet d'organisation d'un service d'inspection des viandes de boucherie pour toute la
France. — (98). CH. MOROT. Quelques considérations sur la dégénérescence des cysticerques ladriques du porc — (2) *a*. CH. MOROT De
la réglementation concernant la viande de porc ladre dans diverses
villes de France du XIII° au XVIII° siècle. — (2) *b*. et (107). CH. MOROT.
De l'interdiction pendant la saison chaude de l'abatage des porcs et de la
vente de la viande fraîche de ces animaux dans diverses localités françaises et étrangères — (87 *a*. *b*.) St Furtuna et CH. MOROT. De la
réglementation de l'inspection des viandes de boucherie en Roumanie.
— (2). *c*. CH. MOROT. De quelques anciennes réglementations de
boucherie relatives à l'espèce, au sexe et aux fonctions génitales des
animaux. — (2). *d*. CH. MOROT. De diverses prescriptions édictées en
France du XIII° au XVIII° siècle au sujet de certaines viandes impropres ou peu propres à la consommation de l'homme. — (2). *e* CH. MOROT.
De quelques particularités relatives à l'ancienne boucherie de diverses
provinces de France. Abatage. Inspection Hygiène. — (*Journal de
Médecine Vétérinaire et de Zootechnie* Lyon. — (27) Décembre 1886.
p. 626-652. — (98). Octobre 1890. p. 5 9-532 — (2) *a* Septembre 1891.
p. 469-483. — (2). *b*. Mai 1892. p. 280-288. — (87 *a*. *b*.) Septembre 1892.

p 526-535.— (2). c. Juin 1893. p. 329-338 — (2). d. Octobre 1894. p. 587-606. — (2). e. Septembre 1895. p. 540-549 et Octobre 1895. p. 585-599.)

(115). PEUCH. — Analyse du Manuel de l'Inspection des Viandes de Villain et Bascou. — (2) a Ch. MOROT La boucherie de Toulouse au XVIe siècle, etc. — (2) b. Ch. MOROT. Des anciennes réglementations concernant l'alimentation des bestiaux servant à la nourriture de l'homme. — (75 a, b c) et (117). Ch MOROT. De la réglementation de l'inspection des viandes de boucherie en Espagne. — (2) c Ch. MOROT. De quelques anciennes réglementations relatives à l'état de santé des bouchers et à certaines fraudes de boucherie, etc. — (117). Ch. MOROT. De quelques réglementations prohibitives de l'abatage des porcs en été. — (Revue vétérinaire. Toulouse. — (115) Février 1888, p. 104-106. — (2). a. Juin 1891, p. 323-325. — (2) b Janvier 1892, p. 45 55. — (75 a. b. c) et (117). Août 1892, p 419 429 et septembre 1892, p. 4 3-503. — (2) c. Novembre 1893, p. 589 593 ; janvier 1894, p. 36-41, et février 1894, p. 83 87. — (117). Novembre 1894, P. 585 595)

(88). G. MANTU et Ch. MOROT. — De l'inspection des viandes en Roumanie et plus particulièrement à Braïla. — (115). MOROT. Des effets de l'alimentation des animaux de boucherie avec le fourrage et les graines de fenugrec. (*) — (34 a) E PION. Vœu sur l'inspection des viandes adopté par la Société française d'hygiène — (49). Ch. MOROT. L'hygiène alimentaire au IIe Congrès vétérinaire autrichien. Vienne. Janvier 1892. (*) — (34 b.) E. PION. Législation vétérinaire. — (47). Ch. MOROT. L'inspection des viandes de boucherie. Projet de règlement (SCHNEIDEMÜHL) pour toute l'Allemagne. (*). — (72). KVATCHKOFF et Ch. MOROT. La police sanitaire des boucheries en Bulgarie. Projet de règlement soumis au Gouvernement bulgare. — (112). GOURINE et Ch. MOROT L'inspection des viandes de boucherie en Russie et principalement à Moscou. (*) — (86). Ch. MOROT. Abattoirs et boucheries en Portugal. — (74) ST.-FRIIS et Ch. MOROT. Le contrôle sanitaire de la fabrication des saucissons et de l'exportation des salaisons de porc à Copenhague. — (78). Ch. MOROT et PILAVIOS. L'inspection des viandes de boucherie en Grèce. — (73). KVATCHKOFF et Ch. MOROT. L'inspection des viandes de boucherie en Bulgarie. — (96). a. Ch. MOROT. La saisie des viandes dans les abattoirs et l'utilisation alimentaire des viandes suspectes.— (96). b. c. La réglementation des motifs de saisie des viandes dans les abattoirs Discussion à la Société française d'hygiène ; Ch. MOROT, CACHEUX. BRÉMOND, Ferdinand JEAN, BRUHAT. BARRET. b. S. du 12 novembre 1897 c. S. du 14 janvier 1898. — (Journal d'Hygiène. Paris. (*) — (88). N° 794. 10 décembre 1881. p. 599-600. — (115). N° 817, 19 mai 1892, p -38 2 9. — (34 a). N° 8 9, 2 juin 1892, p. 261-262. -- (49). N° 826, 21 juillet 1892 ; p. 347 348. — (34 b). N° 827, 28 juillet 1892, p. 357-358. (47) N° 830, 18 août 1892, p 394 395 — (72) N° 866, 27 avril 1893. p. 202 203. — (112). N° 884, 31 août 1893, p. 417 4 8. — (86). N° 897. 30 novembre 1893, p. 573 575. — (74). N° 944, 25 octobre 1894. p. 315 516 — (78) N° 1072, 8 avril 1897. p. 1 5. — (73). N° 1074, 22 avril 1897, p. 190 191. — (96). N° 1107, 9 décembre 1897, a., p. 585 586 ; b., p. 583-584 ; c., N° 1115, 3 février 1898. p. 58 9)

(45), etc. Archives Vétérinaires. Alfort 1881. — L. MOULÉ. De l'inspection de la viande en Allemagne. 15 mars, p. 201-217 ; 25 mai,

(*) Revue internationale des falsifications. (88). 15 février 1892, p. 127 et s. — Bulletin Agricole, Troyes. (115). Janvier 1892, n° 205, p. 12 et s — Répertoire de pol. san. vet (47). 15 octobre 1892, p. 45:-456. — (49). 15 novembre 1892, p. 500-502. — (112). 15 novembre 1893, p. 498-502. — Echo des Sociétés et Associations vétérinaires de France. (96. a. b.) 15 décembre 1897. a. p. 401-403 ; b. p. 399-401.

p. 361-375; 10 juin, p. 423-431. — (45). p. 361. — (44). AA. p. 367-375 : G. p. 423-428.

(2) a. Ch. MOROT. — Essai sur l'histoire de l'ancienne réglementation du commerce de la boucherie dans les divers pays d'Europe. (Moyen Age. Renaissance). — (2) b. Ch. MOROT. De la réglementation concernant la viande de porc ladre à Paris du XIV° au XVIII° siècle. — (84) et (109. II). A. BOCCALARI et Ch. MOROT. Traduction française : Règlement spécial pour la surveillance hygiènique des aliments des boissons et des objets d'usage domestique, du 3 août 1890 — (81) et (109 B. F. G.) Ch. MOROT. De la réglementation gouvernementale italienne de l'inspection des viandes antérieure au Décret royal du 3 août 1890. — (115) a. Ch. MOROT. Considérations sur les étaux de basse boucherie d'Allemagne. — (115) b. Ch. MOROT. Ce qu'on pense de l'institution des Freibaenke (étaux de basse boucherie) en Allemagne et en Autriche. — (2) c. Ch. MOROT. La Boucherie d'autrefois d'après les anciennes coutumes et chartes communales. — (Presse Vétérinaire. Paris. — (2) a. 28 février 1891, p. 74-84 — (2) b. 31 juillet 1891, p. 241-253. — (84) et (109 II.) 30 novembre 1891, p. 416-427 ; 29 février 18-2, p. 50-58. — (81 et 109 B. F. G.) 31 août 1892, p. 334-340. — (115) a. 30 novembre 1898, p. 476-492 ; b. 31 juillet 1893, p. 271-280, et 31 août 1893, p. 316-327 — (2) c. mai. juillet, août, septembre 1894. p. p. 183-190, 234-244, 275-283, 320-329, et brochure in-8 de 36 pages, Angers, 1814.)

(33). TEYSSANDIER. — Examen de la proposition de la Société vétérinaire de l'Aube, relative à la nécessité d'un Règlement d'administration publique concernant les abattoirs, etc. — (36) a. Discussion sur le tétanos ; b. Ch. MOROT. La viande des animaux tétaniques — (38) a. Ch. MOROT. Un singulier cas de contre-expertise d'un veau de boucherie ; b. Discussion à ce sujet. — (39). Nomination d'une Commission pour étudier la question d'un Congrès exclusivement composé d'anciens inspecteurs et d'inspecteurs de la boucherie. — (40) Discussion sur la « Codification des règles qui doivent présider à la saisie partielle ou totale des viandes ». — (97) a. Ch. MOROT. De la réglementation de l'abatage des veaux au point de vue de l'âge, considérée sous le rapport de la jurisprudence ; b. Discussion : TEYSSANDIER, BORGNON, MOREL, CAUSSÉ ; c. d. Ch. MOROT. A propos de la maturité des veaux de boucherie ; e. MÉRAUX et f. MOREL. Sur la maturité des veaux de boucherie. — (96). ROSSIGNOL. Question à traiter à la session du Grand-Conseil des vétérinaires. (Unité d'action dans les saisies). — (Bulletin de la Société de médecine vétérinaire pratique. Supplément de la Presse vétérinaire. — (33) S. d. 13 avril 1892, p 50-55. — (36) S. d. 11 juillet 1894. a. p. 178-180 ; b. p. 180-185 — (38) a. S. d 13 mars 1895, p. 64-68 ; b. S. d. 8 mai 1895, p. 119-125 — (39) S. d 8 juin 1895, p. 155-156. — (40) S. d. 14 août 1895, p. 191-193 — (97) a. S. du 3 mai 1896, p. 124-130 ; b. S. d. 8 juillet 1896, p. 244-245 ; c. S. d. 12 août 1896, p. 268-272 ; d. S. d. 14 octobre 1896, p. 275 ; e. et f. S. d. 11 novembre 1896 : e. p. 320-325, et f. p. 325-327. — (96) S. d. 12 août 1896, p. 263-267.

(21). H. BOULEY. — Dans quels cas les inspecteurs de boucherie doivent-ils s'abstenir de saisir les animaux atteints de tuberculose ? (Extrait du Recueil des travaux du Comité Consultatif d'hygiène de France, 1er trimestre 1883. Séances des 12 février et 19 mars 1883). — (23). AUREGGIO. Rapport sur l'inspection des viandes de la ville de Lyon. — (22). a. A LECLERC. Inspection des tueries et des abattoirs. La tuberculose des animaux de boucherie ; b. Proposition LECLERC sur la réglementation des saisies adoptée par le Grand-Conseil des vétérinaires à

Besançon. — (24). L. Baillet. Lettre sur l'inspection des viandes. — (25). A. Leclerc. L'organisation des services d'inspection de boucherie.— (30). a. A Leclerc. Rapport sur l'inspection des viandes de boucherie ; b. Vœux émis et résolutions prises par le Grand-Conseil des vétérinaires de France depuis sa fondation jusqu'à la session de Rennes inclusivement (1893). Réglementation des motifs de saisie dans les abattoirs : I. Session de Besançon 1884. (22) ; II. Session de Paris 1889. (30 a); III. Session de Nevers. 1891 (32). — (94). Quivogne. La tuberculose à Lyon. — (32). Guerrapain. Inspection des viandes. Liste des principaux cas de saisie Discussion — (37). Trasbot. Inspection des viandes. Liste des principaux cas de saise. Discussion. — (43). a. b. Trasbot. Uniformité d'action dans les saisies; c. Constant. Codification des règles des saisies. — (121). — (Echo des Sociétés et Associations Vétérinaires de France. Besançon. — (24). août 1883. p. 413-426. — (23). juin 1883. p 310-316. — (22). a. novembre 1884. p. 588-601; b. décembre 1884. p. 636-637. — (24). février 1885. p. 73-77. — (25). mars 1885. p. 130-134. — (30). a. juillet 1889. p. 300 309; b. 15 septembre 1894. I. p. 444; II. p. 447, 3°; III. p. 462-464. j. — (94). mai 1890. p. 193-200.) — (Bulletin du Grand-Conseil des Vétérinaires de France Supplément de l'Echo des Sociétés et Associations Vétérinaires. — (32) Session de Nevers, 1892. 4° séance. 27 septembre. p. 63-66 et 73-74. — (37). Session de Paris. 1894. 7° séance. 11 novembre p. 150-152. — (43). Session de Lyon. 1895. a. 1° séance. 12 septembre. p. 18-19; b. 3° séance. 13 septembre p. 79; c. 4° séance. 14 septembre, p. 92. — (121). Session de Paris. 1896. 2° séance. 12 novembre, p. 15-29 ; 3° séance. 13 novembre. p. 44-50.

Répertoire de police sanitaire vétérinaire et d'hygiène publique. Paris. — (90) et (109. ZZ; Z a.). Ch. Morot. a. Du tétanos au point de vue de l'inspection des viandes; b. Le tétanos et les viandes de boucherie. a. 15 janvier 1894. p. 14-20; b. 15 mai 1897. p. 216-221. — (103). Ch. Morot. De quelques opinions émises en France, (en Allemagne), en Espagne et en Italie sur la viande des femelles en état avancé de gestation. 15 septembre 1894. p. 408-412. — (116). Ch. Morot. A propos des courses de taureaux en Espagne et en France. 15 mai 1897. p. 209-216.

Progrès Vétérinaire. Agen. — (100). Ch. Morot. Quelques considérations sur la polyarthrite des veaux de boucherie. 10 novembre 1891. p. 337-342. — (107). Ch. Morot. De l'inspection des viandes de boucherie en Angleterre, en Ecosse et en Irlande. 10 juillet 1892. p. 252-264. — (116). Ch. Morot. La viande de basse boucherie en Espagne. 10 juin 1893. p. 241-246. — (79). Ch. Morot. La classification des boucheries italiennes. 11 février 1894. p. 35-42.

L'Eleveur. Paris. — (117). Ch. Morot. La viande de porc. Opinions diverses sur sa qualité. Son usage pendant la saison chaude. 19 septembre 1897. p. 449-451. — (116). Ch. Morot. Les courses de taureaux en France et l'hygiène alimentaire. 10 et 17 juillet, 7 août 1898. p. 331-332, 343-344 et 379 381.

(26). II° *Congrès national des vétérinaires de France.* Paris. 25 octobre-1er novembre 1885. Compte rendu. Angers. 1886. — a. Garnier et Rossignol. Rapport sur le service sanitaire vétérinaire en France. Ce qu'il est, ce qu'il devrait être. p. 345-379 (p. 367). — b. L. Baillet. L'inspection des viandes de boucherie. p. 404-413. — (Voir p. 317-343 : Férez. Réflexions vétérinaires présentées au Congrès de 1885. (Inspection des viandes de boucherie. p. 334-343.)

(29) etc.. V° *Congrès international de médecine vétérinaire.* Paris. 2-8 septembre 1889. — (29). Rapports sur l'inspection des viandes de

boucherie. *a*. L. Baillet. p. 317-392. (p. 368-377.); *b*. Van Hertsen. p. 393-409 (*p. 407-409*); *c*. Discussion des rapports. *d*. Sanchez, p. 559-560; *e*. Arderius, p. 560-565; *f*. Degive. p. 583; *g*. Quivogne, p. 583-584; *h*. Baillet, p. 584; *i*. Chauveau, p. 584, 58,-588; *j*. Stubbe, p. 587; *k*. Guerrapain. p. 587; *l*. Decroix, p. 566 571. — (1) Vœu sur les motifs de saisie, p. 584.

(14) *a*. G. Butel. — Des dangers auxquels expose l'usage de la viande et du lait des animaux tuberculeux. Moyens de les prévenir — *b*. Discussion : Chauveau. Butel, Nocard — *c*. Vote : Chauveau. — (65) Van Hertsen. Inspection des viandes. — (114). Ch. Morot. De la stérilisation des viandes d'animaux tuberculeux et de diverses appréciations dont elle a été l'objet. Emploi pratique. Conserves de commerce et conserves de ménage. (Ce travail encore sous presse renferme un grand nombre d'indications bibliographiques sur la question) — (*Congrès de la Tuberculose*. Comptes rendus — (14) 1° session 1888. *a*) p. 100-105; *b*. p. 155-156; *c* p. 715-716. — (65). 3° session 1893. p. 242-244. — (114) 4° session. 1898. p. 323 339).

(10') et (114). Ch. Morot. La lutte contre la tuberculose animale dans les abattoirs publics et particuliers, les clos d'équarrissage et les vacheries. (Ce travail, dont il n'a encore été publié qu'un résumé (*), renferme un grand nombre d'indications bibliographiques sur la question. Il a été présenté au *XII° Congrès international de médecine*. Moscou, 19-26 août 1897. Section d'hygiène.)

(101) Ch. Morot. — Prophylaxie du téniasis de l'homme par la lutte contre la ladrerie bovine et la ladrerie porcine dans les Etats méditerranéens. notamment en France (Ce travail a été présenté au *IX° Congrès international d'hygiène et de démographie*. Madrid, 10-17 avril 1898. Il n'en a encore été publié qu'un résumé ('')) Il comprend les observations sur la ladrerie porcine et la ladrerie bovine recueillies à l'abattoir de Troyes et présentées à la Société centrale de médecine vétérinaire, à la Société de biologie ainsi qu'à la Société de médecine vétérinaire pratique de 1894 à 1897. Il est terminé par un index bibliographique étendu).

(31) etc., *Bulletin de la Société vétérinaire de l'Aube* — Vœux soumis par la Société au Grand-Conseil des vétérinaires de 1892 à 1896. — — *a*. (31) 2°, 3° et 4° trimestres 1892. Troyes, 1893, p. 42. — *b*. Année 1893. Troyes, 1894. p. 53.— *c*. Années 1894 et 1895. Troyes, 1896. p. 23 et p. 73-75. — (120). Année 1896. Troyes 1897. p. 59 60. 7°.

(1 6) *a*. Ch. Morot. — Des progrès de l'hippophagie en France et à l'étranger. Documents statistiques. ('''). In-8 12 pages avec 2 tableaux. Troyes, 1891. (Extrait du *Bulletin agricole de l'Aube*. Mars 1891. n° 195). — *b*. Leclainche et Ch. Morot L'alimentation par la viande de cheval, d'âne et de mulet Etat actuel de l'hippophagie en Europe. In-8, 64 pages. Paris, 1892. (Extrait de la *Revue des sciences naturelles appliquées*. Paris, 2° semestre 1892)

(54) *a*. Hygiène publique. Question des viandes foraines. Discussion à l'Académie de médecine de Belgique. 24 décembre 1881. — *b*. Wehenkel. L'inspection des viandes alimentaires. Rapport à l'Académie de médecine de Belgique (''''). — (56) De l'inspection des viandes alimen-

---

(*) *a*. *Annales d'hygiène publique*. novembre 1897. p. 465-467. — b. *Journal d'hygiène*. n° 1108, 16 décembre 1897. p. 597-598, etc.

(**) *Journal d'hygiène*. n° 1148. 22 septembre 1898, p. 453. etc.

(***) *a*. *Echo des Sociétés et Associations vétérinaires de France*. mars 1891. p. 122-124 (Les tableaux manquent).— *b*. *Gaceta médico-veterinaria*. Madrid. 7 et 14 août 1891. n° 635 et 636. — *c*. *Journal of the royal statistical Society*. Londres. Septembre 1891. p. 519 et s.

(****) Wehenkel cite un rapport sur le même sujet présenté en 1817 par Verheyen à

taires. Discussion à l'Académie de médecine de Belgique. — (57). X.
Liste des maladies des animaux entraînant le rejet de la consommation.
— (58) *a*. RENNEBOOG. Projet de rapport sur l'inspection des viandes ;
b. c. Discussion du rapport RENNEBOOG. — (59). Discussion du rapport
RENNEBOOG Décision prise à ce sujet. — (60). Réponse de l'Académie de
médecine aux vœux de la Société vétérinaire du Brabant. (Viandes) —
(63) — (64) — (66). *a.* LAHO. Sur l'inspection des viandes foraines dans
l'agglomération bruxelloise. Rapport présenté à la Commission Centrale
des comités de salubrité de l'agglomération bruxelloise ; *b.* LAHO.
Rapport relatif à la consommation du lait et de la viande des vaches
atteintes de phtisie pommelière. R. lu le 31 mai 1886 à la Commission
médicale provinciale du Brabant. — (67). LAHO. De la conservation
pour la consommation publique des viandes non insalubres et de celles
que l'on peut rendre telles par un procédé reconnu efficace. Rapport
présenté le 22 octobre 1893 à la Société de médecine publique. — (68)-
(69). DEGIVE. A propos des modifications apportées au régime de l'inspection des viandes de boucherie. — (71). — (*Annales de médecine vétérinaire.* Bruxelles. — (54) *a.* mars 1882. p. 163-164 ; *b.* mars 1883.
p. 132-157, (*p. 141-143*) — (56). novembre 1884 p. 642-645. — (57).
février 1885. p. 90. — (58). *a.* décembre 1885, p. 657-662 ; *b.* mai 1885.
p. 272 ; *c.* décembre 1885. p. 672. — (59) janvier 1886. p. 27-37. — (60).
mars 1887. p 138-140 — juin 1891 : (63) p. 343-344 ; (64). p. 344-347.—
(66) *a.* mars 1886 p. 121-140 ; *b.* juillet 1886. p. 365-384 —(67). décembre
1893. p. 647-658 ; janvier 1894. p. 15-25 — octobre 1894 : (68). p. 575-577 ;
(69). p. 577-578 et 580 582.—(71). décembre 1895. p. 677-678.)
(52). *a*, J. REMY. Inspection sanitaire des viandes de boucherie. —
b. J. REMY. Institution d'un étal communal de viandes de basse boucherie. — *c.* J. GÉRARD Rapport sur le projet de création d'un étal
communal de basse boucherie. Inspection des viandes de boucherie. —
d BASTIN, GÉRARD, REMY, HUGUES. Discussion sur l'institution d'un étal
communal de viandes de basse boucherie. — *e.* BASTIN. REMY. LONHENNE.
Discussion d'un règlement de boucherie. — (55). J. HUGUES. La viande
provenant d'animaux malades doit-elle être rejetée de la consommation ?
Les inspections de viandes sont elles justifiées ? Dans l'affirmative,
comment et par qui doivent-elles être faites ? Discours à l'Académie
de médecine de Belgique). — (61). *a.* BROUWIER. Nécessité d'instituer
un service d'inspection des viandes de boucherie dans toutes les communes à employer pour arriver à son organisation. — *b.*
Discussion à la séance solennelle du 2 septembre 1888 de la Société de
médecine vétérinaire de Liège.—*c.* Discussion à l'Assemblée générale des
médecins vétérinaires belges à Bruxelles, le 2 décembre 1888. — (62).
V. DESGUINS. Maladies de l'homme dues à l'usage de viandes insalubres.
(Conférence du 27 octobre 1889.) —(70). *a.* BROUWIER. Examen critique
de l'Arrêté royal du 20 juillet 1894 et de la Circulaire ministérielle du
23 juillet 1894. — *b.* Discussion à la séance du 5 août 1894 de la Fédération médicale vétérinaire de Belgique. — (*Echo vétérinaire*. Liège.
— (52). *a.* T. 6, février 1877, p. 452 454 ; *b.* T. 7, janvier 1878, p 416-
425 ; *c.* T. 7, janvier 1878, p. 426-436 et février 1878, p. 441-448 ; *d.*
T. 8, mai 1878, p. 92-108 et février 1879. p. 443-455 ; *e.* T. 9, août
1879, p. 203 206. — (55). T. 14, avril 1884, p. 51-77. — (61). T. 18,
septembre 1888. *a.* p. 242-288 ; *b.* p. 289-302 ; *c.* T. 18, décembre 1888,
p. 380-400 — (62). T. 19, novembre-décembre 1889, p. 351-357. —
(70). T. 24. août-septembre 1894. *a.* p. 213-217 ; *b.* p. 217-225.)

Académie de médecine de Belgique. — (51). *Bulletin de l'Ac. de méd. de Belg*. T. VI.
1847. p. 601 et 704.

(53) *Congrès national de médecine vétérinaire*. Bruxelles. 8-11 juillet 1880. Compte Rendu. Louvain. 1881. — (Inspection des denrées alimentaires d'origine animale ; *a*. VAN HERTSEN. Rapport. (Bétail et viandes de boucherie). p. 26-62 et 165-166 ; *b* LAHO. Rapport. (Du lait). p. 63-88; *c*. SIEGEN. Rapport. (Viandes, etc.) p. 166-178; *d*. LIMBOURG. Rapport (Viandes, etc.) p. 178-192. — Discussion : *a, c, d,* p. 192-212 ; p. 212-219 (STUBBE. Inspection du poisson); *b*. p. 219-228).

IV° *Congrès international de médecine vétérinaire* Bruxelles. 10-16 septembre 1883 Compte rendu. Bruxelles. 1884 — (*a*. LYDTIN. Rapport. De la phtisie pommelière. p 207-351 : (113). p. 298-304 ; (59). p. 350. f. — *b*. Discussion du rapport LYDTIN ; (59). Proposition LYDTIN f. p. 600 ; discussion de la proposition f, p. 600 608 ; vote. p. 608.)

(106). etc. VIII° *Congrès international d'hygiène et de démographie*. Budapest. 1-9 septembre 1894. Comptes rendus et mémoires. T. IV. Budapest. 1896. — (106. D) D. FEIN. A hüsvizsgalat (hüslatas) szabalyozasarol. Réf. (Organisation de l'inspection des viandes). p. 145-170. — VI. A levagott allatok hüsanak és szerveinek vizsgalatarol. (De l'inspection des animaux abattus et de leurs organes) p. 155 158; ?50, p. 156-158. — (117). CH. MOROT. — La consommation de la viande fraîche de porc doit-elle être interdite par voie légale ou administrative, pendant la saison des chaleurs, sous les climats tempérés et les climats chauds? p. 179-181.

(77). ANGEL GUERRA. — *a*. Cartas a un inspector de carnes. El pasado, el presente y el porvenir de estos funcionarios. Proyecto de reglamento para las inspecciones de carnes —*b*. De rebus professionis. — (*La Véterinaria espanola*. Madrid. 1896. *a*. 30 septembre. n° 140', p 417-419; 10 octobre, n° 1403. p. 433-436; 20 octobre. n° 1404, p. 449-452 ; 30 octobre, n° 1405. p. 469 472 ; 10 novembre, n° 1406 p. 481-486 ; 20 novembre, n° 1407, p. 497-501 ; 30 novembre, 1408. p. 513 520 ; 10 décembre, n° 1409, p. 529-533. ('). — *b*. 20 décembre, n° 1410. p 545-546 ; 31 décembre. n° 1411. p. 561-565.)

(77) *a*. CORRAL. Las inspecciones de carnes. — *b*. REMARTINEZ ET MORALEDA. Proyecto de reglamento para la inspeccion de salubridad de géneros alimenticios procedentes del reino animal — (*Revista de inspeccion de carnes, mataderos y mercados*. *a*. 15 décembre 1895. p. 153-154; *b*. 15 juin 1897. p. 384-394 ; 30 juin 1897, p. 424-428; 15 juillet 1897. p. 447-463).

(109) E. PERRONCITO. — Della grandine o panicatura nell'uomo e negli animali. In-8. Turin 1877. (Extrait des « *Annali della R. Accademia d'agricoltura* ». Vol. XIX. Séance du 27 juin 1876). — (B b.) p. 54-55 ; (C). p. 55 ; (D) p. 55 56. — (Dd). p. 56. — (E) p. 56-57. — (Ee) p. 56-58.

(82) 1° *Congresso nazionale dei docenti e pratici veterinari italiani*. Bologna, 7-10 septembre 1879. Atti e rendiconti ufficiali In-8 Milan 1881. — (M. GUZZIONI. Relazione; Sulla necessita di formulare una guida uniforme pei veterinari dei macelli in Italia circa le alterazioni anatomopatologiche che devono far excludere dall'alimentazione le carni macellate. p. 163-179 Discussione p. 179-192 : CIUCCI, p 179 : ROMANO, p 179-181 ; ORTOLANI. p. 182-183, 186; BIZZI, p 183 : GUZZONI. p. 187 189 : etc)

(83). 2° *Congresso nazionale dei docenti e pratici veterinari italiani*. Milano. 5 9 settembre 1881. Atti e rendiconti ufficiali. In 8. Milan. 1882. — M GUZZONI. (Rapport portant le même titre que le précédent du Congrès

(*) *Proyecto de reglamento para la inspeccion de salubridad de generos alimenticios procedentes del reino animal*. p. 418-472. Voir : §§ 5, 7, 8, 9, 11, p. 119, §§ 11, 15, 17, 19, 20, 21, p. 433, 434 et 435.

de Bologne), p. 72-81. — Discussione, p. 181-112 : MASSA, p. 83-92 ;
ROMARO, p. 86-87; 88-89; BOSI, p. 90, 91, 92, 107, 108 ; POLI, p. 90,
107 ; TAMPELINI, p. 90, 91, 108 ; GUZZONI, p. 91, 93, 107 ; G. LANZILLOTTI,
p. 91-92 ; ROMANO, p. 93, 107 ; DE CAPITANI, p. 107 ; MORANO, p. 108 ;
ZOCCOLI, p. 81 ; MATTOZZI, p. 81-82 ; etc.)

(46). *Bericht über die 3ᵉ Versammlung des deutschen Veterinaerrathes.*
Cassel, 25 et 26 septembre 1876. In-8. Augsbourg, 1877. — (Discussion
über die « technischen Grundsætze der Fleischbeschau », p. 37-59. —
HOPF, I. Referate : Die technischen Grundlagen der Fleischbeschau
und die Durchführung derselben in der Praxis mit specieller Berü-
cksichtigung der Organisation des Schaupersonals, p. 116-134. —
II. Correferat von BÜTTEL, p. 134-146.)

(105). etc. *Zeitschrift für Fleisch-und Milchhygiene.* Berlin. — (105 k).
Janvier, 1891, p 62-63. — (44, X). Février, 1891, p 80 82. — (105 P).
Janvier, 189', p. 74-75. — ('05. M). Avril 1892, p. 137-139. — (105. N).
Mai, 1892. 158-160 — (44 Ya). Dampfsterilisation des Fleisches tuber-
culœser Tiere. Février 1893, p. 109. — (112). GURIN. *a.* Ergebnisse
der Fleischbeschau, auf. d. stadt. Schlchachthoefe in Moskau. Novembre 1892, p. 38-39, et juillet 1893, p. 206-207; *b.* Die Veterinær-Auf-
sicht für Fleischbeschau in Russland. Juillet 1893, p. 198 199. — (74).
ST-FUHS. Neuere fleisch-und milchhygienische Einrichtungen in Kopen-
hagen. Janvier 1894, p. 62-65; mars 1894, p. 109-110; avril 1894,
p. 128-131.)

(49). *Bericht über den 2ᵉ oesterreichischen Thieraerzte-Tag.* Wien. 5-7
Jænner 1892. In-8. Vienne, 1892. A. TOSCANO. Referat VII : Das Fleischbeschauwesen in Oesterreich und dessen nothwendige Regelung, p. 211-
222. — Debatte, p. 223-240.

(47), etc. G. SCHNEIDEMÜHL. Das Fleischbeschauwesen im deutschen
Reiche nebst Vorschlægen für dessen gesetzliche Regelung. (*Thierme-
dizinische Vortraege.* Band. II. Heft 9-10 In-8, 78 pages. Leipzig, 1892.
(47). p. 49 62, § 20, § 25. — (116), p. 15 34, 34-36 etc.)

(50). *Gutachten des K. K. obersten Sanitaetsrathes,* betressend die
Regelung der Vieh-und Fleischbeschau (*Thieraerztliches Centralblatt,*
herausgegeben vom Vereine der Thieraerzte in Oesterreich. Wien,
1893. — N° 20. 15 octobre, p. 295-299. — N° 23. 1 decembre, p. 350-
354. — Extrait de « *Das oesterr. Sanitaetswesen* », n° 40, 5 octobre 1893.)

N.B.—Une certaine quantité des règlements sanitaires français et étrangers, présentés dans mon rapport, sont extraits de recueils réglementaires spéciaux, de revues diverses, d'ouvrages sur les viandes, etc ,
mentionnés à *l'Index bibliographique.* Un bien plus grand nombre de
ces pièces m'ont été communiquées isolément, en copies manuscrites ou
en exemplaires imprimés, par des autorités gouvernementales, provinciales, départementales ou municipales, par des vétérinaires et diverses
autres personnes, tant de France que de l'étranger. J'aurais rendu les
renseignements bibliographiques plus complets, en indiquant par son
titre entier en langue française, chaque règlement de France, Nice (1853),
Monaco, Jersey, Belgique, Luxembourg, Suisse romande et, par son titre
entier en langue étrangère correspondante, chaque règlement d'Angleterre, Norvège, Danemark, Allemagne, Suisse allemande, Suisse
italienne, Autriche-Hongrie, Roumanie, Bulgarie, Grèce, Italie, Espagne,
Portugal, Etats-Unis d'Amérique, Brésil, etc. J'ai dû renoncer a cette
disposition qui aurait par trop augmenté l'étendue de mon rapport.
Arrivé au terme de ma tâche, je suis heureux d'exprimer ici ma vive

gratitude au *Comité d'organisation* du 3ᵉ *Congrès vétérinaire national*, ainsi qu'à mon collègue et ami M. A. Leclerc, auxquels je dois d'avoir été chargé de l'élaboration du *Rapport sur la réglementation des motifs de saisie dans les abattoirs*. J'adresse également mes remerciements à toutes les personnes qui ont bien voulu faciliter mon travail en me communiquant les documents officiels qui m'étaient nécessaires, à toutes celles qui m'ont apporté leur bienveillant concours pour quelques-unes de mes traductions étrangères, enfin à toutes celles qui de près ou de loin se sont intéressées à mon étude.

P. S. — Je prie MM. les Vétérinaires-inspecteurs français et étrangers s'intéressant aux questions traitées ci-dessus, de vouloir bien me communiquer les règlements sanitaires non mentionnés dans mon rapport. En raison du nombre restreint d'exemplaires de cet ouvrage se trouvant à ma disposition, je m'abstiendrai de l'envoyer à mes amis possédant le volume du 3ᵉ Congrès national vétérinaire.

Ch. MOROT.

TABLE DES MATIÈRES

— 304 —

CHAPITRE II.

Réglementations des motifs de saisie en Allemagne, p. 81-102.

CHAPITRE III.

Réglementations des motifs de saisie en Autriche, p. 102-114.

CHAPITRE IV.

Réglementations des motifs de saisie en Belgique, p. 114-125.

CHAPITRE V.

Réglementation des motifs de saisie en Bulgarie, p. 126-127.

CHAPITRE VI.

Réglementation des motifs ds saisie en Danemark, p. 127-128

CHAPITRE XV.

Réglementations des motifs de saisie aux États-Unis de l'Amérique du Nord,
p. 182-184.

Règlement fédéral, p. 183 ; Règlement de l'État de Massachusetts,
p. 182 ; Règlement municipal de New-York, p. 183.

RÉSUMÉ ET CONCLUSIONS, p. 185-200.

Nécessité d'une liste des motifs de saisie et mode d'élaboration de
cette liste, p. 185-191. États de basse boucherie. p. 191-193 Projet de
nomenclature des motifs des saisies, p. 193-199 Dispositions supplémentaires, modes uniformes d'inspection, etc., p. 199 200.

DOCUMENTS SUPPLÉMENTAIRES, p. 201-269.

PRINCIPAUX ERRATA

Pages.	Lignes.	On doit lire :	Au lieu de :
15	1	acide	acides
40	30	quelle	quel
60	39	lymphatiques	lympathiques
73	17 et 26	Banjol	Baujol
75	24	1892	1893
79	22	1881	1888
96	36	20 octobre	13 novembre
97	45	§ 10	§ 6
108	21	lymphatiques	lympathiques
124	20	agréées	agréés
127	1	térébenthine	térébentine
146	36	delectent. Ciucci	délectent Ciucci
147	26	1879	1878
153	42	animaux	anim aux
165	5	chevaux	ehevaux
166	11	rouget	rouget
210	7	p. 192	p. 89
212	10	équarrisseur	équarisseur
229	2	cicatrisé	cicatrisé
231	2	du 24 février	24 février
234	24	k ; 11 c	k : 11 c
234	38	amaigris,	amaigris
233	46	laborieuse, effectué	laborieuse effectuée
238	1	tuberculose ; (dans	tuberculose (dans
242	15	grains de ladre	grains ladre
243	4	9 octobre	8 octobre
245	38	basse boucherie	bonne boucherie
247	17	paraplégie	paralégie
264	42	lymphatique ;	lymphatique ;
270	14	p. 195, p. 196, p. 197	p. 92, p. 93, p. 94
274	27	p. 192	p. 89
274	28	p. 193	p. 90
283	35	Van Hamel	Von Hamel
285	5	p. 158	78
285	46	1223	123
287	22	1833	883
287	19	general	gene al

A propos du Règlement de Dijon, p. 40, et du Règlement de Troyes p. 68, voir le Règlement de Gap, p. 222 (*) et (**).

A propos de l'alinéa E p. 103-104 (Autriche), voir p. 231 (*) F. A la page 291, on a mis par erreur : (*) F. au lieu de : (*) E.

Extrait des Comptes rendus et Mémoires
du IIIe Congrès national vétérinaire.
Paris, 10-14 novembre 1897.

Besançon. — Imprimerie M. Ordinaire, rue Gambetta, 6 et 8.

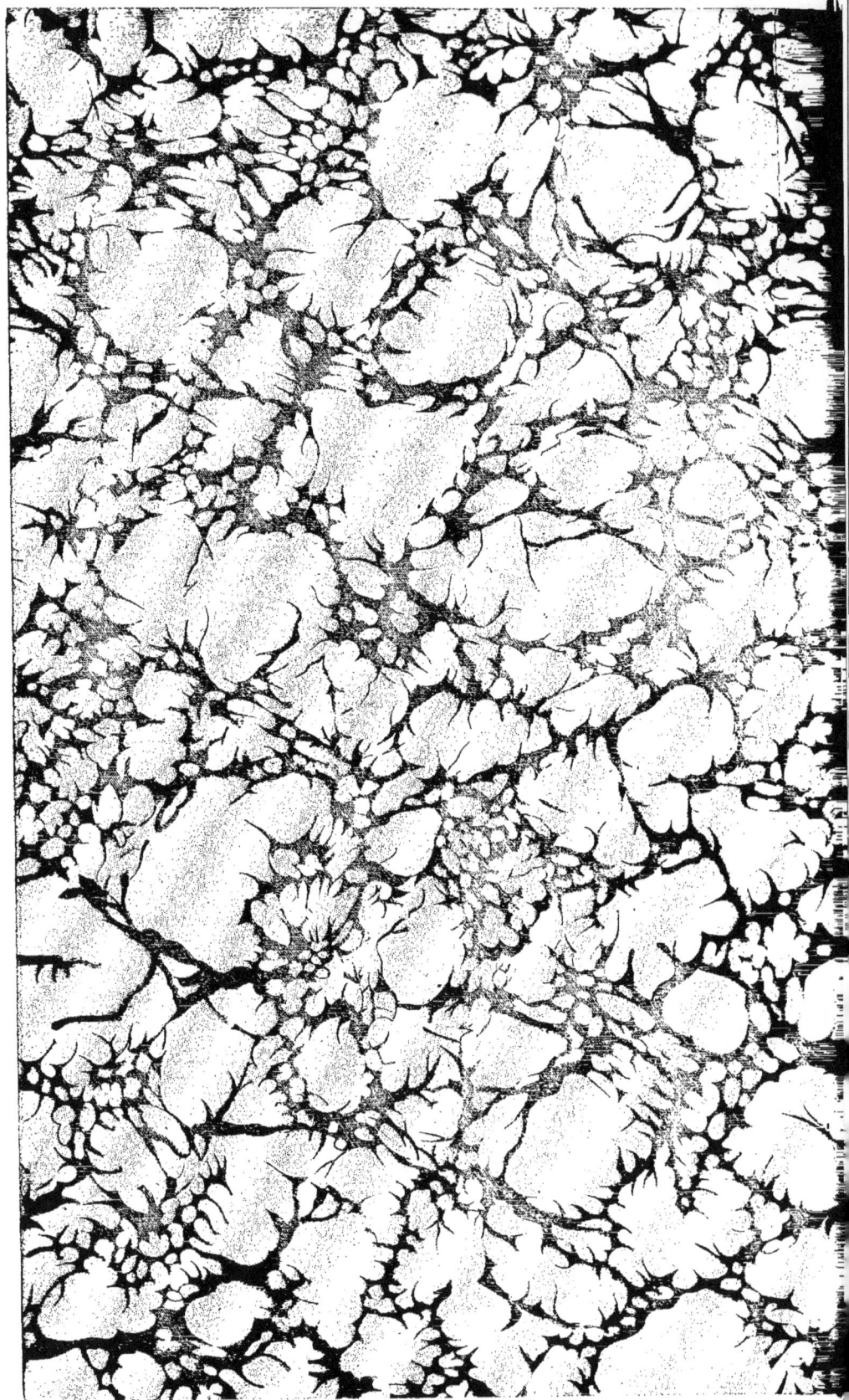

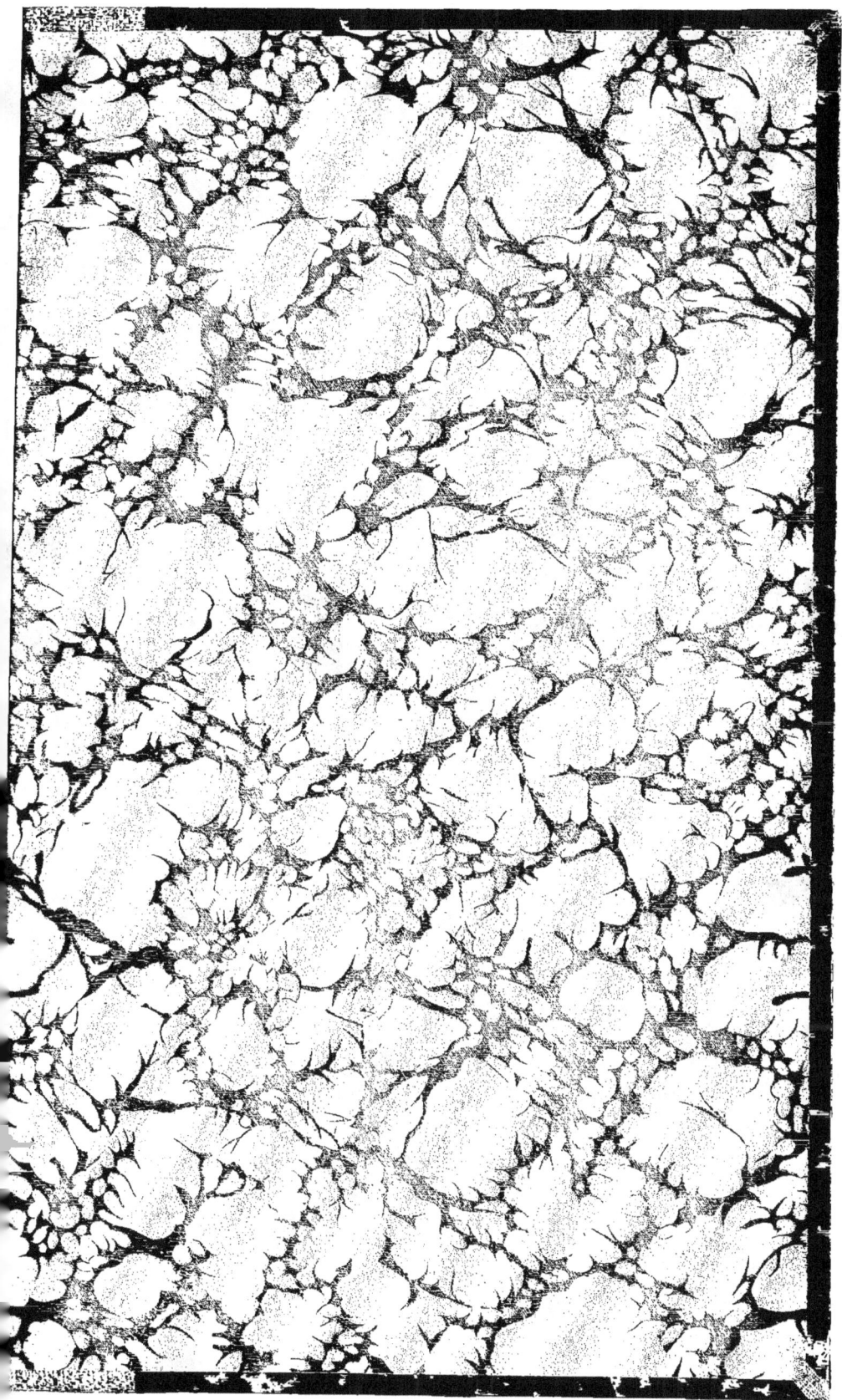

www.ingramcontent.com/pod-product-compliance
Lightning Source LLC
Chambersburg PA
CBHW060424200326
41518CB00009B/1475

www.ingramcontent.com/pod-product-compliance
Lightning Source LLC
Chambersburg PA
CBHW060131200326
41518CB00008B/995